Schiffter-Weinle / Effertz
Coronaschutzimpfung

Schiffter-Weinle / Effertz

Corona-schutzimpfung
Arbeitshilfe für die Apotheke

Herausgegeben von
Martina Schiffter-Weinle, Overath
Dr. Dennis A. Effertz, Freiburg

Mit Beiträgen von
Martina Schiffter-Weinle · Dr. Dennis A. Effertz
Katharina Krüger · Dr. Ilse Zündorf · Prof. Dr. Robert Fürst
Dr. Helga Blasius · Dr. Verena Stahl · Ralf Schlenger
Stefan Oetzel · Frederik Jötten · Christine Gitter

Mit 29 Abbildungen und 15 Tabellen

Formulare und Poster unter www.Online-PlusBase.de

Zuschriften an
lektorat@dav-medien.de

Anschriften der Herausgeber

Martina Schiffter-Weinle
Am Wäldchen 6
51491 Overath

Dr. Dennis A. Effertz
Sessenheimer Str. 14
79110 Freiburg

> *Hinweise:*
> Um die Lesbarkeit dieses Buchs zu vereinfachen, verzichten wir auf die gleichzeitige Nennung männlicher und weiblicher Sprachformen. **Alle personenbezogenen Begriffe beziehen sich unterschiedslos auf Menschen jeden Geschlechts.**
> Alle **Links zu externen Inhalten** wurden zum Zeitpunkt der Drucklegung gewissenhaft überprüft. Wir bitten jedoch um Ihr Verständnis, dass der Deutsche Apotheker Verlag keinen Einfluss auf die dauerhafte Verfügbarkeit externer Online-Ressourcen hat und demzufolge keinen zeitlich unbegrenzten Zugang zu diesen Inhalten gewährleisten kann.
> Bei **vertragsrechtlichen Einzelfragen** sollte stets grundsätzlich fachkundiger Rat durch einen Experten eingeholt werden.
> Die **Formulare** und das **Poster** sind unter www.Online-PlusBase.de im Bereich Apotheke verfügbar. Um das Online-Angebot nutzen zu können, müssen Sie sich einmalig registrieren. Dazu benötigen Sie eine E-Mail-adresse und ein Passwort. Klicken Sie in der Navigationsleiste auf „Anmeldung" und füllen Sie das Formular aus. Danach können Sie sich mit Ihren Zugangsdaten direkt einloggen. Zur Aktivierung Ihres Zugangs zum Downloadbereich wird Ihnen eine Zugangsfrage gestellt. Diese können Sie mithilfe dieser Arbeitshilfe ganz einfach beantworten. Nach richtiger **Eingabe** ist der Downloadbereich für Sie freigeschaltet.

Alle Angaben in diesem Werk wurden sorgfältig geprüft. Dennoch können die Autoren und der Verlag keine Gewähr für deren Richtigkeit übernehmen.

Ein Markenzeichen kann markenrechtlich geschützt sein, auch wenn ein Hinweis auf etwa bestehende Schutzrechte fehlt.

Bibliografische Information der Deutschen Nationalbibliothek
Die Deutsche Nationalbibliothek verzeichnet diese Publikation in der Deutschen Nationalbibliografie; detaillierte bibliografische Daten sind im Internet unter https://portal.dnb.de abrufbar.

Jede Verwertung des Werkes außerhalb der Grenzen des Urheberrechtsgesetzes ist unzulässig und strafbar. Das gilt insbesondere für Übersetzungen, Nachdrucke, Mikroverfilmungen oder vergleichbare Verfahren sowie für die Speicherung in Datenverarbeitungsanlagen.

1. Auflage 2022
ISBN 978-3-7692-7936-8 (Print)
ISBN 978-3-7692-8043-2 (E-Book, PDF)

© 2022 Deutscher Apotheker Verlag
Birkenwaldstr. 44, 70191 Stuttgart
www.deutscher-apotheker-verlag.de
Printed in Germany

Satz: primustype Hurler GmbH, Notzingen
Grafiken: GRAFIK Ruth Hammelehle, Bad Boll
Druck und Bindung:
W. Kohlhammer Druckerei GmbH & Co. KG, Stuttgart
Umschlaggestaltung: deblik, Berlin
Umschlagabbildung: Irina Gutyryak/istockphoto.com

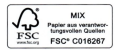
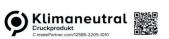

Vorwort

Seit Dezember 2019 hält das Coronavirus SARS-CoV-2 die Welt in Atem. Ausgangs- und Kontaktbeschränkungen, Schulschließungen, Maskenpflicht – zahlreiche Schutzmaßnahmen sollten die Ausbreitung des Virus eindämmen und die weltweit überforderten Gesundheitssysteme entlasten. Als Hoffnungsträger der Pandemie galten bald Impfstoffe gegen COVID-19 – die Suche nach ihnen hat die Forschung zu Höchstleistungen angetrieben. Nachdem die vollständige Genomsequenz von SARS-CoV-2 entschlüsselt war, wurden in Rekordzeit neue Impfstoffe entwickelt. Im Dezember 2020 erhielt schließlich der erste COVID-19-Impfstoff Comirnaty® (bekannt als BNT162b2) eine bedingte Marktzulassung von der Europäischen Kommission.

Die COVID-19-Schutzimpfung ist der Schlüssel, um die Pandemie dauerhaft unter Kontrolle zu bringen. Das SARS-CoV-2-Virus wird bleiben – die akute Gefährdung, die von ihm ausgeht, kann durch eine Impfung minimiert werden. Um eine faire Verteilung von Corona-Impfstoffen in Deutschland zu gewährleisten und allen Bürgern in Deutschland schnell ein Impfangebot machen zu können, hat das Bundesgesundheitsministerium eine Nationale Impfstrategie entwickelt, die fortlaufend an die aktuellen Gegebenheiten angepasst wurde.

Seit Dezember 2021 sind bundesweit auch geschulte Approbierte berechtigt, Impfungen gegen COVID-19 in der Apotheke anzubieten. Der offizielle Impfstart war der 8. Februar 2022. Nach den Modellversuchen zu Grippeimpfungen in Apotheken hat somit die zweite Impfung Einzug in den Dienstleistungskatalog der Apotheken erhalten. Mit dieser Arbeitshilfe möchten wir Ihnen die Vorbereitung auf diese verantwortungsvolle und zugleich herausfordernde Aufgabe erleichtern und Ihnen Antworten auf wichtige rechtliche Fragen sowie Tipps zur praktischen Umsetzung geben. Nutzen Sie die Chance, der Bevölkerung ein zusätzliches niedrigschwelliges und flächendeckendes Impfangebot zu machen und die Kompetenz und Qualität Ihrer Apotheke unter Beweis zu stellen.

In diesem Sinne wünschen wir Ihnen viel Erfolg.

Freiburg,
Overath,
im Frühjahr 2022

Dr. Dennis A. Effertz
Martina Schiffter-Weinle

Inhaltsverzeichnis

Vorwort V
Inhaltsverzeichnis VII
Abkürzungsverzeichnis IX

1 Historisches 1

2 Allgemeines zu Schutzimpfungen 3
2.1 Impfstofftypen 3
2.2 Die STIKO 4

3 Rechtliche Rahmenbedingungen und juristische Einordnung 6
3.1 Einführung 6
3.2 Das normative Zusammenspiel 7
3.2.1 Gesetzlicher Rahmen 8
3.2.2 Verordnungsebene 9
3.2.3 Vertragsebene 10
3.3 Zu schaffende Voraussetzungen 13
3.3.1 Qualifizierungsschulungen 14
3.3.2 Raumanforderungen 15
3.3.3 Versicherungsschutz 18
3.4 Durchführung von COVID-19-Schutzimpfungen 18
3.4.1 (Impf-)Anamnese 19
3.4.2 Aufklärung und Information 21
3.4.3 Einwilligung 24
3.4.4 Dokumentation 25
3.4.5 Delegation 26
3.5 Besondere Haftungshinweise 27
3.5.1 Rechtsfolgen unterlassener oder unzulänglicher Aufklärung 27
3.5.2 Behandlungsfehler 27
3.5.3 Der zu erbringende Standard 28
3.5.4 Organisationsverschulden 29
3.5.5 Mitarbeitergefährdung 29
3.5.6 Impfschäden 31
3.5.7 Nicht indizierte Impfung 32
3.5.8 Off-Label-Use 32
3.6 Notfallmaßnahmen 33

4 COVID-19 35
4.1 Coronaviren und SARS-CoV-2 35
4.1.1 Struktur 35
4.1.2 Virusreplikation 36
4.1.3 Mutationen 36
4.1.4 Arten und Virusvarianten 36

4.2	**Die Erkrankung COVID-19**	**37**
4.2.1	Übertragung	37
4.2.2	Immunantwort	38
4.2.3	Symptome	38
4.2.4	Krankheitsphasen und schwere Verläufe	40
4.2.5	Long-COVID und das Post-COVID-Syndrom	41
4.2.6	Diagnostik	41
4.3	**COVID-19-Prophylaxe und -Therapie**	**43**
4.3.1	Maßnahmen für den Einzelnen	43
4.3.2	COVID-19-Therapeutika	43
5	**Impfung gegen COVID-19**	**45**
5.1	**Arten von Impfstoffen**	**45**
5.1.1	mRNA-Impfstoffe	45
5.1.2	Vektorbasierte Impfstoffe	47
5.1.3	Proteinbasierte Impfstoffe	47
5.2	**Wirksamkeit**	**48**
5.3	**Indikation**	**49**
5.4	**Kontraindikationen**	**49**
5.5	**Falsche Kontraindikationen**	**49**
5.6	**Impfen bei Blutungsneigung**	**50**
5.7	**Impfschema**	**50**
5.8	**Abstand zu anderen Schutzimpfungen**	**50**
5.9	**Impfung in Schwangerschaft und Stillzeit**	**50**
5.10	**Impfung von Kindern und Minderjährigen**	**52**
5.11	**Impfreaktionen und Impfkomplikationen**	**52**
5.11.1	Impfreaktionen	52
5.11.2	Impfkomplikationen	53
6	**Aufklärungs- und Beratungspflicht**	**55**
7	**Impfanamnese**	**56**
8	**Logistik und Haltbarkeiten der Impfstoffe**	**57**
8.1	**Logistik**	**57**
8.2	**Haltbarkeiten**	**57**
8.2.1	Comirnaty® Konzentrat (BioNTech/Pfizer)	58
8.2.2	Comirnaty® Injektionsdispersion (BioNTech/Pfizer)	58
8.2.3	Spikevax® (Moderna)	59
8.2.4	COVID-19 Vaccine Janssen® (Johnson & Johnson)	59
8.2.5	Nuvaxovid® (Novavax)	60
9	**Bestellung der COVID-19-Impfstoffe**	**61**
10	**Handhabung und Vorbereitung der Impfstoffe**	**62**
10.1	**Materiallisten nach Impfstoffen**	**62**

10.2	**Herstellungsvorgang**	**64**
10.2.1	Vorbereitung des Arbeitsplatzes	64
10.2.2	Rekonstitution	64
10.2.3	Sonstige Herstellung bzw. Aufziehen der Spritzen	65
10.2.4	Herstellungsprotokolle	66
11	**Das Impfen**	**67**
11.1	**Impfvorbereitung**	**67**
11.1.1	Zusammenstellung der benötigten Utensilien	67
11.1.2	Entnahme des Impfstoffs aus dem Kühlschrank	67
11.1.3	Hygienemaßnahmen und persönliche Schutzausrüstung	68
11.2	**Die Durchführung**	**69**
11.2.1	Patienten in die richtige Impfposition bringen	69
11.2.2	Injektionsstelle bestimmen und desinfizieren	69
11.2.3	Injektion des Impfstoffs	70
11.2.4	Nachsorge	71
11.3	**Entsorgung der Verbrauchsmaterialien**	**72**
11.4	**Arbeitsbereich säubern und desinfizieren**	**74**
11.5	**Dokumentation**	**74**
11.5.1	Dokumentation im Impfausweis	74
11.5.2	Dokumentation in der Patientenakte	74
11.6	**Impfsurveillance**	**74**
12	**Abrechnung**	**75**
13	**Allergien**	**76**
13.1	**Anaphylaktische Reaktion (Typ-I-Allergie)**	**76**
13.1.1	Einteilung der anaphylaktischen Reaktionen	77
13.1.2	Verhalten bei einem anaphylaktischen Schock	77
13.1.3	Handhabung des Adrenalin-Injektors	77
13.2	**Subakute allergische Reaktionen**	**78**
14	**Impfungen bei Allergikern und Personen mit Überempfindlichkeiten**	**79**
15	**Hygiene**	**80**
16	**Arbeitsschutz**	**82**
16.1	**Risikogruppen gemäß TRBA**	**82**
16.2	**Schutzmaßnahmen**	**83**
16.2.1	Gefährdungsbeurteilung	83
16.2.2	Betriebsanweisung	84
16.3	**Erste Hilfe bei Nadelstichverletzungen**	**84**
17	**Pharmakovigilanz**	**86**
18	**Dokumentation beim Patienten und in der Apotheke**	**88**
19	**Impf-SOP**	**89**
20	**Impfen im QMS**	**96**

21	**Arbeitshilfen**	**100**
21.1	Aufklärungsmerkblatt und Anamnese- und Einwilligungsbogen zur COVID-19-Schutzimpfung	100
21.2	Poster „Der Impfvorgang"	103
21.3	Merkblatt „Notfallplan Anaphylaxie"	103
21.4	Gefährdungsbeurteilung Tätigkeit mit Biostoffen	106
21.5	Betriebsanweisung	106
22	**Fallbeispiele**	**110**
23	**Impfmythen und Erklärungen in leichter Sprache**	**115**
24	**Anhang**	**118**
24.1	Wichtige Adressen und Links	118
24.1.1	Adressen	118
24.1.2	Links	118
24.2	Literatur	119

Bildnachweis	125
Sachregister	127
Die Autoren	133

Abkürzungsverzeichnis

ACE2	angiotensin-converting enzyme 2	MERS-CoV	middle east respiratory syndrome Coronavirus
AMG	Arzneimittelgesetz		
AMK	Arzneimittelkommission der Deutschen Apotheker	NICE	National Institute for Health and Care Excellence
APC	antigenpräsentierende Zellen	NLR	Neutrophilen-Lymphozyten-Verhältnis
ArbMedVV	Verordnung zur arbeitsmedizinischen Vorsorge	PEG	Polyethylenglykol
		PEI	Paul-Ehrlich-Institut
ArbSchG	Arbeitsschutzgesetz	PEP	Postexpositionsprophylaxe
ARDS	acute respiratory distress syndrome	qRT-PCR	Echtzeit-reverse-Transkriptase-Polymerase-Kettenreaktion
BAS	Bundesamt für Soziale Sicherung		
BfArM	Bundesinstitut für Arzneimittel und Medizinprodukte	PASC	post-acute sequelae of COVID-19
		PSA	persönliche Schutzausrüstung
BGW	Berufsgenossenschaft für Gesundheitsdienst und Wohlfahrtspflege	RdRp	RNA-abhängige RNA-Polymerase
		RKI	Robert Koch-Institut
BioStoffV	Biostoffverordnung	RT	reverse Transkriptase
BMG	Bundesministerium für Gesundheit	RT-PCR	reverse Transkriptase Polymerase-Kettenreaktion
BVL	Bundesamt für Verbraucherschutz und Lebensmittelsicherheit		
		SARS	severe acute respiratory syndrome
CDC	Centers for Disease Control and Prevention	SARS-CoV-2	severe acute respiratory syndrome coronavirus type 2
CFS	chronisches Fatigue-Syndrom		
CoronaImpfV	Coronavirus-Impfverordnung	SOP	Standardarbeitsanweisung
COVID-19	coronavirus disease 2019	STIKO	Ständige Impfkommission
DIM	Digitales Impfquoten-Monitoring	TGF-β	transforming growth factor β
EMA	Europäische Arzneimittelbehörde	TNF-α	Tumornekrosefaktor α
ERGIC	ER-Golgi-Kompartiment	TRBA	Technische Regeln für Biologische Arbeitsstoffe
FSME	Frühsommermeningoenzephalitis		
G-BA	Gemeinsamer Bundesausschuss	TSE	Transmissible Spongiforme Enzephalopathie
GET	graded exercise therapy	UE	unerwünschte Ereignisse
HIV-PEP	HIV-Postexpositionsprophylaxe	VAH	Verbund für Angewandte Hygiene
IfSG	Infektionsschutzgesetz	VOC	variants of concern
LNP	Lipidnanopartikel	WHO	Weltgesundheitsorganisation
ME	myalgische Enzephalomyelitis		

1 Historisches

Martina Schiffter-Weinle

In den letzten Dezembertagen 2019 werden im Hubei Provincial Hospital of Integrated Chinese and Western Medicine in der Stadt Wuhan in China die ersten Fälle von Lungenentzündung mit unbekannter Ursache dokumentiert. Am 7. Januar 2020 identifizieren die chinesischen Behörden als Ursache ein neuartiges Coronavirus, das vorläufig als „2019-nCoV" bezeichnet wird. Bis zur Ausrufung des internationalen Notstands durch die WHO vergehen nur einige Wochen: Am 30. Januar 2020 erklärt Dr. Tedros Adhanom Ghebreyesus, Generaldirektor der WHO, den Ausbruch des neuartigen Coronavirus zu einer gesundheitlichen Notlage von internationaler Tragweite, der höchsten Warnstufe der WHO. Zu diesem Zeitpunkt hat das Virus bereits Europa erreicht. Der erste Corona-Fall in Deutschland wird am 27. Januar bekannt. Insgesamt werden Ende Januar in 18 Ländern außerhalb Chinas 98 Fälle und keine Todesfälle verzeichnet.

Die erste COVID-19-Welle: Da die Fallzahlen weltweit rapide zunehmen, erklärt der WHO-Generaldirektor am 11. März 2020 den Ausbruch offiziell zu einer Pandemie. Bis zu diesem Zeitpunkt sind mehr als 118 000 Fälle aus 114 Ländern und insgesamt 4291 Todesfälle gemeldet worden.

Ebenfalls im März 2020 verhängt Italien als erstes Land in Europa eine landesweite Ausgangssperre. Auch in Deutschland bleiben einschränkende Maßnahmen nicht lange aus: Mitte März 2020 geht Deutschland in den Lockdown. Kitas und Schulen werden nach und nach geschlossen, Geschäfte und öffentliche Einrichtungen machen am 16. März 2020 bis auf wenige Ausnahmen zu. Für Treffen von Privatpersonen gelten weitreichende Kontaktbeschränkungen, im öffentlichen Raum darf man sich nur in begründeten Fällen aufhalten. Die EU schließt ihre Grenzen, für Nicht-EU-Bürger gilt ein Einreiseverbot.

Im April 2020 wird für mehrere Bereiche des öffentlichen Lebens eine Maskenpflicht eingeführt, ab dem 28. April gilt sie bundesweit für den Einzelhandel.

Am 6. Mai 2020 einigen sich Bund und Länder auf Lockerungen, das öffentliche Leben fährt langsam wieder hoch. Die erste Welle ist überstanden.

Die zweite COVID-19-Welle: Im Oktober 2020 steigen die Infektionszahlen wieder rasant an, die zweite Welle beginnt. Bund und Länder beschließen für November neue weitreichende Einschränkungen für die Bürger – einen Teil-Lockdown mit Restaurant- und Hotelschließungen, Kontaktbeschränkungen und eine Ausweitung der Maskenpflicht. Kitas und Schulen bleiben jedoch weiterhin geöffnet. Dennoch infizieren sich Anfang November in Deutschland erstmals mehr als 20 000 Menschen am Tag neu mit dem Virus. Da die Lage sich weiterhin zuspitzt, geht Deutschland am 16. Dezember 2020 erneut in den Lockdown. Geschäfte müssen bis auf wenige Ausnahmen schließen, es dürfen sich maximal fünf Menschen aus zwei verschiedenen Haushalten treffen. Zum Jahresende 2020 befindet sich die zweite Welle in Deutschland auf dem Höhepunkt.

Am 21. Dezember 2020 gibt es gute Nachrichten: Die EU-Arzneimittelbehörde erteilt grünes Licht für die Zulassung des Impfstoffs der Mainzer Firma BioNTech in Kooperation mit dem US-Pharmakonzern Pfizer, die EU-Kommission stimmt noch am gleichen Tag zu. Somit können die Impfungen in Deutschland noch Ende 2020 starten.

Aufgrund des Infektionsgeschehens wird der Lockdown bis zum 14. Februar 2021 verlängert. Der harte Lockdown zeigt Wirkung: Bis Mitte Februar 2021 ist die Zahl der Corona-Neuinfektionen rückläufig.

Die dritte COVID-19-Welle: Dann stagniert der Rückgang aufgrund der als britische Mutante bekannten B117-Variante des Coronavirus, später als Alpha bezeichnet, die deutlich ansteckender ist. Im März 2021 spricht der Präsident des Robert Koch-Instituts (RKI), Lothar Wieler, von der dritten Welle der Corona-Pandemie in Deutschland.

Die vierte COVID-19-Welle: Ab Juni 2021 dominiert nach RKI-Angaben die noch ansteckendere Delta-Variante des Coronavirus das Infektionsgeschehen in Deutschland. Die vierte Welle der Corona-Pandemie beginnt, die Infektionszahlen steigen im August 2021 deutlich schneller als im Sommer 2020.

Die fünfte COVID-19-Welle: Ab Dezember 2021 breitet sich dann die erstmals in Südafrika entdeckte Corona-Variante Omikron (B.1.1.529) aus, die noch deutlich ansteckender ist als die Delta-Variante. Die vierte Welle geht in Deutschland direkt in die fünfte Welle über. Nach Weihnachten gelten wieder verschärfte Corona-Maßnahmen, vor allem für Nichtgeimpfte.

Mitte Februar 2022 sieht Bundesgesundheitsminister Karl Lauterbach (SPD) die fünfte Infektionswelle gebrochen. Schrittweise Lockerungen sollen den Weg zurück in die Normalität ebnen.

Um vorausschauend zu handeln und auf die nächste Infektionswelle vorbereitet zu sein, wurde mehrfach eine allgemeine Impfpflicht diskutiert, die jedoch bis zum jetzigen Zeitpunkt (Stand: Mai 2022) im Bundestag keine mehrheitliche Zustimmung fand. Bisher wurde lediglich eine Impfpflicht in bestimmten Einrichtungen beschlossen. Beschäftigte in Gesundheits- und Pflegeeinrichtungen müssen seit dem 15. März 2022 einen Nachweis über eine vollständige Impfung oder Genesung vorlegen.

Wo kommt das Virus her? Der Ursprung des Coronavirus ist und bleibt ein gesellschaftlicher, aber auch wissenschaftlicher Streitpunkt. Wo genau sich die erste Person Ende 2019 mit SARS-CoV-2 angesteckt hat, kann bis heute nicht nachvollzogen werden. Auch wie das Virus auf den Menschen übertragen wurde, ist unklar. Möglicherweise wurde es von einer Fledermaus auf den Menschen übertragen. Fledermäuse tragen ein eng verwandtes Virus in sich. Es könnte aber auch einen Umweg über einen Zwischenwirt genommen haben, etwa über einen Nerz oder ein Schuppentier. Mit ihnen kommen Menschen häufiger in Kontakt als mit Fledermäusen.

COVID-19-Impfungen in Apotheken: Seit dem 8. Februar 2022 können öffentliche Apotheken bundesweit COVID-19-Impfungen anbieten. Die rechtlichen Weichen dafür wurden am 12. Dezember 2021 im Infektionsschutzgesetz gestellt. Die Bundesapothekerkammer (BAK) erarbeitete daraufhin in Zusammenarbeit mit der Bundesärztekammer ein Curriculum für die ärztliche Schulung der Apotheker. Seit Anfang 2022 schulen die Apothekerkammern ihre Mitglieder nach diesen Vorgaben. Parallel wurden laut ABDA die technischen Voraussetzungen geschaffen, um die Zahl der geimpften Personen elektronisch an das Robert Koch-Institut (RKI) zu melden. Die Coronavirus-Impfverordnung (CoronaImpfV) wurde ebenfalls angepasst, hier wurde insbesondere die Vergütung der in der Apotheke verabreichten Impfstoffe geregelt.

2 Allgemeines zu Schutzimpfungen

Martina Schiffter-Weinle

Impfungen schützen vor Infektionskrankheiten und gehören zu den wichtigsten und wirksamsten präventiven Maßnahmen, die in der Medizin zur Verfügung stehen. Die Ständige Impfkommission (STIKO) entscheidet, welche Impfungen in Deutschland für Säuglinge, Kinder, Jugendliche und Erwachsene empfohlen sind. Neben den Standardimpfungen können weitere Impfungen nötig werden, sogenannte Indikationsimpfungen, die nur unter bestimmten Bedingungen bzw. nur für bestimmte Personengruppen empfohlen werden. Darunter fallen beispielsweise Impfungen für berufliche Risikogruppen, für Reisende oder für Personen, für die durch die jeweilige Krankheit eine erhöhte Gefährdung besteht.

Gute Gründe für eine Impfung: Eine Impfung schützt zunächst die geimpfte Person vor einer Infektion und Krankheit (z. B. Tetanus, FSME, Tollwut). Mit einer Impfung schützen wir aber auch Menschen, die aus bestimmten Gründen nicht geimpft werden können, zum Beispiel weil ihr Immunsystem nicht richtig funktioniert. Je mehr Menschen geimpft sind (zum Beispiel gegen Masern, Mumps oder Windpocken), umso weniger können sich Infektionen verbreiten. Wenn genügend Menschen immun sind – entweder, weil sie geimpft sind oder weil sie die Krankheit bereits überstanden haben – kann eine Herdenimmunität erreicht werden. Bei Diphtherie ist eine solche Herdenimmunität erreicht, wenn über 80 Prozent der Bevölkerung immun sind, der Gemeinschaftsschutz bei Masern wirkt erst bei einer Quote von etwa 95 Prozent.

Mit groß angelegten Impfkampagnen konnten in den vergangenen Jahrzehnten bereits einige Epidemien und Pandemien eingedämmt werden (z. B. die Schweinegrippe im Jahr 2009 oder aktuell die Corona-Pandemie). Einige wenige Krankheiten konnten durch Impfungen sogar ausgerottet werden, so zum Beispiel die Pocken.

Neben dem Schutz vor einer möglichen Ansteckung können Impfstoffe auch vor schweren Krankheitsverläufen bewahren, beispielweise die Schutzimpfung gegen Herpes zoster (Gürtelrose) oder eine COVID-19-Schutzimpfung.

2.1 Impfstofftypen

Impfstoffe bereiten das Immunsystem auf einen Erreger – ein bestimmtes Virus oder ein Bakterium – vor, indem sie eine Infektion vortäuschen. Die Stärke der jeweiligen Immunantwort ist abhängig von der Impfstoffart.

Grundsätzlich werden drei Typen von Impfstoffen unterschieden: Totimpfstoffe, Lebendimpfstoffe und Totimpfstoffe mit den Eigenschaften von Lebendimpfstoffen. Bei dem letzten Typ handelt es sich um nukleinsäurebasierte Impfstoffe.

Totimpfstoffe (inaktivierte Impfstoffe): Bei Totimpfstoffen werden abgetötete, nicht vermehrungsfähige Krankheitserreger oder Bruchstücke davon verabreicht. Diese werden vom Körper als fremd erkannt und regen das Immunsystem zur Bildung von Antikörpern an, ohne dass die jeweilige Krankheit ausbricht. Impfungen mit Totimpfstoffen müssen regelmäßig aufgefrischt werden, da der Körper kein immunologisches Gedächtnis bildet. Der Vorteil von Totimpfstoffen ist, dass weniger Nebenwirkungen und Impfreaktionen als bei Lebendimpfstoffen auftreten.

Lebendimpfstoffe: Die meisten Lebendimpfstoffe enthalten geringe Mengen vermehrungsfähiger Krankheitserreger (z. B. Viren), die jedoch so abgeschwächt wurden, dass sie eine natürliche Infektion zwar imitieren, die Erkrankung selbst aber nicht auslösen (lebend-attenuierte Impfstoffe). Außerdem gehören Impfstoffe, die vermehrungsfähige Vektoren (rekombinant) enthalten, zu den Lebendimpfstoffen, z. B. der rekombinante Impfstoff gegen das Ebolavirus (VSV-Ebola).

Tab. 2.1 Die drei Impfstofftypen im Vergleich

Impfstofftyp	Impfantigen	Virusimpfstoffe gegen	Bakterielle Impfstoffe gegen
Lebendimpfstoffe	abgeschwächte Erreger (lebend-attenuiert)	Masern, Mumps, Röteln, Varizellen (Windpocken), Herpes zoster (Gürtelrose), Rotaviren, Gelbfieber, Pocken, Poliomyelitis (oraler Impfstoff, OPV)	Typhus (oral), Cholera (oral)
	vermehrungsfähiger Vektor (rekombinant)	Ebola	
Totimpfstoff mit Eigenschaften der Lebendimpfstoffe	mRNA, DNA, Vektorimpfstoffe	COVID-19	
Totimpfstoffe	inaktivierte Erreger	Hepatitis A, Poliomyelitis (inaktivierter Impfstoff, IPV), Tollwut, FSME, Japanische Enzephalitis	Cholera, Pertussis (Ganzkeim)
	Einzelantigene (Spaltvakzine, Polysaccharid-Vakzine u. ä.)	Influenza, Herpes zoster (Gürtelrose)	Meningokokken, Haemophilus influenzae b, Pneumokokken, Typhus-Vi-Antigen, Pertussis (azellulär), Cholera-B-Untereinheit, Anthrax
	Virus-ähnliche Partikel	Hepatitis-B-Virus (HBV), Humane Papillomviren (HPV)	
	Toxoide		Tetanus, Diphtherie, Pertussis (azellulär)

Das Immunsystem erkennt die abgeschwächten Krankheitserreger oder vermehrungsfähigen Vektoren als fremd und reagiert wie bei den Totimpfstoffen mit der Bildung von Antikörpern. Da die abgeschwächten Krankheitserreger bzw. die vermehrungsfähigen Vektoren sich aber in den Zellen vermehren, werden zudem auch Proteine hergestellt, die über MHC-I präsentiert werden und zytotoxische Zellen mobilisieren, die die infizierten Körperzellen abtöten (▶ Kap. 4.2.2). Der Vorteil von Lebendimpfstoffen ist also, dass bei ihnen insbesondere die T-Zell-abhängige Immunität stark ausgeprägt ist. Durch die Bildung von Gedächtniszellen besteht oft ein lang anhaltender Schutz. Der Nachteil ist, dass Lebendimpfstoffe schlechter vertragen werden als Totimpfstoffe und gelegentlich starke Impfreaktionen auftreten.

Totimpfstoffe mit den Eigenschaften von Lebendimpfstoffen: Nukleinsäurebasierte Impfstoffe enthalten im Gegensatz zu konventionellen Tot- oder Lebendimpfstoffen keine Erreger oder Erregerbestandteile, die unmittelbar eine Immunreaktion auslösen. Stattdessen werden genetische Informationen der Erreger verabreicht. Zu dieser Impfstoffkategorie gehören mRNA- und DNA-Impfstoffe sowie Vektorimpfstoffe.

2.2 Die STIKO

Die Ständige Impfkommission (STIKO) am Robert Koch-Institut (RKI) ist ein unabhängiges Gremium aus Experten aus unterschiedlichen medizinischen Disziplinen, das gemäß dem Infektionsschutzgesetz (IfSG) Impfempfehlungen für Deutschland entwickelt. Die STIKO wurde 1972 gegründet und wird vom Bundesministerium für Gesundheit (BMG) alle drei Jahre neu berufen. Ihre Empfehlungen veröffentlicht die STIKO seit 1997 im Epidemiologischen Bulletin (in der Regel einmal im Jahr, üblicherweise im August), zuvor im Bundesgesundheitsblatt. Seit 2004 werden ausführliche Begründungen der Empfehlungen publiziert.

Die STIKO orientiert sich an den Kriterien der evidenzbasierten Medizin. Während für die Zulassung einer Impfung deren Wirksamkeit, Unbedenklichkeit und pharmazeutische Qualität relevant sind, analysiert die STIKO darauf aufbauend neben dem individuellen Nutzen-Risiko-Verhältnis auch die Epidemiologie auf Bevölkerungsebene und die Effekte einer flächendeckenden Impfstrategie für Deutschland. Außerdem entwickelt die STIKO Kriterien zur Abgrenzung einer üblichen Impfreaktion von einer über das übliche Ausmaß einer Impfreaktion hinausgehenden gesundheitlichen Schädigung.

Neben der Bewertung von Daten zur Krankheitslast, systematischen Literaturrecherchen und Evidenzbewertungen zu Sicherheit und Wirksamkeit der Impfung fließen auch mathematische Modellrechnungen in die Recherche mit ein, etwa wie sich die Auslastung der Intensivbetten während der Pandemie durch eine Impfung von Kindern verändern würde. Die Erarbeitung einer neuen Impfempfehlung dauert in der Regel ein bis drei Jahre, bei COVID-19 wurde aufgrund der Dringlichkeit wesentlich schneller gehandelt.

Die Empfehlungen der STIKO werden nach einem Urteil des Bundesgerichtshofs als medizinischer Standard angesehen (BGH, Urteil v. 15.02.2000, VI ZR 48/99, OLG Karlsruhe LG Offenburg) und werden von den Ländern und der Ärzteschaft als inoffizielle Leitlinien akzeptiert. Auf Grundlage der STIKO-Empfehlungen entscheidet der Gemeinsame Bundesausschuss (G-BA), ob eine Impfung in die Schutzimpfungsrichtlinie aufgenommen und damit zur Pflichtleistung der Gesetzlichen Krankenkassen wird.

3 Rechtliche Rahmenbedingungen und juristische Einordnung

Dr. Dennis A. Effertz

3.1 Einführung

Die gesetzgeberische Idee zur Durchführung von COVID-19-Schutzimpfungen in der Apotheke ist im Prinzip identisch mit dem Modellvorhaben[1] zu Grippeschutzimpfungen gemäß § 132j SGB V. Das Ziel ist eine Verbesserung der Impfquoten – hier: insbesondere[2] in Bezug auf die Auffrischungsimpfungen durch einen niedrigschwelligen Zugang über die öffentlichen Apotheken.[3] Der Pandemie mit der „Booster-Kampagne" Einhalt zu gebieten, war dem Gesetzgeber so wichtig, dass dieser mit Einführung des § 20b Infektionsschutzgesetz (IfSG), neben den Apothekern, auch Zahn- und Tierärzten die befristete Durchführungserlaubnis für Schutzimpfungen gegen das Coronavirus SARS-CoV-2 zugebilligt hat.

Der durch Juristen zu suchende „Wille des Gesetzgebers" ist damit klar umrissen. Die Grundidee, auch unkonventionell erscheinende Maßnahmen zur Pandemiebekämpfung zu ergreifen und vermeintlich scharfe Trennlinien zwischen den Heilberufen im deutschen Gesundheitswesen jedenfalls temporär zu ignorieren, bildet folglich den Leitsatz aller weiteren Überlegungen. (Rechtliche) Hinderungsgründe sind entsprechend auszulegen, was sinnbildlich zu „schlechten Karten" für Verteidiger des Status quo führt. Der beinahe reflexartige Rückgriff auf die Apothekerschaft beim Thema COVID-19-Schutzimpfungen verdeutlicht vielmehr, dass die Weiterentwicklung des Berufsbildes im vollen Gange ist. Egal ob Grippeschutzimpfungen, „neue" pharmazeutische Dienstleistungen oder eben die Boosterimpfungen; es bleibt wenig Zeit für die Angst vor Abgrenzungsschwierigkeiten zum Arzt. An dieser Stelle kann somit auch die rechtsdogmatische Frage dahingestellt bleiben, ob Impfen der Ausübung der Heilkunde zuzuordnen ist oder nicht.[4] Fakt ist jedenfalls, dass abermals eine originär ärztliche und damit behandlungsrechtliche Aufgabe auf die Apotheker übergeht,[5] da insbesondere die Applikation von Arzneimitteln einen integralen Bestandteil der (ärztlichen) Behandlung darstellt.[6]

Nicht jeder berufspolitischen Standesvertretung mögen diese Entwicklungen gefallen. Hinderlich ist das Berufsrecht indes kaum. Die meisten Apothekerkammern haben bereits „grünes Licht" für die Durchführung von Corona-Impfungen in der Apotheke gegeben. Die Frage nach der Zulässigkeit der Durchführung der eigentlich ärztlichen Tätigkeit ist in diesen Kammerbezirken vorerst beantwortet. Weitere Berufsordnungen beinhalten seit Einführung der Modellvorhaben gemäß § 132j SGB V sog. „Öffnungsklauseln", die das grundsätzliche „Kurierverbot" des Apothekers für den Fall einer gesetzlichen Erlaubnis, wie sie § 20b IfSG darstellt, durchbricht. Doch selbst wenn einzelne Kammern – warum auch immer – das politische Vorhaben torpedieren wollten, scheiterte dies höchstwahrscheinlich daran, dass es dem landesrechtlich verankerten Berufsrecht bzw. den dieses umsetzenden Kammern gemäß Art. 12 des Grundgesetzes verwehrt wäre, (bundes-)gesetzlich zulässiges Verhalten zu sanktionieren.[7]

Obgleich der ewige Streit um die genaue Abgrenzung zum ärztlichen Beruf damit vorliegend kaum eine Rolle spielt, gilt es für den impfwilligen Teil der Apothekerschaft künftig einiges zu beachten. Neben zu schaffenden Voraussetzungen (Schulungen, räumliche

---

1 BT-Drucksache 19/15164, S. 62.
2 „Insbesondere", weil sich eine Beschränkung der Impfbefugnis auf Auffrischungsimpfungen derweil nicht findet, weshalb grundsätzlich auch Erstimpfungen durch Apotheken durchgeführt werden könnten.
3 BT-Drucksache 20/188, S. 4.
4 Zum Für und Wider vgl. Effertz, DAZ 2019, 44, S. 24 ff.; ausführlich auch Effertz, A&R 2020, S. 251 ff.
5 So bereits Effertz, A&R 2020, S. 255 für Grippeschutzimpfungen in der Apotheke.
6 Vgl. Cyran/Rotta, ApBetrO, Stand: Januar 2020, § 17, Rn. 354.
7 Vgl. Effertz, A&R 2020, S. 254; so auch vgl. Pfeil/Pieck, ApBetrO, 15. EL 2021, § 1a, Rn. 182h.

Voraussetzungen, etc.) ist der für Apotheker wesentlichste Aspekt die Haftungsfrage. Denn bisher lag der Fokus im Apotheker-Patienten-Verhältnis auf dem Kaufvertrag nach § 433 BGB bzw. den sozialrechtlichen Vergütungsfragen, die ihren Ursprung in § 129 SGB V (Rahmenvertrag und Arzneilieferungsverträge) haben. Haftungsfragen spielten über die Herstellerhaftung gemäß § 84 AMG (z. B. „Valsartanskandal") oder die Apothekerhaftung (z. B. Haftung für Abgabefehler, mangelhafte Rezepturherstellung wie im Falle des „Zyto-Apothekers aus Bottrop") allenfalls eine Nebenrolle. Dies ändert sich mit der Durchführung von Schutzimpfungen (oder anderen behandlungsrechtlich relevanten Dienstleistungen) in Apotheken fortan.

Durch die Beratungspflichten zur „Pille danach" oder im Rahmen der Modellvorhaben zur Grippeschutzimpfung haben Sie in den letzten Jahren eine erste Idee erlangt, in welche Richtung sich der haftungsbegründende Sorgfaltsmaßstab, insbesondere in Bezug auf die ordnungsgemäße Aufklärung, künftig entwickeln dürfte. Dennoch verweist der Verordnungsgeber in Bezug auf die neuen zivilrechtlichen Haftungsrisiken nur beiläufig auf die Notwendigkeit einer (Betriebs-)Haftpflichtversicherung (vgl. § 3 Abs. 4a S. 2 Nr. 3 Verordnung zum Anspruch auf Schutzimpfung gegen das Coronavirus SARS-CoV-2 (Coronavirus-Impfverordnung-CoronaImpfV)). Dadurch droht die haftungsrechtliche Bedeutung der neuen Impftätigkeit unterzugehen.

Um auf der sicheren Seite zu sein, sollten sich impfende Apotheker im Ergebnis nicht bloß an der speziellen „Corona-Gesetzgebung" orientieren. Vielmehr gilt es zudem die nach wie vor bestehenden apothekenrechtlichen Vorgaben sowie neu hinzukommende behandlungsrechtliche Aspekte zu berücksichtigen. Die Ziele der folgenden Abschnitte sind daher die Sensibilisierung für neue rechtliche Fallstricke sowie die konkrete Hilfestellung bzgl. der neuen behandlungsrechtlichen Verpflichtungen. Dabei muss zum Teil auf geltende Empfehlungen und Rechtsprechung für die Ärzteschaft zurückgegriffen werden. Wo möglich wird dieser Rahmen mit Empfehlungen/Leitlinien und Rechtsliteratur, die das apothekerliche Impfen zum Gegenstand machen, ausgefüllt, um Ihnen einen sicheren Einstieg in diese neue spannende Dienstleistung im Rahmen der Pandemiebekämpfung zu ermöglichen.

Sollte die Rechtsprechung wider Erwarten für Apotheken niedrigere (Versorgungs-)Standards – ähnlich der Arzneimittelversorgung im Arzneimittelversandhandel im Vergleich zur hohen Beratungsqualität vor Ort – und damit letztlich eine Zwei-Klassen-Medizin akzeptieren, so birgt dies allenfalls wirtschaftliche Optimierungspotenziale. Aber zuvor gilt: Safety first!

3.2 Das normative Zusammenspiel

Während der nachfolgend noch eingehend zu betrachtende Behandlungsvertrag das konkrete Behandlungsverhältnis mit dem einzelnen Patienten regelt, bedarf es eines weiteren regulatorischen Rahmens für die Durchführung von COVID-19-Schutzimpfungen in der Apotheke. Dabei spielen der Apothekerschaft bereits bekannte Normen, wie etwa das Arzneimittelgesetz (AMG) oder die Apothekenbetriebsordnung (ApBetrO), ebenso eine Rolle wie zu diesem Zweck gänzlich neu geschaffenes Recht. Den Weg dafür bereitete die Bundesregierung auf mehreren Ebenen. Zum einen musste ein Gesetzesentwurf zu § 20b IfSG ins parlamentarische Gesetzgebungsverfahren geführt werden,[8] um eine rechtliche Impfbefugnis herzustellen, welche in dieser Form[9] für Apotheker – sowie Zahn- und Tierärzte – bisher nicht existierte. Auf diese Weise konnte gegen den ärztlichen Widerstand[10] eine auf die Corona-Impfung beschränkte und befristete[11] Aufhebung des Arztvorbehaltes für Schutzimpfungen gemäß § 20 Abs. 4 S. 1 IfSG durchgesetzt werden. Zum anderen musste das Bundesministerium für Gesundheit (BMG) auf Verordnungsebene tätig werden (Corona-Impfverordnung). Denn vorliegend existiert die Besonderheit, dass Logistik, Vergütung und Co. über den Bund bzw. die Länder organisiert und koordiniert werden. Es handelt sich bei der Versorgung mit COVID-19-Schutzimpfungen nicht, wie zumeist üblich, um eine Leistung der Gesetzlichen Krankenversicherung, sondern um einen Versorgungsauftrag des Bundes, bei dessen Erfüllung Sie – und die anderen Heilberufe – jenen gegen Vergütung/Honorar unterstützen. In der Pandemie ist eben alles ein wenig anders.

Das Zusammenwirken von Gesetz und Verordnung hat Vor- und Nachteile. Auf der einen Seite ist es geschickt, da man auf Verordnungsebene üblicherweise Detailfragen klären kann, die man zuvor zugunsten der Geschwindigkeit im Gesetzgebungsverfahren ausblenden konnte. Auch ist ein Nachjustieren weitaus

---

8 BT-Drucksache 20/188.
9 Bisher existierte lediglich die Rechtsgrundlage über § 132j SGB V zur Durchführung von Grippeschutzimpfungen in der Apotheke im Rahmen von Modellvorhaben.
10 Vgl. Bundesärztekammer, Stellungnahme zum Entwurf eines Gesetzes zur Stärkung der Impfprävention gegen COVID19 und zur Änderung weiterer Vorschriften im Zusammenhang mit der COVID-19-Pandemie der Fraktionen SPD, BÜNDNIS 90/DIE GRÜNEN und FDP, S. 2.
11 § 20b IfSG wird gemäß Artikel 23 i. V. m. Artikel 2 Nr. 1 des Gesetzes zur Stärkung der Impfprävention gegen COVID-19 und zur Änderung weiterer Vorschriften im Zusammenhang mit der COVID-19-Pandemie zum 1. Januar 2023 außer Kraft gesetzt.

weniger aufwändig (kein parlamentarisches Verfahren) und es gibt keine nachgelagerten Verträge zu schließen und zu beachten, wie dies etwa bei den Modellvorhaben zur Grippeschutzimpfungen in der Apotheke der Fall ist. Nachteilig ist allerdings, dass es sich um zwei Rechtsquellen handelt, die in einem Gesamtzusammenhang gesehen werden müssen. Der isolierte Blick in entweder das Gesetz oder die Verordnung kann schnell fehlleiten. Daher kommt man nicht umhin, das Zusammenspiel der beiden Normen zu betrachten. Dabei müssen auch die Rahmenbedingungen des Arzneimittel- und Apothekenrechts sowie des Behandlungsrechts beachtet werden, um keine vorschnellen Schlüsse zu ziehen. Doch keine Angst! Der folgende Abschnitt bringt Licht ins Dunkel, damit Sie mit einem Gefühl der (Rechts-)Sicherheit den Beweis antreten können, dass Wollen und Können insbesondere in Krisenzeiten in der Apothekerschaft stets zusammenfallen.

3.2.1 Gesetzlicher Rahmen

Wie bereits ausgeführt, stellt § 20b IfSG die Grundlage für die Durchführung von COVID-19-Schutzimpfungen für Apotheker dar. Der Gesetzgeber gibt hierfür einige wesentliche Rahmenbedingungen vor. So muss einer der folgenden drei Punkte erfüllt sein:

- Impferlaubnis für die Apothekerschaft nach bestätigter erfolgreicher Teilnahme an ärztlich geleiteten Schulungen (Abs. 1 S. 1),
- bereits erworbene Impfqualifikation aus den Modellvorhaben gemäß § 132j SGB V (Abs. 2 S. 3),
- Durchführung im Rahmen der ärztlichen Delegation (Abs. 4).

Des Weiteren müssen „geeignete Räumlichkeiten" vorhanden sein oder die Einbindung in eine „geeignete Struktur" muss möglich sein (Abs. 1 Nr. 2).

Zudem gibt es Vorgaben für die Qualifikationsschulungen, insbesondere auch die Pflicht zur Erstellung eines Mustercurriculums durch die Bundesapothekerkammer (BAK) in Zusammenarbeit mit der Bundesärztekammer (BÄK).

Das Gesetz regelt vordergründig recht wenig. Aus den Rahmenbedingungen lassen sich dennoch grundsätzliche juristische Überlegungen und Durchführungshinweise ableiten, bevor wir uns mit weiteren Details beschäftigen. So wird bereits deutlich, dass sich die gesetzliche Erlaubnis auf die approbierte Berufsgruppe beschränkt. Die Rede ist ausschließlich von den hier relevanten Apothekern sowie Zahn- und Tierärzten. Eine Delegationsmöglichkeit auf Hilfspersonal – Ärzte dürfen Impfungen berufsrechtlich abgesichert grundsätzlich an qualifizierte nichtärztliche Mitarbeiter delegieren[12] und dieser geübte Standard bleibt gemäß § 20b Abs. 4 IfSG explizit erhalten – ist nicht vorgesehen und scheidet damit aus.[13] Wie im Apothekenrecht üblich, dürfen insbesondere PTA allerdings im Bereich delegationsfähiger Tätigkeiten unterstützen (▶ Kap. 3.4.5).

Weiterhin wird deutlich, dass sich grundsätzlich 3 mögliche Fallkonstellationen unterscheiden lassen:

- „Vollwertige" Impfbefugnis gegen Coronavirus SARS-CoV-2,
- „Beschränkte" Impfbefugnis gegen Coronavirus SARS-CoV-2,
- Impfung im Rahmen der Delegation (Delegationsleistung).

Die Unterscheidung zwischen „vollwertig" und „beschränkt" ergibt sich aus der Tatsache, dass eine Qualifikation gemäß § 132j SGB V lediglich zur Durchführung von Impfungen von Volljährigen befähigt (vgl. § 20b Abs. 2 S. 3 IfSG), während die Schulungen zu Impfungen gegen Coronavirus SARS-CoV-2 eine Impfung von Impflingen ab dem 12. vollendeten Lebensjahr gestatten. Eine Unterscheidung der Impfqualifikationen scheint mithin zielführend und ermöglicht zudem Konstellation Nummer 3 kurz und schmerzlos „abzufrühstücken", bevor wir uns mit den anderen beiden Möglichkeiten befassen.

Im ärztlichen Delegationsrecht ist anerkannt, dass der Arzt subkutane und intramuskuläre Injektionen, wie die COVID-19-Schutzimpfung, an ansprechend qualifiziertes nicht-ärztliches Personal delegieren darf.[14] Insofern stellt § 20b Abs. 4 IfSG lediglich eine Klarstellung dar, dass sich an diesem Prinzip nichts ändert. Grundbedingung ist allerdings immer die tatsächlich-fachliche Eignung desjenigen, an den eine Leistung delegiert werden soll. Grad der Anleitung und Überwachung liegen im Ermessen des Arztes, jedoch muss die kurzfristige Rufbereitschaft und damit verbundene Eingriffsmöglichkeit jederzeit sichergestellt sein.[15] Insofern wäre die Delegation von Schutzimpfun-

---

12 Vgl. Bundesärztekammer, Persönliche Leistungserbringung – Möglichkeiten und Grenzen der Delegation ärztlicher Leistungen, S. 8.

13 So bereits Pfeil/Pieck, ApBetrO, 15. EL 2021, § 1a, Rn. 182j für Grippeschutzimpfungen; vgl. auch ABDA, DAZonline 2022, verfügbar unter: https://www.deutsche-apotheker-zeitung.de/news/artikel/2022/01/19/duerfen-apotheken-aerzte-oder-mfa-fuer-covid-19-impfungen-einstellen.

14 Vgl. Bundesärztekammer, Persönliche Leistungserbringung – Möglichkeiten und Grenzen der Delegation ärztlicher Leistungen, S. 8.

15 Vgl. Bundesärztekammer, Persönliche Leistungserbringung – Möglichkeiten und Grenzen der Delegation ärztlicher Leistungen, S. 4f.

gen vom Arzt an den hierzu – aufgrund welcher Schulung/Erfahrung auch immer – qualifizierten Apotheker theoretisch schon immer möglich gewesen, obgleich diese Vorstellung in „Nicht-Pandemiezeiten" befremdlich wirkt und an diversen anderen juristischen Hürden gescheitert wäre. Löste man sich nun allerdings gedanklich von der Apotheke und beobachtete diese Szene in einem Impfzentrum, so würde dies wohl bei keinem Anwesenden zu wirklichem Erstaunen führen. Entscheidend ist, dass die Verantwortung (Haftung) für die Durchführung in einer solchen Zusammenarbeit beim Arzt bzw. dem Betreiber der „geeigneten Struktur" (hier: Impfzentrum) verbleibt. Dies schließt die ordnungsgemäße Durchführung ebenso ein wie die tatsächliche Eignung der Räumlichkeiten. Dies gilt auch, sofern der Apotheker Räumlichkeiten seiner Apotheke – etwa nach Dienstschluss – einem Arzt zwecks Impfaktion zur Verfügung stellt. In Bezug auf die Tauglichkeitsprüfung bliebe auch hier der Arzt verantwortlich, da er derjenige ist, der die Impfleistung erbringt und abrechnet. Insofern sind die in der Folge zu klärenden Fragen für Apotheker, die in der Pandemiebekämpfung lediglich unterstützend tätig werden wollen, in (haftungs-)rechtlicher Hinsicht kaum von Belang. Obgleich die Delegationslösung vor offizieller Einführung der COVID-19-Schutzimpfungen in der Apotheke eine Option war, die eine Partizipation der Apothekerschaft schnell und „unkompliziert" ermöglichte, dürfte es sich nun um ein aussterbendes Phänomen handeln. Wer will denn schon „Wasserträger" sein, wenn er offiziell auf's Spielfeld darf?

Impft der Apotheker nun eigenverantwortlich, wird auch der arzneimittelrechtliche Rahmen relevant. Denn Impfstoffe, wie die in Frage kommenden Corona-Vakzine, unterliegen der Verschreibungsflicht gemäß § 48 Arzneimittelgesetz (AMG). Der Gesetzgeber hat allerdings bereits in der damaligen Gesetzesbegründung zu § 132j SGB V klar gemacht, dass eine ausdrückliche Regelung, dass bei einer Impfung in Apotheken die Vorschriften zur Verschreibungspflicht keine Anwendung finden, nicht erforderlich ist, da keine Abgabe der Impfstoffe, sondern eine unmittelbare Anwendung dieser, stattfindet.[16] Dies steht im Einklang mit der gängigen Rechtsauffassung zu § 48 AMG und dem damit verbundenen Verständnis des Begriffs der „Abgabe" im arzneimittelrechtlichen Kontext.[17] Sie müssen sich somit nicht um eine mögliche Strafbarkeit gemäß § 95 Abs. 1 Nr. 4 AMG der Abgabe eines verschreibungspflichtigen Arzneimittels ohne ärztliche Verordnung wegen sorgen, sofern Sie die Impfung durchführen. Die bloße Abgabe einer Impfdosis an einen Patienten ohne entsprechende Verordnung hingegen bleibt eine Straftat.[18]

Eine weitere Rahmenvorgabe verbirgt sich in § 22 Infektionsschutzgesetz: die Impfdokumentation im sogenannten Impfausweis. Dem Wortlaut nach ist dieser unverzüglich auszufüllen. Nur sofern der Ausweis nicht vorliegt, darf behelfsweise eine Impfbescheinigung ausgestellt werden. Diese ehemals arztspezifische Dokumentationspflicht geht nun auf den impfenden Apotheker über (▶ Kap. 3.4.4) und ergänzt dabei lediglich die nach wie vor bestehende QMS-Pflicht in Apotheken gemäß § 2a Absatz 1 der Apothekenbetriebsordnung (ApBetrO). Damit ist auch klar, dass Apothekengesetz (ApoG) und ApBetrO grundsätzliche Ihre Gültigkeit behalten. Gleiches gilt für flankierende Gesetzesnormen und Rechtsgebiete, wie etwa das Strafgesetzbuch (StGB) oder das Heilmittelwerbegesetz (HWG). Gedanklich sind wir damit offenkundig in der öffentlichen Apotheke angekommen, die bekanntermaßen von einem komplexen Geflecht aus Rechtsnormen umspannt wird. Diese Erkenntnis wird u. a. noch relevant, wenn wir uns mit den Fragen beschäftigen, was der Gesetzgeber in § 20b IfSG unter „geeigneten Räume" versteht und welche Bedeutung dem Mustercurriculum beikommt, welche Voraussetzungen also geschaffen werden müssen.

3.2.2 Verordnungsebene

Damit werfen wir einen Blick auf die Verordnungsebene. Sofern Impfen als Leistung in Ihrer Apotheke angeboten wird – ein Kontrahierungszwang gemäß § 17 Abs. 4 ApBetrO existiert mangels Verschreibung eines Arzneimittels vorerst nicht und eine Impfdienstleistung ist bisweilen nicht verordnungsfähig –, so gelten grundsätzlich auch alle Regelungen der Apothekenbetriebsordnung. Ausnahmen sind allenfalls in (genehmigten) Sonderkonstellationen zulässig. Beispielsweise wäre die Vorstellung denkbar, dass zwar die Räumlichkeiten der Apotheke genutzt werden, dies allerdings außerhalb des üblichen Apothekenbetriebes (z. B. außerhalb der Dienstbereitschaft) stattfindet. Um solche Sonderkonstellationen, die immer einer Einzelfallprüfung bedürfen, soll es sich in der Folge ausdrücklich nicht drehen. Vielmehr geht es darum, dass eigentlich bekannte Pflichten des Apothekenrechts vor dem Hintergrund der neuen Tätigkeit nicht vergessen werden. Denn die Mitwirkung an der Impfkampagne erweitert die zu erledigenden Aufgaben lediglich. Der Apothekenbetrieb als solcher muss erhalten bleiben und genießt Vorrang.

---

16 BT-Drucksache 19/15164, S. 63.
17 Hierzu Effertz, A&R 2021, S. 117.

18 So auch BAK, Kommentar zur Leitlinie: Durchführung von Grippeschutzimpfungen in öffentlichen Apotheken, S. 3.

Wollen Sie Impfungen durchführen, so hat der Apothekenleiter sein Qualitätsmanagementsystem (QMS) entsprechend zu ergänzen (▶ Kap. 20). Wie üblich dürfen dabei Hilfsleistungen auch von Hilfspersonal übernommen werden, aber eben nur wenn es hierzu qualifiziert ist (vgl. § 3 Abs. 1 ApBetrO). Voraussetzung ist in jedem Fall, dass dem Inhaber keine Anhaltspunkte vorliegen, die an der Fähigkeit zur ordnungsgemäßen Durchführung durch den Mitarbeitenden zweifeln lassen. Anderenfalls wäre die Delegation selbst an einen anderen Approbierten fahrlässig und damit risikobehaftet.

Zudem muss eine individuelle Arbeitsanweisung (SOP; ▶ Kap. 19) erstellt werden. Hierbei können die auf die individuelle Apotheke heruntergebrochenen Empfehlungen dieses Leitfadens übernommen werden. Eine Hilfestellung bieten zudem die Arbeitshilfen im Anhang sowie die von der BAK zur Verfügung gestellten Checklisten, Vorlagen und deren Muster-SOP. Mit einem „prüfenden Blick" der Aufsicht bei den Apothekenrevisionen – wohl auch aus Neugier – sollte gerechnet werden. Die Pflichten, die sich aus dem neuen Privileg ergeben, sollten somit sehr ernst genommen werden. Dabei sollte der Merksatz gelten: Es gilt das, was im Apothekenrecht immer gilt – Pandemie hin oder her. Ausnahmen hiervon müssen irgendwo explizit normiert sein; womit wir zur CoronaImpfV als hier relevanteste Rechtsquelle für „Corona-Spezialrecht" kommen.

Erst mit der Novellierung vom 07.01.2022 der CoronaImpfV vom 30.08.2021 wurde es für Apotheker überhaupt möglich, tatsächlich eigenverantwortlich in die Impfkampagne einzugreifen. Dies liegt u. a. darin begründet, dass eben jene in § 3 die (zugelassenen) Leistungserbringer normiert. Als solcher waren die Apotheken zuvor nicht definiert. Doch erst der damit verbundene Status als „Bezugsberechtigter" ermöglicht die legale Bestellung von Corona-Vakzin zur eigenen Verwendung sowie die Möglichkeit, für die damit verbundene Impfleistung vergütet zu werden. Diese und weitere Detailvorschriften, wie z. B. die SARS-CoV-2-Arzneimittelversorgungsverordnung, bedürfen einer tiefergehenden Betrachtung und sollten in Bezug auf mögliche Veränderungen konsequent überwacht werden. Denn auch das hat die Pandemie uns gelehrt: nichts verändert sich so schnell wie Verordnungen.

3.2.3 Vertragsebene

Wie bereits erwähnt, entsteht zwischen Apotheker und Impfling ein Behandlungsvertrag. Damit ist neben den rechtlichen Rahmenbedingungen ein Blick auf die Vertragsebene geboten. Bei diesem Vertragstypus gelten einige Besonderheiten.

Aus juristischer Sicht sind Impfungen, als Injektion, grundsätzlich als Körperverletzung gemäß § 223 ff. StGB zu klassifizieren. Deshalb muss der Patient im Vorfeld eines solchen Eingriffs in die körperliche Unversehrtheit zwingend seine Einwilligung erteilen.[19] Nur so kann die Impfung als invasive Maßnahme straffrei bleiben. Dies gilt schon immer für Ärzte und nun auch für impfende Apotheker. Hieraus ergeben sich nicht nur strenge Anforderungen an die fehlerfreie Durchführung als solche (sog. Eingriff lege artis), sondern bereits an die Aufklärungspflicht, da nur eine ordnungsgemäße Aufklärung eine rechtsgültige Einwilligung begründen kann.[20]

Um der Apothekerschaft und den Patienten einen haftungsrechtlichen Rahmen zu schaffen, wollte die FDP-Fraktion bereits mit einem Änderungsantrag zum Masernschutzgesetz die teilweise Anwendung des im Arzt-Patienten-Verhältnis etablierten Behandlungsvertrages nach § 630a–h. BGB für Grippeschutzimpfungen durch Apotheker klarstellen (§§ 630d; Einwilligung und 630e BGB; Aufklärung).[21] Dies erschien bereits damals nachvollziehbar und begrüßenswert, da diese Vertragsgrundlage in Apotheken bis dato keine Anwendung fand.

Zwar scheiterte der Änderungsantrag seinerzeit und ein Verweis auf den Behandlungsvertrag findet sich nun nicht ausdrücklich im Gesetz; weder § 132j SGB V (Grippeschutzimpfung) noch § 20b IfSG (COVID-19-Schutzimpfung) erwähnen diesen. Doch ändert dies nichts an dem Ausgangspunkt, dass eine Impfung als Körperverletzung lediglich dann straffrei bleiben kann, wenn eine Einwilligung infolge einer Aufklärung erteilt wurde. Eben deshalb hat der Gesetzgeber die hierzu erforderlichen Kenntnisse zum Schulungsinhalt der Qualifikationsschulungen gemäß § 132j Abs. 5 Nr. 1 SGB V sowie § 20b Abs. 2 IfSG gemacht. Folgerichtig gehen auch die BAK-Leitlinien zur Grippeschutzimpfung[22] und zur COVID-19-Schutzimpfung[23] sowie das BAK-Curriculum „Durchführung von Schutzimpfungen gegen das Coronavirus SARS-CoV-2 durch Apothekerinnen und Apotheker" gemäß § 20b Abs. 3 IfSG[24] von der Anwendbarkeit dieser behandlungsrechtlichen Regelungen des BGBs insbesondere zur Aufklärung

---

19 Vgl. Laufs/Kern/Rehborn/Kern, in: Handbuch des Arztrechts, 2019, § 6, Rn. 32.
20 Vgl. Laufs/Kern/Rehborn/Kern, in: Handbuch des Arztrechts, 2019, § 6, Rn. 2.
21 Ausschussdrucksache 19(14)111.
22 Vgl. BAK, Leitlinie: Durchführung von Grippeschutzimpfungen in öffentlichen Apotheken, S. 3.
23 Vgl. BAK, Leitlinie: Durchführung von COVID-19-Schutzimpfungen in öffentlichen Apotheken, S. 4.
24 Vgl. BAK, Curriculum „Durchführung von Schutzimpfungen gegen das Coronavirus SARS-CoV-2 durch Apothekerinnen und Apotheker", Version 1.0 vom 6. Januar 2022, S. 4.

und Einwilligung sowie weiterer Bestimmungen aus (Behandlungsvertrag gemäß §§ 630a-h BGB).

Der Anwendung des Behandlungsrechts auf impfende Apotheker ist zuzustimmen, da inzwischen auch in der rechtswissenschaftlichen Literatur weitestgehend anerkannt ist, dass bei der Durchführung von (Grippeschutz-)Impfungen in Apotheken ein behandlungsähnliches Verhältnis entsteht.[25] Dies liegt insbesondere darin begründet, dass der Vertragstypus tätigkeits- und nicht etwa personenbezogen anzuwenden ist.[26] Anders ausgedrückt: Impfung bleibt Impfung, egal ob vom Arzt oder vom Apotheker durchgeführt. Insofern haben sich Vermutungen im Vorfeld zur (über-)fälligen Einführung dieses Vertragstypus in das Apothekenrecht inzwischen bewahrheitet.[27] Man sollte an diesem Punkt zudem bedenken, dass ein anderes Ergebnis unbefriedigend wäre. Spätestens die Rechtsprechung würde eine rechtliche Ungleichbehandlung bzgl. der Aufklärungsqualität zulasten des Patienten, abhängig von der Frage „wo" und „durch wen" ein und dieselbe Maßnahme durchgeführt wird, nicht akzeptieren wollen. Dies hat die ständige Rechtsprechung des Bundesgerichtshofs in den letzten Jahren in vergleichbaren Fragestellungen deutlich gezeigt.[28] Dabei ging es um beweisrechtliche Fragen, wer im Schadensfall den Zusammenhang von Ursache und Wirkung belegen muss. Im Ergebnis müssen die Behandelnden im Falle grober Fehler beweisen, dass der Patientenschaden nicht durch ihr Handeln verursacht wurde (Beweislastumkehr). Dies gilt auch für den impfenden Apotheker. Denn anderenfalls würde impliziert, dass die Versorgungsqualität in Apotheken nicht auf dem Niveau der Versorgung in ärztlichen Praxen läge – und eine Zwei-Klassen-Medizin wird im gesellschaftlichen Konsens bekanntlich strikt abgelehnt.

Obgleich die letztliche Anwendbarkeit des Behandlungsvertrages gemäß § 630a ff. BGB für Impfungen in Apotheken nicht klar geregelt ist, wurde ausgeführt, dass dies jedenfalls überwiegend wahrscheinlich ist und die zugrundeliegenden Elemente bekannt sein müssen. Da dies für die meisten Apotheken ein neues Thema ist, finden Sie die gesetzlichen Regelungen hierzu im Wortlaut abgedruckt. In der Folge werden die Inhalte abschnittsweise aufgearbeitet, da der Behandlungsvertrag erfreulicherweise einen üblichen Behandlungsprozess abbildet.

---

[25] Vgl. Pfeil/Pieck, ApBetrO, 15. EL 2021, § 1a, Rn. 182j.
[26] Vgl. MüKo-BGB/Wagner, § 630a, Rn. 9.
[27] Vgl. Effertz, GesR 2019, S. 21.
[28] Vgl. etwa BGH, Urt. v. 11.5.2017 – III ZR 92/16 („Hausnotrufvertrag"), BGH, Urt. v. 16.5.2000 – VI ZR 321/98 („Hebammen-Urteil"), BGH, Urt. v. 23.11.2017 – Az. III ZR 60/16 („Bademeister-Urteil"), aber auch OLG Köln, 07.08.2013 – I 5 U 92/12.

§ 630a Vertragstypische Pflichten beim Behandlungsvertrag

(1) Durch den Behandlungsvertrag wird derjenige, welcher die medizinische Behandlung eines Patienten zusagt (Behandelnder), zur Leistung der versprochenen Behandlung, der andere Teil (Patient) zur Gewährung der vereinbarten Vergütung verpflichtet, soweit nicht ein Dritter zur Zahlung verpflichtet ist.

(2) Die Behandlung hat nach den zum Zeitpunkt der Behandlung bestehenden, allgemein anerkannten fachlichen Standards zu erfolgen, soweit nicht etwas anderes vereinbart ist.

§ 630b Anwendbare Vorschriften

Auf das Behandlungsverhältnis sind die Vorschriften über das Dienstverhältnis, das kein Arbeitsverhältnis im Sinne des § 622 ist, anzuwenden, soweit nicht in diesem Untertitel etwas anderes bestimmt ist.

§ 630c Mitwirkung der Vertragsparteien; Informationspflichten

(1) Behandelnder und Patient sollen zur Durchführung der Behandlung zusammenwirken.

(2) Der Behandelnde ist verpflichtet, dem Patienten in verständlicher Weise zu Beginn der Behandlung und, soweit erforderlich, in deren Verlauf sämtliche für die Behandlung wesentlichen Umstände zu erläutern, insbesondere die Diagnose, die voraussichtliche gesundheitliche Entwicklung, die Therapie und die zu und nach der Therapie zu ergreifenden Maßnahmen. Sind für den Behandelnden Umstände erkennbar, die die Annahme eines Behandlungsfehlers begründen, hat er den Patienten über diese auf Nachfrage oder zur Abwendung gesundheitlicher Gefahren zu informieren. Ist dem Behandelnden oder einem seiner in § 52 Absatz 1 der Strafprozessordnung bezeichneten Angehörigen ein Behandlungsfehler unterlaufen, darf die Information nach Satz 2 zu Beweiszwecken in einem gegen den Behandelnden oder gegen seinen Angehörigen geführten Straf- oder Bußgeldverfahren nur mit Zustimmung des Behandelnden verwendet werden.

(3) Weiß der Behandelnde, dass eine vollständige Übernahme der Behandlungskosten durch einen Dritten nicht gesichert ist oder ergeben sich nach den Umständen hierfür hinreichende Anhaltspunkte, muss er den Patienten vor Beginn der Behandlung über die voraussichtlichen Kosten der Behandlung in Textform informieren. Weitergehende Formanforderungen aus anderen Vorschriften bleiben unberührt.

(4) Der Information des Patienten bedarf es nicht, soweit diese ausnahmsweise aufgrund besonderer

Umstände entbehrlich ist, insbesondere wenn die Behandlung unaufschiebbar ist oder der Patient auf die Information ausdrücklich verzichtet hat.

§ 630d Einwilligung
(1) Vor Durchführung einer medizinischen Maßnahme, insbesondere eines Eingriffs in den Körper oder die Gesundheit, ist der Behandelnde verpflichtet, die Einwilligung des Patienten einzuholen. Ist der Patient einwilligungsunfähig, ist die Einwilligung eines hierzu Berechtigten einzuholen, soweit nicht eine Patientenverfügung nach § 1901a Absatz 1 Satz 1 die Maßnahme gestattet oder untersagt. Weitergehende Anforderungen an die Einwilligung aus anderen Vorschriften bleiben unberührt. Kann eine Einwilligung für eine unaufschiebbare Maßnahme nicht rechtzeitig eingeholt werden, darf sie ohne Einwilligung durchgeführt werden, wenn sie dem mutmaßlichen Willen des Patienten entspricht.
(2) Die Wirksamkeit der Einwilligung setzt voraus, dass der Patient oder im Fall des Absatzes 1 Satz 2 der zur Einwilligung Berechtigte vor der Einwilligung nach Maßgabe von § 630e Absatz 1 bis 4 aufgeklärt worden ist.
(3) Die Einwilligung kann jederzeit und ohne Angabe von Gründen formlos widerrufen werden.

§ 630e Aufklärungspflichten
(1) Der Behandelnde ist verpflichtet, den Patienten über sämtliche für die Einwilligung wesentlichen Umstände aufzuklären. Dazu gehören insbesondere Art, Umfang, Durchführung, zu erwartende Folgen und Risiken der Maßnahme sowie ihre Notwendigkeit, Dringlichkeit, Eignung und Erfolgsaussichten im Hinblick auf die Diagnose oder die Therapie. Bei der Aufklärung ist auch auf Alternativen zur Maßnahme hinzuweisen, wenn mehrere medizinisch gleichermaßen indizierte und übliche Methoden zu wesentlich unterschiedlichen Belastungen, Risiken oder Heilungschancen führen können.
(2) Die Aufklärung muss
1. mündlich durch den Behandelnden oder durch eine Person erfolgen, die über die zur Durchführung der Maßnahme notwendige Ausbildung verfügt; ergänzend kann auch auf Unterlagen Bezug genommen werden, die der Patient in Textform erhält,
2. so rechtzeitig erfolgen, dass der Patient seine Entscheidung über die Einwilligung wohlüberlegt treffen kann,
3. für den Patienten verständlich sein.

Dem Patienten sind Abschriften von Unterlagen, die er im Zusammenhang mit der Aufklärung oder Einwilligung unterzeichnet hat, auszuhändigen.

(3) Der Aufklärung des Patienten bedarf es nicht, soweit diese ausnahmsweise aufgrund besonderer Umstände entbehrlich ist, insbesondere wenn die Maßnahme unaufschiebbar ist oder der Patient auf die Aufklärung ausdrücklich verzichtet hat.
(4) Ist nach § 630d Absatz 1 Satz 2 die Einwilligung eines hierzu Berechtigten einzuholen, ist dieser nach Maßgabe der Absätze 1 bis 3 aufzuklären.
(5) Im Fall des § 630d Absatz 1 Satz 2 sind die wesentlichen Umstände nach Absatz 1 auch dem Patienten entsprechend seinem Verständnis zu erläutern, soweit dieser aufgrund seines Entwicklungsstandes und seiner Verständnismöglichkeiten in der Lage ist, die Erläuterung aufzunehmen, und soweit dies seinem Wohl nicht zuwiderläuft. Absatz 3 gilt entsprechend.

§ 630f Dokumentation der Behandlung
(1) Der Behandelnde ist verpflichtet, zum Zweck der Dokumentation in unmittelbarem zeitlichen Zusammenhang mit der Behandlung eine Patientenakte in Papierform oder elektronisch zu führen. Berichtigungen und Änderungen von Eintragungen in der Patientenakte sind nur zulässig, wenn neben dem ursprünglichen Inhalt erkennbar bleibt, wann sie vorgenommen worden sind. Dies ist auch für elektronisch geführte Patientenakten sicherzustellen.
(2) Der Behandelnde ist verpflichtet, in der Patientenakte sämtliche aus fachlicher Sicht für die derzeitige und künftige Behandlung wesentlichen Maßnahmen und deren Ergebnisse aufzuzeichnen, insbesondere die Anamnese, Diagnosen, Untersuchungen, Untersuchungsergebnisse, Befunde, Therapien und ihre Wirkungen, Eingriffe und ihre Wirkungen, Einwilligungen und Aufklärungen. Arztbriefe sind in die Patientenakte aufzunehmen.
(3) Der Behandelnde hat die Patientenakte für die Dauer von zehn Jahren nach Abschluss der Behandlung aufzubewahren, soweit nicht nach anderen Vorschriften andere Aufbewahrungsfristen bestehen.

§ 630g Einsichtnahme in die Patientenakte
(1) Dem Patienten ist auf Verlangen unverzüglich Einsicht in die vollständige, ihn betreffende Patientenakte zu gewähren, soweit der Einsichtnahme nicht erhebliche therapeutische Gründe oder sonstige erhebliche Rechte Dritter entgegenstehen. Die Ablehnung der Einsichtnahme ist zu begründen. § 811 ist entsprechend anzuwenden.
(2) Der Patient kann auch elektronische Abschriften von der Patientenakte verlangen. Er hat dem Behandelnden die entstandenen Kosten zu erstatten.
(3) Im Fall des Todes des Patienten stehen die Rechte aus den Absätzen 1 und 2 zur Wahrnehmung der

vermögensrechtlichen Interessen seinen Erben zu. Gleiches gilt für die nächsten Angehörigen des Patienten, soweit sie immaterielle Interessen geltend machen. Die Rechte sind ausgeschlossen, soweit der Einsichtnahme der ausdrückliche oder mutmaßliche Wille des Patienten entgegensteht.

§ 630h Beweislast bei Haftung für Behandlungs- und Aufklärungsfehler
(1) Ein Fehler des Behandelnden wird vermutet, wenn sich ein allgemeines Behandlungsrisiko verwirklicht hat, das für den Behandelnden voll beherrschbar war und das zur Verletzung des Lebens, des Körpers oder der Gesundheit des Patienten geführt hat.
(2) Der Behandelnde hat zu beweisen, dass er eine Einwilligung gemäß § 630d eingeholt und entsprechend den Anforderungen des § 630e aufgeklärt hat. Genügt die Aufklärung nicht den Anforderungen des § 630e, kann der Behandelnde sich darauf berufen, dass der Patient auch im Fall einer ordnungsgemäßen Aufklärung in die Maßnahme eingewilligt hätte.
(3) Hat der Behandelnde eine medizinisch gebotene wesentliche Maßnahme und ihr Ergebnis entgegen § 630f Absatz 1 oder Absatz 2 nicht in der Patientenakte aufgezeichnet oder hat er die Patientenakte entgegen § 630f Absatz 3 nicht aufbewahrt, wird vermutet, dass er diese Maßnahme nicht getroffen hat.
(4) War ein Behandelnder für die von ihm vorgenommene Behandlung nicht befähigt, wird vermutet, dass die mangelnde Befähigung für den Eintritt der Verletzung des Lebens, des Körpers oder der Gesundheit ursächlich war.
(5) Liegt ein grober Behandlungsfehler vor und ist dieser grundsätzlich geeignet, eine Verletzung des Lebens, des Körpers oder der Gesundheit der tatsächlich eingetretenen Art herbeizuführen, wird vermutet, dass der Behandlungsfehler für diese Verletzung ursächlich war. Dies gilt auch dann, wenn es der Behandelnde unterlassen hat, einen medizinisch gebotenen Befund rechtzeitig zu erheben oder zu sichern, soweit der Befund mit hinreichender Wahrscheinlichkeit ein Ergebnis erbracht hätte, das Anlass zu weiteren Maßnahmen gegeben hätte, und wenn das Unterlassen solcher Maßnahmen grob fehlerhaft gewesen wäre.

3.3 Zu schaffende Voraussetzungen

Nachdem ein Überblick über die relevanten Rechtsquellen- und Ebenen gegeben wurde, können nun die sich hieraus ergebenen Rechte und Pflichten extrahiert werden. Denn bevor es mit der COVID-19-Schutzimpfung in Ihrer Apotheke losgehen kann, müssen einige Voraussetzungen geschaffen werden. Diese lassen sich im Kern in persönliche sowie räumliche Anforderungen aufteilen.

Die Notwendigkeit, sich persönlich in fachlicher Hinsicht für die Durchführung der COVID-19-Schutzimpfung zu qualifizieren, ergibt sich überwiegend – neben der Tatsache, dass es wohl unweigerlich zum Behandlungsfehler führen würde, wenn man nicht weiß, was man tut – aus zwei Gründen. Zum einen ist die Qualifikation erforderlich, um die Voraussetzungen gemäß § 20b IfSG zu erfüllen und somit straffrei impfen zu dürfen. Anderenfalls läge nach überwiegend vertretener Meinung ein Verstoß gegen § 5 Heilpraktikergesetz – unerlaubte Ausübung der Heilkunde – vor. Dies könnte zudem berufsrechtlich sanktioniert werden. Zum anderen ist das Vorhandensein von Personal mit einer entsprechenden Qualifikation gemäß § 3 Abs. 4a Nr. 1 CoronaImpfV durch den Apothekeninhaber nachzuweisen. Es handelt sich dabei um eine von 3 Bedingungen, die im Rahmen einer Selbsterklärung gegenüber der zuständigen Apothekerkammer abgegeben werden muss, welche sodann eine entsprechende Bescheinigung ausstellt. Erst dieser Nachweis macht aus der jeweiligen Apotheke einen Leistungserbringer i. S. d. § 3 CoronaImpfV und berechtigt zum Bezug des Vakzins sowie zur Abrechnung der Impfdienstleistung.

Neben diesen persönlichen Anforderungen sind gemäß § 20b Abs. 1 Nr. 2 IfSG für die straffreie Durchführung sowie gemäß § 3 Abs. 4a Nr. 2 CoronaImpfV für den Bezug des Impfstoffs ebenfalls räumliche Anforderungen zu erfüllen. Eng damit verbunden ist zudem die Vorschrift eine Betriebshaftpflicht nachzuweisen (vgl. § 3 Abs. 4a Nr. 3 CoronaImpfV), da sich eine solche auf die Betriebsräume bezieht.

Die kumulativ zu erfüllenden und gegenüber der Kammer zu erklärenden Voraussetzungen sind somit:

- Vorhandensein von durchführungsberechtigtem Personal,
- Vorhandensein von geeigneten Räumlichkeiten,
- Vorhandensein einer Betriebshaftpflichtversicherung mit Deckungszusage für den Bereich der Durchführung der Schutzimpfungen.

Wichtig dabei ist, dass der Inhaber diese Voraussetzungen zwar garantieren, aber in Bezug auf Punkt 1 nicht zwingend höchstpersönlich erfüllen muss. Die Formulierung in der Verordnung macht deutlich, dass er weder selbst impfen noch hierzu qualifiziert sein müsste, solange er über entsprechendes Personal verfügt. Auch erwähnenswert scheint die Tatsache, dass die Kammern dem Wortlaut des § 3 Abs. 4a CoronaImpfV lediglich den Eingang der (vollständigen) Selbsterklärung bescheinigen. Nicht erforderlich – und wohl auch nicht möglich/zulässig[29] – hingegen ist eine inhaltliche Prüfung der erklärten Tatsachen. Empfehlenswert erscheint allerdings, die entsprechenden Nachweise für die zuständige Apothekenaufsicht parat zu halten. Denn letztere darf bekanntlich die Einhaltung der relevanten Rechtsvorschriften überprüfen.

3.3.1 Qualifizierungsschulungen

Durch die unmittelbare Einbindung der Ärzteschaft als Leitung der gesetzlich verpflichtenden Schulungen wird abermals deutlich, dass der bisherige ärztliche Standard und die Rahmenbedingungen des Arzt-Patienten-Verhältnisses jedenfalls in Teilen faktisch gefordert werden. Damit nimmt der Gesetzgeber die Ärzte allerdings abermals[30] in die Verantwortung, der Apothekerschaft das notwendige Wissen für eine ordnungsgemäße Versorgung zu vermitteln (vgl. § 20b Abs. 1 Nr. 1 IfSG).

Kenntnisse, Fähigkeiten und Fertigkeiten zur Durchführung der Impfungen, insbesondere zur Aufklärung, (Impf-)Anamnese, Beurteilung der Impftauglichkeit, Einwilligung sowie zur weiteren Impfberatung und zu Kontraindikationen und Notfallmaßnahmen wurden vom Gesetzgeber als Mindestinhalte für die Qualifikationsschulungen festgelegt. Eine Besonderheit stellt die Tatsache dar, dass sich die Schulungen für Tier-/Zahnärzte und Apotheker dabei unterscheiden sollen. Denn gemäß § 20b Abs. 2 S. 2 IfSG sollen die ärztlichen Schulungen diese Berufsgruppen „dort abholen, wo sie stehen". Dies erscheint sinnvoll, da die Vertreter der ärztlichen Heilberufe naturgemäß bereits mit Spritzen umgehen können, obgleich sie diese bisweilen entweder nur im Kopfbereich (Zahnärzte) oder an nicht-menschlichen Patienten (Tierärzte) eingesetzt haben.[31] Hier gilt es somit vornehmlich, auf Besonderheiten und theoretische Grundlagen zur Erkrankung sowie deren Therapie einzugehen. Beim Apotheker verhält es sich unstrittig anders. Wohl auch aus diesem Grund sind gemäß § 20b Abs. 3 IfSG alle 3 betroffenen Standeskammern mit der jeweiligen Erstellung eines Mustercurriculums beauftragt worden – jeweils in Abstimmung mit der Bundesärztekammer. Das für Apotheke relevante Curriculum ist mit Verzögerung[32] am 06.01.2022 erschienen.

Das Mustercurriculum der BAK[33] ist für viele überraschend umfänglich ausgefallen. Insgesamt 12 Lerneinheiten zu 45min (9h) verteilt auf 5 Module sind zu absolvieren:

- Modul 1: Selbststudium (2 × 45 Minuten)
- Modul 2: COVID-19 – Theorie (2 × 45 Minuten)
- Modul 3: Durchführung der Impfung – Theorie (2 × 45 Minuten)
- Modul 4: Durchführung der Impfung – Praktische Übungen (mind. 4 × 45 Minuten)
- Modul 5: Maßnahmen der Ersten Hilfe bei Impfreaktionen (mind. 2 × 45 Minuten), sofern der zu Schulende keinen gültigen Nachweis als Ersthelfer hat.

Die erfolgreiche Absolvierung dieser Fortbildungsinhalte ist zudem über eine Lernerfolgskontrolle nachzuweisen,[34] um eine „vollwertige" Impfbefugnis gemäß § 20b Abs. 2 IfSG zu erlangen.

Inhaltlich orientiert sich das „Corona-Curriculum" merklich am Curriculum zu den Grippeschutzimpfungen[35], welches allerdings lediglich Lerninhalte von 7,5h aufweist.[36] Ob dieser Umfang der Abstimmung mit der Bundesärztekammer geschuldet ist, darf vermutet werden. Denn über die Sinnhaftigkeit bzw. Notwendigkeit einzelner theoretischer Inhalte, wie etwa zu differentialdiagnostischen Maßnahmen[37] – ärztliches Hoheitsgebiet und apothekerlichem Wirken verstellt – oder zu therapeutischen Maßnahmen – aufgrund der überwiegenden Verschreibungspflicht in Rede stehender Arzneimittel ebenfalls ärztliches Hoheitsgebiet –, kann durchaus gestritten werden. Hingegen ist die Art und Weise der Theorievermittlung erfreulich offengehalten. Schulungsanbieter dürfen die Inhalte Online oder in Präsenz sowie live oder terminunabhängig anbieten.[38] Lediglich die praktischen Module zum Erlernen der ordnungsgemäßen Durchführung von Impfung und Erste-Hilfe-Maßnahmen haben in Präsenz zu erfolgen. Doch auch hier besteht eine Wahlmöglichkeit, da ent-

---

29 So auch ABDA, Stellungnahme zum Referentenentwurf einer Zweiten Verordnung zur Änderung der Corona-Impfverordnung und der Coronavirus-Testverordnung, S. 2.
30 So bereits geschehen im Rahmen der Schulungen für die Modellvorhaben gemäß § 132j SGB V.
31 Ähnlich auch BT-Drucksache 20/188, S. 43.
32 Der Gesetzgeber forderte eine Fertigstellung zum 31.12.2021.
33 Curriculum „Durchführung von Schutzimpfungen gegen das Coronavirus SARS-CoV-2 durch Apothekerinnen und Apotheker" in der Version 1.0 vom 6.Januar 2022; verfügbar im geschützten Mitgliederbereich der BAK zu Zertifikatsfortbildungen und Empfehlungen zur Fortbildung.
34 Vgl. BAK, Corona-Curriculum, S. 3.
35 Curriculum „Grippeschutzimpfungen in öffentlichen Apotheken – Theorie und Praxis" in der Version 2.0 vom 16. Juli 2021.
36 Vgl. BAK, Grippe-Curriculum, S. 2.
37 Vgl. BAK, Corona-Curriculum, S. 4.
38 Vgl. BAK, Corona-Curriculum, S. 3.

weder ein „klassisches" Präsenzseminar besucht werden oder in einer ärztlich beaufsichtigten Impfstelle (mobiles Impfteam, Impfzentrum, Praxis, etc.) hospitiert werden kann.

Fraglich ist, welche rechtliche Bedeutung dem Mustercurriculum beizumessen ist. Die Verwendung des Begriffs „Muster" durch den Gesetzgeber sowie eine fehlende Zertifizierung-/Akkreditierungs- oder Genehmigungspflicht der Schulungen deuten auf einen Empfehlungscharakter hin. Da allerdings davon auszugehen ist, dass sich die meisten Anbieter hieran orientieren, ist diese Frage zwar rechtlich spannend, aber praktisch kaum relevant. Dies gilt umso mehr, da die Apothekerkammern selbst die dominierenden Anbieter in diesem Bereich sind. Wer bereits vor der Veröffentlichung des Mustercurriculums eine entsprechende Schulung eines privaten Anbieters absolviert hat, der sollte daran denken, dass den Kammern kein Prüfrecht eingeräumt wurde. Sie haben die Selbsterklärung lediglich zu bestätigen. Möglich erscheint eine inhaltliche Prüfung des Qualifikationsnachweises allerdings im Rahmen der apothekenrechtlichen Aufsichtstätigkeit sowie im zivilrechtlichen Haftungsfall.

Weitaus spannender ist der Blick auf den gesetzlichen Hinweis in § 20b Abs. Abs. 2 S. 3 IfSG zur Anerkennung der Impfqualifikation gemäß § 132j SGB V („beschränkte" Corona-Impfbefugnis; ▶ Kap. 3.2.1). Das Gesetz ist hier eindeutig und räumt entsprechend qualifizierten Approbierten die Impfung von volljährigen Impflingen gegen Coronavirus-SARS-CoV-2 ein. In verwaltungs- bzw. strafrechtlicher Sicht ist der Fall demnach klar. Dies kann allerdings mit Blick auf das Behandlungsrecht zu einer falschen Sicherheit führen, da gemäß § 630a Abs. 2 BGB der Behandelnde immer den allgemein anerkannten fachlichen Standard bei der Durchführung der Maßnahmen zu gewährleisten hat (▶ Kap. 3.5.3). Bereits analysiert haben wir allerdings, dass sich die Theorieteile der beiden Curricula in Inhalt und Umfang deutlich unterscheiden. Insofern muss damit gerechnet werden, dass im Schadensfall ein Patientenanwalt schnell auf die Idee kommen dürfte, Ihnen zu unterstellen, dass der Schaden nur deshalb entstanden wäre, weil Sie nicht über das notwendige „coronaspezifische" Wissen zur Impfung verfügten. Zivilrechtlich laufen Sie somit Gefahr, eben nicht als ausreichend qualifiziert zu gelten, was zu einem sog. Übernahmeverschulden inklusive Beweislastumkehr führen kann. Dieses Problem lässt sich lediglich darüber lösen, dass Sie im Zweifel einen Nachweis erbringen können, dass in Ihrem Fall eben kein relevantes „Delta" – Sie erlauben mir das Wortspiel – vorlag; etwa indem Sie eine Kurzschulung besuchen oder ein Selbststudium durchführen.

Vorstellbar ist, dass insbesondere die Kammern künftig Schulungsangebote entwickeln, die es ermöglichen, das „Delta" zwischen beiden Qualifikationen zu schließen, sodass Sie im Ergebnis über beide Qualifizierungen verfügen. Sollte wider Erwarten niemand auf diese Idee kommen, so können Sie diesen Abschnitt gerne kopieren und ihn Ihrer Kammer als Anregung schicken. Etwas aufwendiger, aber im Ergebnis ebenso zielführend, wäre das Absolvieren der Theorieteile der Corona-Schulungen.

> **Empfehlung:**
> Weder **Wiederholungsschulungen** noch „Delta"-Schulungen für bereits (gegen Grippe) impfende Apotheker sind gesetzlich oder gemäß den derzeit gültigen Leitlinien vorgeschrieben. Jedem Impfenden obliegt es selbst, sich eigenverantwortlich darum zu kümmern und sein Wissen und Können auf dem aktuellen Stand zu halten. Anderenfalls drohen in der Praxis die Unterschreitung des Standards und damit der haftungsbegründende Behandlungsfehler. Mit Wiederholungs- bzw. Ergänzungskursen kann man diesem Problem vorbeugen.

3.3.2 Raumanforderungen

Was sind „geeignete Räumlichkeiten mit Ausstattung"? Das ist die Kernfrage, die es zu beantworten gilt, da sowohl die Impfbefugnis (vgl. § 20b Abs. 1 Nr. 2 IfSG) als auch die Bezugs- und Vergütungsberechtigung (vgl. § 3 Abs. 4a CoronaImpfV) an diese Raumanforderungen geknüpft sind. Inhaltich wird dies auf Gesetzes- bzw. Verordnungsebene nicht weiter ausgeführt. Die Gesetzesmaterialien führen in diesem Zusammenhang beispielhaft „die eigene Praxis", „angemietete Räumlichkeiten" und Impfzentren an. Konkreter wird allerdings die Begründung zur „Zweite(n) Verordnung zur Änderung der Coronavirus-Impfverordnung und der Coronavirus-Testverordnung". Hier heißt es, dass die Räumlichkeit die Privatsphäre des Patienten schützen, erforderliche Hygienestandards erfüllen und die Möglichkeit zur Durchführung von Maßnahmen bei Sofortreaktionen gegeben sein muss, wozu insbesondere eine Liege erforderlich wäre. Zudem müssen die Impfstoffe dort fachgemäß gelagert und vorbereitet werden können.[39] Diese Vorgaben scheinen wenig überraschend. Bereits der Gesetzeswortlaut des § 132j Abs. 1 SGB V (Modellvorhaben Grippe) wie auch die dazugehörigen Gesetzesmaterialien[40] sprechen für eine eingeschränkte Erlaubnis innerhalb geeigneter Räumlichkeiten in der

---

39 Vgl. 2-VO_CoronaImpfV-TestV-AEndV_RefE, S. 15.
40 BT-Drucksache 19/15164, S. 63.

teilnehmenden Apotheke. Die konkrete Ausgestaltung blieb allerdings vergleichbar wage und letztlich den Vertragspartnern im Rahmen der Modellvorhaben überlassen.

Zwar fehlt es an einer sozialrechtlichen Vertragsebene im Falle der COVID-19-Schutzimpfungen, weil diese nicht über die gesetzlichen Krankenkassen, sondern letztlich über das Bundesamt für soziale Sicherung bezahlt werden (vgl. § 11 CoronaImpfV), doch können sich räumliche Anforderungen grundsätzlich auch aus dem haftungsbegründenden Sorgfaltsmaßstab ergeben. Dieser wird durch die berufseigenen Leitlinien mitgeprägt. In der vorliegend relevanten BAK-Leitlinie zur Durchführung von COVID-19-Schutzimpfungen in öffentlichen Apotheken[41] ist ebenfalls von einer Institutionsbindung der Leistungserbringer an die (Räume der) Apotheke die Rede.[42] Zudem müssen eine Sitzmöglichkeit und eine Liege vorhanden sein.[43] Während in Bezug auf die Räumlichkeiten an sich somit ein gewisser Gestaltungsfreiraum für die Apotheke existiert, finden sich im Kommentar zur Leitlinie der BAK (Grippe) konkrete Mindestanforderungen an die Ausstattung der Räumlichkeiten:

- Medizinische Einmalhandschuhe, Schutzkittel, medizinischer Atemschutz,
- Hände-/Haut-/Flächendesinfektionsmittel,
- Zellstofftupfer, Wundschnellverband,
- spezielle Entsorgungsbehälter für Spritzen/Kanülen,
- Aufklärungsmerkblätter,
- Anamnesebogen mit Einwilligungserklärung,
- Datenschutzinformation,
- Formular für Impfbescheinigungen,
- Dokumentationsbögen,
- aktuelle Fachinformation des/der Impfstoffe(s),
- ggf. weiteres Informationsmaterial zum Thema Impfen.

Die Einhaltung dieser räumlichen und sächlichen Voraussetzungen ist geboten, um die Impfung lege artis durchführen zu können. Diese Anforderungen können sich auch mit anderen apothekenrechtlichen Pflichten zur Vorratshaltung überschneiden. So ist gemäß § 15 Abs. 1 ApBetrO Epinephrin zur Injektion vorzuhalten, welches im Zusammenhang mit einer Impfreaktion ggf. auch durch den Apotheker einzusetzen ist. Aus Gründen der Sicherheit scheint allerdings eine Lagerung der besser handhabbaren alternativen Fertigpens im Impfraum angezeigt.[44]

„Wie" die Räume zu gestalten sind, ist damit in rechtlicher Hinsicht leicht zu beantworten. Dies ist überwiegend eine Fachfrage, die das Kollektiv der Impfenden über die Prägung des Standards durch tägliche Praxis selbst definiert. Anders verhält es sich mit der Frage „wo" diese Räume eingerichtet werden können/müssen. Hier besteht eine gewisse Auslegungsbedürftigkeit. Denn gemäß § 3 Abs. 1 Nr. 7 CoronaImpfV ist der Leistungserbringer „die öffentliche Apotheke" und nicht der „Apotheker".[45] Insofern haben wir es mit einer Institutionsbindung zu tun, die zum Impfstoffbezug und zur Abrechnung der Impfung berechtigt, solange die COVID-19-Schutzimpfungen rechtlich-wirtschaftlich „aus der Apotheke heraus" angeboten werden sollen.[46]

Die Apotheke als Wirtschaftseinheit ist an den Ort der Betriebsräume gebunden, da die erforderliche Betriebserlaubnis lediglich für die in der Erlaubnisurkunde bezeichneten Räume gilt (vgl. § 1 Abs. 3 Apothekengesetz). Diese Räume dienen dem ausschließlich dort durchzuführenden Apothekenbetrieb.[47] Es gilt die Apothekenbetriebsordnung samt dem Grundsatz der Raumeinheit gemäß § 4 ApBetrO. Grundsätzlich kann die eigenverantwortliche Durchführung der Impfungen damit lediglich in nicht anderen Tätigkeiten vorbehaltenen Räumen der Apotheke[48] stattfinden. So ist es etwa untersagt, die Impfungen im Labor oder der Rezeptur durchzuführen.[49] Die Logik ist einfach: da der Arzneimittelversorgungsauftrag gemäß § 1 ApoG unverändert bestehen bleibt und Vorrang vor anderen Dienstleistungen hat, dürfen „apothekenübliche" Abläufe nicht gestört/beeinflusst werden.[50] Dies gilt nicht nur für bestimmte Tätigkeiten in definierten Räumlichkeiten der Apotheke, sondern in Gänze. Somit wäre die Vorstellung, die Offizin während der Pandemie zu einer „Impfstraße" inkl. Anmelde- und Wartebereich umzugestalten, abzulehnen. Ein separater Raum über die Minimalanforderungen gemäß § 4 ApBetrO scheint damit kaum entbehrlich.

---

41 In der Version vom 25.01.2022.
42 Vgl. BAK, Leitlinie: Durchführung von COVID-19-Schutzimpfungen in öffentlichen Apotheken, S. 3.
43 Vgl. BAK, Kommentar zur Leitlinie: Durchführung von COVID-19-Schutzimpfungen in öffentlichen Apotheken, S. 5.
44 Vgl. BAK, Kommentar zur Leitlinie: Durchführung von COVID-19-Schutzimpfungen in öffentlichen Apotheken, S. 5.
45 So auch BAK, Leitlinie: Durchführung von COVID-19-Schutzimpfungen in öffentlichen Apotheken, S. 3.
46 Folgende Ausführungen beziehen sich somit ausdrücklich nicht auf Fallkonstellationen einer Geschäftskonstruktion, die zu einem anderen Leistungserbringer i. S. d. CoronaImpfV führt.
47 Vgl. Cyran/Rotta ApBetrO, Stand: Januar 2020, § 4, Rn. 5.
48 BVerwG, Urteil vom 25.05.2016 – Aktenzeichen 3 C 8.15 = DRsp Nr. 2016/15212, 2. Leitsatz.
49 Hinweis auf dem Formular zur Selbstauskunft der Apothekerkammer Niedersachen.
50 Vgl. Pfeil/Pieck, ApBetrO, 15. EL, § 1a, Rn. 187.

Sofern etwa ein „Beratungsraum" zur Verfügung stünde, könnte dieser entsprechend eingerichtet werden. Da auch die gemäß § 3 Abs. 4a Nr. 3 CoronaImpfV nachzuweisende Betriebshaftpflichtversicherung die in der Betriebserlaubnis benannten Räume abdeckt, wäre eine Impfung hier vergleichsweise unkompliziert möglich. Insofern muss es als konsequent und sachdienlich angesehen werden, dass der Gesetzgeber „die Apotheke" zum Leistungserbringer der COVID-19-Schutzimpfungen macht. Denn erst dadurch wird diese Leistung zu einer solchen, die eine Apotheke in ihren Räumlichkeiten – Grundsatz der Abtrennungspflicht zwischen Apotheke und „anderweitig genutzten Flächen"[51] – erbringen darf.

Trotz des Grundsatzes der Raumeinheit bedeutet dies nicht, dass Apotheken ohne „Zusatzraum" außen vor bleiben müssen. Bekanntermaßen existiert auch die Möglichkeit, Betriebsräume „in angemessener Nähe"[52] für apothekenübliche Tätigkeiten zu nutzen. Dies gilt gemäß § 4 Abs. 4 ApBetrO ausdrücklich für Lageräume zur ausschließlichen Arzneimittelversorgung von Krankenhäusern oder Pflegeheimen, Räume für den Versandhandel sowie für Herstellungstätigkeiten (Verblisterung, parenterale Zubereitungen) und das Nachtdienstzimmer.[53] Sollen entsprechende Räume neu geschaffen/genutzt werden, so ist die Betriebserlaubnis hierauf zu erweitern[54] und dies gemäß § 4 Abs. 6 ApBetrO vor Inbetriebnahme gegenüber der Behörde anzuzeigen.[55] Sodann würde sich Ihre Apotheke auf die externen Räume „ausdehnen" und die Betriebshaftpflicht spätestens mit entsprechender Anzeige bei der Versicherung ihren Deckungsschutz entfalten können.

Bei der Auslegung von § 4 ApBetrO im Wortlaut wäre die Durchführung von Impfungen gegen Coronavirus SARS-CoV-2 in externen Räumen damit allerdings nicht möglich. Keine der vier Ausnahmetatbestände trifft zu. Gleichwohl wirkte die Rechtsprechung der letzten Jahre liberalisierend für den behördlichen Umgang mit diesen Ausnahmen. So hat etwa das Bundesverwaltungsreicht 2016 entschieden, dass in externen Lagerräumen neben den lagertypischen auch andere Tätigkeiten der Heimversorgung durchgeführt werden dürfen, die weder vom Apothekengesetz noch von der Apothekenbetriebsordnung explizit einem bestimmten Betriebsraum zugeordnet werden.[56] In diesen Trend fügt sich auch die Anmerkung in der amtlichen Begründung zur CoronaImpfV ein, wonach die gemäß § 3 Abs. 4 Nr. 2 CoronaImpfV geforderten „geeigneten Räumlichkeiten" nicht dem Grundsatz der Raumeinheit in Apotheken unterliegen.[57] Bei dieser Anmerkung handelt es sich um eine „Handreichung" zur Ausdehnung des Ermessens der zuständigen Landesbehörden. Denn bei strenger Auslegung müssten diese Ihre Anzeige auf Nutzung externer Räume für COVID-19-Schutzimpfungen in Ermangelung einer Ergänzung von § 4 Abs. 4 ApBetrO zum Anlass nehmen, Ihnen eine entsprechende Nutzung zu untersagen; jedenfalls spätestens dann, wenn § 2 der SARS-CoV-2-Arzneimittelversorgungsverordnung außer Kraft träte.[58] Unzulässig hingegen erscheint es, die Anmerkung der amtlichen Begründung dahingehend zu interpretieren, dass die apothekenrechtlichen Vorgaben generell nicht gelten sollten. Zum einen wäre dies kaum von der Verordnungsermächtigung gedeckt und zum anderen bringt der Verweis auf den Einzelsachverhalt der Raumeinheit gemäß § 4 Abs. 4 ApBetrO zum Ausdruck, dass dem Verordnungsgeber bewusst ist, dass das Apothekenrecht auch bei der Durchführung von COVID-19-Schutzimpfungen in Apotheken zu beachten ist.

Insofern kann festgehalten werden, dass Sie zur Anzeige externer Räumlichkeiten zur Nutzung für die Durchführung von Impfungen gegen Coronavirus SARS-CoV-2 verpflichtet sind, Sie allerdings beste Aussichten haben, dass die Behörde Ihr Ansinnen nicht behindert. Nicht zu verwechseln ist diese apothekenrechtliche Anzeigepflicht gemäß § 4 Abs. 6 ApBetrO im Übrigen mit der Selbsterklärung gemäß § 3 Abs. 4a CoronaImpfV gegenüber der Kammer. Zwar kann die Zuständigkeit bundeslandabhängig bei der Kammer zusammenfallen, doch handelt es sich verwaltungsrechtlich um zwei völlig unterschiedliche Dinge. Während die Anzeige zur Nutzung der Räumlichkeiten berechtigt, bestätigen Sie mit der Selbsterklärung, dass Ihnen solche Räumlichkeiten sodann zur Verfügung stehen, um sich den Impfstoff zur dortigen Verwendung zu beschaffen. Diese beiden Sachverhalte werden in den Medien leider oftmals unzulässig vermischt.

---

51 Vgl. Cyran/Rotta ApBetrO, Stand: Januar 2020, § 4, Rn. 27 ff.
52 Was „angemessen" ist, liegt im Ermessensspielraum der zuständigen Behörde.
53 Vgl. auch Cyran/Rotta ApBetrO, Stand: Januar 2020, § 4 Rn. 171 ff.
54 BVerwG, Urteil vom 25.05.2016 – Aktenzeichen 3 C 8.15 = DRsp Nr. 2016/15212, 2. Leitsatz.
55 Vgl. Cyran/Rotta ApBetrO, Stand: Januar 2020, § 4 Rn. 189; speziell für Corona-Impfungen so auch BAK, Leitlinie: Durchführung von COVID-19-Schutzimpfungen in öffentlichen Apotheken, S. 3
56 BVerwG, Urteil vom 25.05.2016 – Aktenzeichen 3 C 8.15 = DRsp Nr. 2016/15212, 1. Leitsatz.
57 Vgl. 2-VO_CoronaImpfV-TestV-AEndV_RefE, S. 15.
58 In der Fassung vom 22.12.2021 wäre dies am 31.05.2022 der Fall.

> **Empfehlung:**
> Machen Sie keine „Alleingänge" in Bezug auf externe Räumlichkeiten. Zeigen Sie deren Nutzung sowohl bei der zuständigen Aufsicht sowie bei Ihrer Versicherung an. Abweichendes Vorgehen ist sanktionierbar, auch wenn die Aufsichten vermutlich kulant sein dürften. Jedenfalls aber droht im Schadensfall ein Problem mit der Versicherung. Weiterhin sei darauf hingewiesen, dass auch externe Betriebsräume der Apothekenaufsicht zugänglich gemacht werden müssen. Demnach gilt es hier, neben dem tätigkeitsspezifischen Hygiene- auch den apothekenrechtlich erforderlichen Standard einzuhalten.

3.3.3 Versicherungsschutz

Zweifelsohne betreten impfwillige Apotheker mit dem Angebot von COVID-19-Schutzimpfungen in der Apotheke Neuland, sofern sich diese nicht bereits bei den Modellvorhaben zur Grippeimpfung eingebracht haben. Dies gilt dann nicht nur in fachlicher und haftungsrechtlicher Hinsicht, sondern auch aus versicherungsrechtlicher Perspektive. Selbstverständlich ist die Frage nach der Abdeckung möglicher Haftungsschäden durch bereits existierende Haftpflichtversicherungen berechtigt und wichtig. Darauf verwies auch der Gesetzgeber in den damaligen Gesetzesmaterialien (Modellvorhaben).[59] Entgegen der damaligen Situation ist eine solche Versicherung nun bundesgesetzlich vorgeschrieben und Voraussetzung für den Impfstoffbezug zur eigenen Verwendung (vgl. § 3 Abs. 4a Nr. 3 CoronaImpfV). Der Verordnungsgeber hat gar spezifiziert, dass die Schäden, die mit der Durchführung der Schutzimpfungen einhergehen können, über eine Betriebshaftpflichtversicherung abgedeckt sein müssen. Sofern Ihre derzeitige Police keine entsprechende Abdeckung aufweist, besteht daher Handlungsbedarf.

Eine „falsche" Sicherheit kann für Inhaber vor dem Hintergrund bereits bestehender Versicherungsverträge entstehen. Zwar schreiben die Berufsordnungen seit jeher eine Berufs- bzw. Betriebshaftpflichtversicherung als Voraussetzung für den Apothekenbetrieb vor, doch ändern sich mit der Durchführung von Impfungen durch Approbierte die haftungsrechtlichen Rahmenbedingungen. Bisher eher selten aufgetretene zivilrechtliche Schadensersatz- bzw. Schmerzensgeldansprüche werden mit der Einführung der neuen Leistung künftig wahrscheinlicher. Auch ändert sich die apothekerliche Tätigkeit, indem sie sich dem ärztlichen Tun annähert. Mithin führt dies zu völlig neuen und gerichtlich noch nicht beurteilten Haftungskonstellationen.

Ob hieraus resultierende Schäden in einem individuell geschlossenen Versicherungsvertrag abgebildet sind, kann im Einzelfall lediglich der zuständige Versicherungsmakler oder der Versicherer selbst beantworten.[60] Generelle Aussagen hierzu sind aufgrund der vertraglichen Gestaltungsfreiheit im Versicherungswesen nicht möglich. Empfehlenswert ist allerdings, immer eine konkret formulierte Deckungszusage einzuholen.

Im Übrigen sei angemerkt, dass Betriebshaftpflichtversicherungen üblicherweise einen Versicherungsschutz lediglich in den Räumen der Apotheke garantieren, die in der Apothekenbetriebserlaubnis aufgeführt sind (Betriebsräume). Bei aller wahrnehmbaren Euphorie über die Möglichkeit externe Räumlichkeiten anzumieten, um die Schutzimpfungen anbieten zu können, sei auch auf diesen Umstand hingewiesen. In der Konsequenz bedeutet dies, dass die externen Räumlichkeiten entweder in die Betriebserlaubnis aufgenommen werden müssen oder alternativ eine Deckungszusage der Versicherung auf für die dort nicht benannten und womöglich nur befristet angemieteten Räumlichkeiten eingeholt werden sollte.

> **Empfehlung:**
> In Bezug auf die abzusichernden Summen sei angemerkt, dass im ärztlichen Bereich typischerweise Personenschäden bis zu 2 Mio. € und Sachschäden bis zu 100 000 € abgedeckt werden.
> Sollten Sie es Ihrer Meinung nach mit einer wenig kooperativen Gesellschaft zu tun haben, so könnten Sie darauf hinweisen, dass „apothekenübliche Leistungen" ohnehin bereits abgesichert sind. Was wiederrum apothekenüblich ist, definiert der Gesetzgeber, welcher fortan impfende Apotheker wünscht. Versicherungen dürften insofern einen schweren Stand haben, sich zu verweigern.

3.4 Durchführung von COVID-19-Schutzimpfungen

Wie bereits in der Einleitung zu diesem Kapitel erwähnt, handelt es sich bei Impfungen durch Apotheker um relatives Neuland im rechtlichen Sinne. Es fehlt trotz der bereits erfolgten Einführung von Grippeschutzimpfungen in der öffentlichen Apotheke weitestgehend an apothekenspezifischen Orientierungspunkten aus der Rechtsprechung oder der rechtswissenschaftlichen Literatur. Jedoch ist davon auszugehen, dass an die

---

59 BT-Drs. 19/15164, S. 62.

60 Dies ebenfalls empfehlend: BAK, Leitlinie: Durchführung von COVID-19-Schutzimpfungen in öffentlichen Apotheken, S. 4.

Apothekerschaft in eigenverantwortlicher Ausführung der Impfungen grundsätzlich dieselben (juristischen) Ansprüche gestellt werden wie an die impfenden Ärzte.

Um größtmögliche Rechtssicherheit für die neue pharmazeutische Dienstleistung zu bieten, orientieren sich die juristischen Einschätzungen im Folgenden daher an dem Arztrecht und den dort entwickelnden Rechtsgrundsätzen. Insbesondere die zu übertragenden Themenkomplexe zur Aufklärung und Einwilligung werden auf die Apothekenpraxis analog angewendet. Wo möglich und sinnvoll werden zudem apothekenspezifische Quellen – etwa die Leitlinie zur Grippeschutzimpfung in öffentlichen Apotheken – herangezogen.

Die folgenden Erläuterungen sind zur besseren Übersichtlichkeit in die systematisch zu unterscheidenden Teilschritte behandlungsrechtlicher Tätigkeiten unterteilt. In der Praxis gehen die Abläufe selbstverständlich ineinander über und können sich vermischen.

3.4.1 (Impf-)Anamnese

Mit der Impfanamnese findet sich eine ureigene ärztliche Tätigkeit nun im Aufgabengebiet der Apothekerschaft. Anamnese? Dürfen Apotheker das überhaupt? Wenn Sie impfen wollen, müssen Sie zwangsläufig eine (Impf-)Anamnese durchführen. Anders wären notwendige Informationen zur aktuellen Befindlichkeit, um akute Erkrankungen sowie mögliche Kontraindikationen oder Allergien auszuschließen, überhaupt nicht verfügbar. Wenngleich die BAK-Leitlinie von Beurteilung der Impfeignung spricht,[61] so entspricht dies der ärztlichen Anamnesetätigkeit. Die damit verbundene Verantwortung sollte ernst genommen werden, da die Jurisprudenz der Anamnese große Bedeutung beimisst. Denn bleibt die Durchführung der Anamnese aus oder ist sie unvollständig, so liegt bereits eine Pflichtverletzung vor, da dieser diagnostische Schritt bereits als Teil der Behandlung angesehen wird.[62] In diesem Zusammenhang kommt fast reflexartig die Frage nach Patientenfragebögen auf. Diese können aus rechtlicher Sicht jedoch lediglich ergänzend eingesetzt werden, da das (ärztliche) Gespräch bisweilen als unverzichtbar gilt.[63] Sie sollten das Gespräch daher nicht ersetzen und dürfen ein entsprechendes Angebot keineswegs entfallen lassen.

Die Impfanamnese kann als vorgeschaltete Maßnahme vor dem eigentlichen Impfprozess angesehen werden. Dennoch gehört sie zum Leistungsumfang der vormals ärztlichen Impfleistung dazu[64] und muss folglich ebenfalls durch die Apotheker substituiert werden. Dies ist auch nicht entbehrlich, da es letztlich um die Frage geht, ob überhaupt geimpft werden muss oder darf. So wäre beispielsweise die Mehrfachimpfung innerhalb eines abzuwartenden Zeitfensters (z. B. „Booster-Abstand") durch den Check des Impfstatus über einen Blick in den Impfpass oder den entsprechenden Alternativnachweis (Impfzertifikat, App, etc.) vermeidbar. Im Umkehrschluss wäre die Unterlassung ein (haftungs- und leistungs-)rechtliches Risiko.

An diesem Punkt kann sich die Frage aufdrängen, warum ein Patient die Impfung einfordern sollte, obwohl er bereits geimpft wurde. Dieses Szenario ist nicht so abwegig, wie die Versorgungsrealität zeigt. Zwar trifft den Patienten die Obliegenheit, die „für die Behandlung bedeutsamen Umstände zeitnah offen zu legen und dem Behandelnden auf diese Weise ein Bild von seiner Person und seiner körperlichen Verfassung zu vermitteln",[65] aber die tägliche Apothekenpraxis zeigt, dass gerade ältere Menschen oftmals nicht einmal wissen, welche Arzneimittel sie einnehmen (müssten). Eine kurz zuvor erhaltene Injektion kann da in der Versorgungsrealität schon einmal für etwas anderes als eine Impfung gehalten werden – der Blick in den Impfpass vermag dieses Problem zu lösen. Zudem hat die Corona-Pandemie gezeigt, dass sich kaum etwas so schnell verändert wie die medizinischen Empfehlungen sowie sie gesetzlichen Rahmenbedingungen. Zum einen können Patienten dadurch den Überblick verlieren und zum anderen kann es darum gehen, die ein oder andere „Erleichterung" zu erfahren (z. B. Entfallen der Testpflicht bei 2G+).

Und im umgekehrten Fall? Auch hier hilft der visuelle Prüfschritt. Denn relevant wird dann der Grundsatz, wonach nur dokumentierte Impfungen als durchgeführt gelten.[66] Dies dient der Rechtssicherheit des Behandelnden, der sich hinsichtlich der Beurteilung der Notwendigkeit einer Impfung zur Verhinderung schwerer Erkrankungen nicht allein auf eine mündliche Aussage des Patienten stützen kann.[67] Im Zweifel sind indikationsgerechte COVID-19-Schutzimpfungen ebenfalls hierunter zu subsumieren, da ihr Ziel insbesondere die Vermeidung von lebensbedrohlichen Zuständen ist.

Und wenn der Impfausweis fehlt? Die STIKO empfiehlt in diesem Fall, die Informationen zu früher durchgeführten Impfungen aus ärztlichen Unterlagen

---

61 BAK, Kommentar zur Leitlinie: Durchführung von COVID-19-Schutzimpfungen in öffentlichen Apotheken, S. 7.

62 Vgl. Erman/Rehborn/Gescher, BGB, § 630a Rn. 10, zutreffend auch BAK, Kommentar zur Leitlinie: Durchführung von Grippeschutzimpfungen in öffentlichen Apotheken, S. 4.

63 Vgl. Hellner, Arzt – Kranker – Krankheit, 1970, S. 47; Hollmann, NJW 1973, S. 1393.

64 Vgl. STIKO, Epidemiologisches Bulletin Nr. 34, S. 315.

65 BT-Drs. 17/10488, S. 21.

66 Vgl. STIKO, Epidemiologisches Bulletin Nr. 34, S. 333.

67 Vgl. Quast, Schwierige Impffragen – kompetent beantwortet, 2013, S. 57.

zu ermitteln. Der behandelnde Arzt kann gegebenenfalls auf Basis der dokumentierten Impfanamnese einen neuen Impfausweis erstellen. Aber auch hier ist im Zweifel, also bei unbekanntem Impfstatus, im Interesse der zu schützenden Person von fehlenden Impfungen auszugehen.[68]

Der weitere Erkenntnisgewinn der Impfanamnese liegt in der Beantwortung der Frage nach der patientenindividuellen Erforderlichkeit/Durchführbarkeit der Schutzimpfung. Hierzu ist zunächst die Zuordnung zum infrage kommenden Patientenkollektiv zu prüfen.

Die Impfklientel der Apotheke wird rechtlich im Wesentlichen über drei Wege eingegrenzt:

Zum einen existieren die STIKO-Empfehlungen, die nicht ignoriert werden sollten. Aufgrund der Tatsache, dass sich diese in Pandemiezeiten praktisch wöchentlich ändern, wird auf deren Rezitieren an dieser Stelle verzichtet. Gleichwohl wird sich wenig daran ändern, dass inzwischen auch empfohlen wird, Kinder unter bestimmten Umständen zu impfen bzw. zu „boostern". Zu beachten ist nun allerdings, dass der Gesetzgeber die Impfbefugnis der Apotheker gemäß §20b IfSG auf Impflinge nach vollendetem 12. Lebensjahr beschränkt hat (bei Qualifikation gemäß §132j SGB V gilt die Beschränkung auf 18 Jahre; „beschränkte" Impfbefugnis). Zuletzt ergibt sich eine Eingrenzung der Impfklientel durch die arzneimittelrechtliche Zulassung. Zwar ist ein Off-Label-Use nicht explizit für Apotheker ausgeschlossen und lässt sich im Arztrecht über ein höheres Maß an Aufklärung ermöglichen, doch sollten Apotheker hier aufgrund der damit verbundenen Haftungsrisiken Zurückhaltung üben. Nicht erforderlich ist hingegen eine Unterscheidung zwischen gesetzlich oder privat Versicherten, wie es im Rahmen der Modellvorhaben zur Grippeschutzimpfung der Fall ist. Mit Blick auf die Vergütung sollte allerdings regelmäßig auf die Liste der Anspruchsberechtigten gemäß § 1 CoronaImpfV geachtet werden. Derzeit sind dies:

- Personen, die in der Bundesrepublik Deutschland in der gesetzlichen oder privaten Krankenversicherung versichert sind,
- Personen, die ihren Wohnsitz oder gewöhnlichen Aufenthaltsort in der Bundesrepublik Deutschland haben,
- Personen die in der Bundesrepublik Deutschland in medizinischen Einrichtungen regelmäßig behandelt, betreut oder gepflegt werden bzw. selbst tätig sind,
- in der Bundesrepublik Deutschland Beschäftigte einschließlich Seeleute, die an Bord eines Schiffes beschäftigt sind, das nicht in einem deutschen Seehafen liegt oder in deutschen Binnengewässern oder auf deutschen Binnenwasserstraßen verkehrt,
- Personen, die nach § 1 Absatz 1 Satz 2 Nummer 3 bis 5 CoronaImpfV in der bis zum 6. Juni 2021 geltenden Fassung anspruchsberechtigt waren.

Deutsche Staatsangehörige mit Wohnsitz außerhalb der Bundesrepublik Deutschland können im Übrigen im Rahmen der Verfügbarkeit der vorhandenen Impfstoffe mit Schutzimpfungen gegen das Coronavirus SARS-CoV-2 versorgt werden.

Nachdem die Frage nach der Indikation bzw. der generellen Eignung eines Impflings geklärt ist, gilt es, im Rahmen der Anamnese mögliche Kontraindikationen und/oder Allergien zu erkennen, indem aktuelle Befindlichkeiten, akute Erkrankungen sowie der Allergiestatus abgefragt werden. Dies erfüllt zugleich einen ersten Teil der Aufklärungspflicht.

In diesem Zusammenhang stellt sich schnell die Frage, wie das Feststellen von Kontraindikationen ohne die Zulässigkeit und Möglichkeit der Diagnosestellung durch Apotheker ablaufen sollte. Die Frage kann aus rechtlicher Sicht weitestgehend dahingestellt bleiben, da nur wenige „echte" Kontraindikationen existieren. Hierzu zählen akute schwere Erkrankungen, vormals aufgetretene Allergien gegen Bestandteile des Impfstoffs und bekannte Immundefekte unter ärztlicher Behandlung.[69] Diese Kontraindikationen wären entweder leicht erkennbar, dokumentiert (z. B. im Allergieausweis) oder im Falle eines noch unentdeckten Immundefekts auch dem impfenden Arzt zuvor unbekannt. Während die Abfrage und Prüfung der ersten beiden Kontraindikationen von der Apothekerschaft zur Erfüllung der gebotenen Sorgfaltspflicht verlangt werden dürfte, so hätte im Fall der bisweilen unentdeckten Immundefekte keine haftungsbegründende Kontraindikation vorgelegen. Das Ereignis war unvorhersehbar, was Vorsatz und Fahrlässigkeit grundsätzlich ausschließt.

Im Übrigen sei angemerkt, dass man es mit Einbindung der Apotheker in die Pandemiebekämpfung regelmäßig mit Auffrischungsimpfungen zu tun haben dürfte. Während an die Überprüfung von Ausschlussgründen im Falle einer Erstimpfung durchaus hohe Anforderungen gestellt werden sollten, so ist zu erwarten, dass man insbesondere in Bezug auf die Verträglichkeit auf den Erfahrungen des Impflings aus der Grundimmunisierung aufbauen kann.

Auf diesen Grundüberlegungen aufbauend wird der konkrete Umgang zur Erkennung und Beachtung der Kontraindikationen gegen die Durchführung von COVID-19-Schutzimpfungen in den ärztlichen Schulungen vermittelt. Der Lehrstoff wird für Sie damit verbindlich. Und in Zweifelsfällen wird gelten, was in der

---

68 Vgl. STIKO, Epidemiologisches Bulletin Nr. 34, S. 348.

69 Vgl. STIKO, Epidemiologisches Bulletin Nr. 34, S. 336.

Apotheke auch im Grenzbereich der Selbstmedikation schon immer galt: ein Verweis an den behandelnden Arzt wird erforderlich.

3.4.2 Aufklärung und Information

Ganz allgemein ergeben sich die gängigen Aufklärungs- und Informationspflichten in der Patienten-Behandler-Beziehung aus den Vorschriften über den Behandlungsvertrag gemäß §§ 630a ff. BGB. Dem zugrunde liegt in Bezug auf die Aufklärung als Grundlage für eine rechtsgültige Einwilligung das Grundrecht der Selbstbestimmung, weshalb man auch von der sogenannten Selbstbestimmungsaufklärung spricht.[70] Dieses Recht kann patientenseitig nur wahrgenommen werden, sofern umfassende Informationen über die zur Wahl stehenden Optionen sowie Nutzen und Risiken vorliegen. Daher bedarf es bereits im Vorfeld der Durchführung einer medizinischen Maßnahme einer ausführlichen Information und Aufklärung. Im Falle der COVID-19-Schutzimpfung werden diese behandlungsvertraglichen Aufklärungspflichten durch die STIKO-Empfehlungen sowie den wachsenden medizinisch-fachlichen Erkenntnisgewinn flankiert.

Da diese originär ärztliche Aufklärungspflicht nun auf die Apothekerschaft übergeht, soll das hierzu erforderliche Wissen gemäß § 20b Abs. Abs. 2 Nr. 1 IfSG in den ärztlich geleiteten Schulungen vermittelt werden.

Es sei darauf hingewiesen, dass in einem ärztlichen Behandlungsverhältnis gemäß § 630c Abs. 2 BGB über die Selbstbestimmungsaufklärung hinaus eine therapeutische Aufklärungspflicht, Sicherungsaufklärung und Beratung geschuldet wird. Zwar erwähnt der Gesetzgeber § 630c BGB für den impfenden Apotheker nicht, jedoch ist der sich hierunter verbergende Informationsinhalt, z. B. in Bezug auf therapiegerechtes Verhalten oder Beobachtung von möglicherweise auftretenden Impfreaktionen, teilweise obligat. Nachfolgend werden daher vorbereitend und ergänzend zu den Schulungsinhalten die rechtlichen Anforderungen an eine ordnungsgemäße Aufklärung als Grundvoraussetzung für eine rechtsgültige Einwilligung und die Informations-/Beratungspflichten für eine Behandlung lege artis dargelegt.

Grundsätze der ordnungsgemäßen Aufklärung und Information

Gemäß § 630e Abs. 2 Nr. 1 BGB hat die Aufklärung mündlich zu erfolgen. Lediglich ergänzend kann auf Unterlagen – z. B. Aufklärungsunterlagen – Bezug genommen werden, die dem Patienten in diesem Fall auch ausgehändigt werden müssen.

Reden ist die Pflicht, Formulare sind die Kür

Merkblätter zur Aufklärung sind üblich und haben den Vorteil der späteren Beweisbarkeit der erfolgten Aufklärung. Sie können das Aufklärungsgespräch vorbereiten und ergänzen, sind jedoch alleinig nicht ausreichend,[71] da sich der Behandelnde davon überzeugen muss, dass der Patient die Informationen gelesen und verstanden hat.[72] Mithin widerspräche eine formularmäßige Erledigung der Idee der einzelfallbezogenen Aufklärung, die den Besonderheiten des individuellen Patienten Rechnung tragen soll.[73] Auch soll „dem Patienten […] die Möglichkeit eröffnet werden, in einem persönlichen Gespräch mit dem Behandelnden gegebenenfalls auch Rückfragen zu stellen, sodass die Aufklärung nicht auf einen lediglich formalen Merkposten innerhalb eines Aufklärungsbogens reduziert wird".[74]

Für die Praxis empfiehlt sich somit die Verwendung von Merkblättern und Aufklärungs-/Einwilligungsbögen, wie diese z. B. vom RKI in stets aktueller Form bereitgestellt werden. Dies erleichtert dem Patienten die Orientierung und kann, gerade zu Beginn der neuen Dienstleistung, als Checkliste für die mündliche Aufklärung dienen. Die BAK-Leitlinie empfiehlt es entsprechend.[75] Auch haben die Apotheker derzeit überwiegend keinen Zugriff auf die digitale Patientenakte (ePA) als Dokumentationsort, sodass vorerst nur auf diese Weise eine Archivierung patientenindividueller Notizen möglich ist. Solche Notizen zum individuellen Gesprächsinhalt sind im Zweifelsfall erforderlich, um von beweisrechtlichem Nutzen zu sein. Anderenfalls könnte der Eindruck einer Aufklärung „nach Schema-F" entstehen, die die Erfordernisse an eine Individualaufklärung nicht erfüllen würde. Impf-Aufklärungsbögen sind beispielsweise beim Deutschen Grünen Kreuz (DGK) erhältlich, das RKI stellt zudem Informationsmaterialien zum Impfen in verschiedenen Sprachen zur Verfügung. Die Vorlage für einen Aufklärungsbogen finden Sie zudem im Kapitel Arbeitshilfen (▶ Kap. 21).

Selbstverständlich kann ein Patient auch auf die (mündliche) Aufklärung verzichten, sofern er bereits in

---

70 Vgl. Laufs/Kern/Rehborn/Kern, in: Handbuch des Arztrechts, 2019, § 63, Rn. 7.

71 OLG Koblenz MedR 2002, 408 = VersR 2003, 1313 = ArztR 2002, 308 = NJW-RR 2002, 816, so auch: Empfehlungen der Sächsischen Impfkommission zur Aufklärungspflicht bei Schutzimpfungen, S. 1.

72 BGH-Urteil vom 8. Januar 1985 – VI ZR 15/83 – VersR 1985, 361, 362.

73 Vgl. Laufs/Kern/Rehborn/Kern, in: Handbuch des Arztrechts, 2019, § 67, Rn. 7., so auch BGH NJW 2009, 1209, 1210; OLG Köln MedR 2010, 716.

74 BT-Drs. 17/10488, S. 24, zu § 630e BGB, vgl. dazu auch OLG Koblenz MedR 2008, 672, 673.

75 Vgl. BAK, Leitlinie: Durchführung von COVID-19-Schutzimpfungen in öffentlichen Apotheken, S. 6.

Grundzügen verstanden hat, was mit ihm geschehen soll. Gemäß § 630e Abs. 3 BGB ist dies zulässig, da es keine „Zwangsaufklärung" geben soll. Ein solcher Verzicht – insbesondere bei „Boosterimpfungen" häufig die Regel – sollte aufgrund der Beweislast allerdings dokumentiert sein.

Zeitpunkt und Umfang der Aufklärung
Die Rechtsliteratur unterscheidet zwischen dem Idealzeitpunkt und dem letztmöglichen Zeitpunkt für eine ordnungsgemäße Aufklärung. Ideal gewählt ist der Zeitpunkt generell dann, wenn er so dicht an dem Behandlungstermin liegt, dass der Patient bis zur Einwilligung nichts vergisst und andererseits so weit entfernt von ihm, dass hinreichend Überlegungszeit bleibt, um seine Entscheidungsfreiheit zu gewährleisten.[76] Für Impfentscheidungen sind die Anforderungen aufgrund der relativen Harmlosigkeit der Maßnahme unweit niedriger angesetzt.

Üblicherweise muss im Rahmen von Schutzimpfungen keine Bedenkzeit eingeräumt werden, es sei denn, der Impfling bringt dies zum Ausdruck.[77] Die Impfung hat deshalb auch nicht zwingend an einem gesonderten, von der Aufklärung zeitlich getrennten Termin, stattzufinden. Dennoch misst beispielsweise die Empfehlung der Sächsischen Impfkommission einer solchen organisatorischen Trennung eine vertrauensbildende Wirkung bei, da es die ausreichende (Eigen-)Information der Patienten ermöglicht. Dies ließe sich in der Apotheke insofern umsetzen, als dass Impfinteressierten bei der organisatorisch sinnvollen Terminvergabe bereits das entsprechende Informationsmaterial mitgegeben wird. So existiert am Tag der Impfung eine fundierte Gesprächsgrundlage. Diese Empfehlung kann somit grundsätzlich auch für Apotheken ausgesprochen werden.

Bzgl. des Aufklärungsumfangs dürfte ein weiterer Rechtsgrundsatz aus der Arzthaftung gelten: „Je weniger dringlich ein Eingriff ist, desto ausführlicher und umfassender ist aufzuklären."[78] Die Aufklärungspflichten sollten in Apotheken umfänglich erfüllt werden, denn aufschiebbar dürfte eine COVID-19-Schutzimpfung regelmäßig sein. Allerdings wären diese hohen Anforderungen ausschließlich an Erstimpfungen zu stellen.

Empfängerhorizont und Sprachbarrieren
Aufzuklären ist derjenige, der die Einwilligung erteilen soll. Bei Impfungen in der Apotheke ist dies grundsätzlich der Patient selbst. Im Fall der Impfung eines nichteinwilligungsfähigen Patienten (Personen unter Betreuung oder Kinder) ist zusätzlich die Aufklärung des Einwilligungsberechtigten (gesetzlicher Vertreter/ Erziehungsberechtigte) erforderlich. Dabei müssen die Ausführungen für den Patienten gemäß § 630e Abs. 2 Nr. 3 BGB verständlich sein.

In der Praxis setzt die Anforderung an eine ordnungsgemäße Aufklärung eine allgemeinverständliche Sprache voraus, welche in der Apotheke in der Regel ohnehin regelmäßig Anwendung findet. Die Fachsprache ist bei einer Aufklärung hingegen ganz zu vermeiden, es sei denn, der Patient ist damit vertraut.[79] Medizinisch-pharmazeutisches Fachpersonal muss in der Rolle als Impfling somit nicht gelangweilt werden; Aufklärung ist kein Selbstzweck. In diesem Fall kann bei dieser Gruppe sogar ganz auf eine Aufklärung verzichtet werden, sofern der Verzicht unmissverständlich geäußert wurde.[80]

Wie umfänglich eine Aufklärung im Einzelfall in der Apotheke ausfallen muss, bestimmt im Ergebnis die patientenindividuelle Ausgangssituation (Empfängerhorizont).[81] Damit gelten hier im Prinzip dieselben Anforderungen, wie sie von den Beratungspflichten in der Apotheke zu Arzneimitteln gemäß § 20 ApBetrO bekannt sind. Auch dort darf eine Abgabe eines Arzneimittels im Rahmen der Selbstmedikation erst erfolgen, wenn der Patient verständlich beraten wurde. Maßgeblich für Umfang und Detailtiefe sind z. B. das Alter, der Bildungsgrad, etwaige Vorerfahrungen und medizinische (Vor-)Kenntnisse.[82]

Ein praktisches (Rechts-)Problem verbleibt: die Aufklärung von Patienten, die der deutschen Sprache nicht mächtig sind. Hier gilt grundsätzlich dasselbe, was auch in der pharmazeutischen Beratung gilt – eine Durchführung/Abgabe ist zunächst nicht möglich, solange durch Rückfragen der Eindruck verbleibt, dass die Aufklärungsinhalte nicht verstanden wurden.[83] Die rechtssichere Lösung kann lediglich ein Dolmetscher in Kombination mit den Aufklärungsbögen in der jeweiligen Sprache sein.[84] Denn es genügt grundsätzlich nicht, dem Patienten lediglich ein Aufklärungsformular in dessen Sprache zu überreichen.[85] Die entstehenden

---

76 BGH, MedR 1992, 277; BGH, MedR 2003, 576 = VersR 2003, 1441 = NJW 2003, 2012 = ArztR 2004, 94.
77 BGH-Urteil vom 15.2.2000, VI ZR 48/99. NJW 2000; 1784–1788.
78 Vgl. Madea, in: Handbuch gerichtliche Medizin, Bd. 2, 2003, S. 1351.
79 Vgl. Kern, in: Handbuch des Arztrechts, 2019, § 67, Rn. 34.
80 BT-Drs. 17/10488, S. 22.
81 So auch Spickhoff, in: Medizinrecht, 2018, BGB § 630e, Rn. 6.
82 Vgl. STIKO, Epidemiologisches Bulletin Nr. 34, S. 331.
83 OLG Köln, Urteil vom 09.12.2015, Az.: 5 U 184/14.
84 OLG Stuttgart AHRS 1050/100; KG MedR 2009, 47.
85 Vgl. Ärztekammer Berlin, Die ärztliche Aufklärungspflicht, 2017, S. 4.

Kosten für eine Übersetzung haben erforderlichenfalls die Aufzuklärenden zu tragen.[86] Hilfreiche Aufklärungsinformationen in unterschiedlichen Sprachen finden Sie jederzeit auch auf der Website des RKI zum Download.

Risikoaufklärung (Selbstbestimmungsaufklärung)

Bei der Aufklärung (sog. Risiko- oder Selbstbestimmungsaufklärung) sollte besondere Sorgfalt walten, da eine unzureichende Aufklärung eine rechtsgültige Patienteneinwilligung i. d. R. ausschließt. Ohne Einwilligung droht bekanntlich der Vorwurf der Körperverletzung. So wird leicht erkennbar, dass die Aufklärung aus juristischer Sicht mindestens ebenso wichtig ist wie die ordnungsgemäße Durchführung der Impfung selbst.

§ 630e Abs. 1 BGB regelt den Inhalt der Aufklärung. Dabei geht es darum, den Patienten über alle wesentlichen mit der Behandlung in Verbindung stehenden Umstände zu informieren. Damit ist insbesondere die Aufklärung über die (zu verhindernde oder zu behandelnde) Krankheit, aber auch der Ablauf der vorgeschlagenen Maßnahme und die Risiken gemeint. Der Patient soll im „Großen und Ganzen" oder „in Grundzügen" – wie es in neueren Urteilen heißt[87] – erfahren, was mit ihm geschehen wird.[88]

Speziell auf die COVID-19-Schutzimpfung bezogen geht es darum, auf Möglichkeit, Zweckmäßigkeit (Nutzen) und Notwendigkeit indizierter (Wiederholungs-)Impfungen, aber auch Nebenwirkungen, Komplikationen und Kontraindikationen hinzuweisen.

Auch umgekehrt muss dem Patienten klarwerden, welche Konsequenzen sich aus der Unterlassung der Impfung ergeben können. Diese Aufklärungspflichten bestehen für Ärzte unabhängig von persönlichen, möglicherweise subjektiven Bedenken oder Vorbehalten.[89] Somit dürfte auch für die Apothekerschaft im Rahmen der Aufklärung kein Raum für die Beeinflussung der Impfinteressenten in die eine oder andere Richtung sein.

Die praktisch größten Schwierigkeiten wirft die Aufklärung über die möglichen Risiken einer Impfung auf. Damit ist die Information über mögliche dauernde oder vorübergehende Nebenfolgen gemeint, die sich auch bei der Anwendung der allergrößten (ärztlichen) Sorgfalt, bei fehlerfreier Durchführung nicht mit Gewissheit ausschließen lassen.[90] Die Rechtsprechung erwartet hier tendenziell eine Abwägung.

Maßgebend für die Frage der Information über ein (Impf-)Risiko ist weniger die statistische Wahrscheinlichkeit[91], als die Frage, ob das betreffende Risiko dem Eingriff spezifisch anhaftet und es bei seiner Verwirklichung die Lebensführung des Patienten besonders belasten würde.[92] Es geht damit nicht alleinig um die Frage, wie häufig beispielsweise ein Impfschaden auftritt, sondern maßgeblich darum, wie verheerend die Folgen wären. Umso dramatischer die drohenden Konsequenzen, desto eher muss auch über extrem seltene Ereignisse aufgeklärt werden.

Diese abstrakten juristischen Vorgaben werden für die Versorgungspraxis regelmäßig heruntergebrochen. Konkret geben die jeweils aktuellen Aufklärungsbögen des RKI die wesentlichen Aufklärungsinhalte vor. Basierend auf den bisweilen für Ärzte gültigen Empfehlungen sind zudem folgende Aufklärungsinhalte auch in der Apotheke ratsam:

- Individuelle Indikation,
- Impfstoff (kurze Erläuterung, was eingesetzt wird),
- zu beobachtende Impfreaktionen und ggf. zu ergreifende Maßnahmen,
- Häufigkeit von Impfversagern.

Auch die Rechtsliteratur hat inzwischen konkrete Forderungen für die Aufklärung zu COVID-19-Schutzimpfungen aufgestellt, wobei insbesondere auch auf die „negativen" Aspekte hinzuweisen sei:

1. Komplikationen und Folgen, die durch den Einstich entstehen können (z. B. Schleimbeutelentzündung),
2. Informationen zu den Impfstoffen (Vektor bzw. mRNA, Wirkmechanismus, Nutzen, Schutzdauer, aber auch z. B. Information über nur bedingte Zulassung, usw.),
3. Umstände, die im konkreten Fall für die Risikoabschätzung erforderlich sind (persönliches Erkrankungsrisiko, bekannte Nebenwirkungen und deren Häufigkeit sowie auch Information über Wissenslücken z. B. durch fehlende Langzeitstudien).

Weiterhin bedenken Sie bitte, dass es sich um eine Art Maximalanforderung handelt, sofern man jegliches Aufklärungsrisiko ausschließen will. Die Anforderung an viele Inhaltspunkte sinkt im Falle von Boosterimpfungen, da zuvor bereits umfänglich aufgeklärt sein muss. Fragen müssen allerdings immer beantwortet werden.

---

86 So auch Spickhoff, in: Medizinrecht, 2018, BGB § 630e, Rn. 8.
87 KG VersR 2005, 1399; BGH VersR 2006, 838; OLG Brandenburg, Urt. v. 22.4.2010–12 U 186/08.
88 Vgl. Laufs/Kern/Rehborn/Kern, in: Handbuch des Arztrechts, 2019, § 66, Rn. 3.
89 Vgl. STIKO, Epidemiologisches Bulletin Nr. 34, S. 331.
90 BGH, VersR 1962, 155, 156.
91 BGH NJW 2009, 1209, 1210; OLG Koblenz, Urt. v. 17.11.2009–5 U 967/09 = Rieger, DMW 2010, 1557, 1558.
92 BGHZ 126, 386, 389; Senatsurteil vom 21. November 1995 – VI ZR 341/94 – VersR 1996, 330, 331.

Weitere Informationspflichten

Wie bereits erwähnt, schweigt der Gesetzgeber zur Anwendung der Informations- und Beratungspflichten nach § 630c BGB in Bezug auf Impfung in Apotheken. Doch die Beratung zählt als Teil der Behandlung, was einer Pflichtverletzung in diesem Bereich mit allen Konsequenzen zu den Behandlungsfehlern zählen lässt.[93]

Zu den Informationspflichten gehören die sogenannte therapeutische oder Sicherungsaufklärung und die wirtschaftliche Aufklärung. Sie sollen den Patienten zu therapiegerechtem Verhalten anleiten oder ihm Informationen über sonstiges erforderliches Verhalten verschaffen. So wird ersichtlich, dass die gängigen Empfehlungen zur Aufklärung nicht scharf zwischen Aufklärung und Information trennen. Denn die Beratung zum Verhalten nach der Impfung, Informationen über Folge- bzw. Wiederholungsimpfungen, Maßnahmen bei Impfreaktionen etc. sind eher den Informationspflichten nach § 630c BGB zuzuordnen als den Aufklärungspflichten.

Wird umfassend aufgeklärt, so wird die Unterscheidung zwischen Selbstbestimmungsaufklärung und den weiteren Informationspflichten lediglich in Bezug auf die zeitliche Komponente rechtlich relevant. Während eine Aufklärung vor einer Einwilligung und dem Eingriff geleistet werden muss, so dürfen Informationen, die die Mitarbeit oder ein sonstiges therapierelevantes Verhalten des Patienten herbeiführen sollen, auch im Anschluss der Maßnahme erfolgen.[94] Zu diesem Zeitpunkt bieten sich insbesondere Informationen an, wie man harmlose Impfreaktionen von Komplikationen unterscheiden kann, und über die Erreichbarkeit des ärztlichen Notdienstes oder der Notfallklinik.

3.4.3 Einwilligung

Die Einwilligung ist gemäß § 630d Abs. 1 BGB vor dem Eingriff in die körperliche Unversehrtheit zu erteilen. Sie ist rechtlich an keine Form gebunden, kann also auch mündlich oder konkludent, aber immer nur infolge einer ordnungsgemäßen Aufklärung erfolgen (vgl. § 630d Abs. 2 BGB). Der Behandelnde hat die Einwilligung jedoch aktiv vom Patienten einzuholen, da er sie für den straffreien Eingriff – hier Impfung – benötigt.

Voraussetzung für die Wirksamkeit einer Einwilligung ist neben der Aufklärung einzig und allein die Einwilligungsfähigkeit. Einwilligungsfähig ist, „wer nach seiner geistigen und sittlichen Reife die Bedeutung und Tragweite eines medizinischen Eingriffs zu ermessen und seine Entscheidung danach zu bestimmen vermag"[95], sodass keine gesetzlich normierte Altersgrenze hierfür existiert. Als Orientierung dient allerdings, dass bei Erwachsenen grundsätzlich von einer Einwilligungsfähigkeit ausgegangen werden kann,[96] während dies bei Patienten unter 14 Jahren nur ausnahmsweise angenommen werden kann. Gleichwohl ist die Einwilligungsfähigkeit individuell zu ermitteln, womit auch klar wird, warum eine Gesprächsführung nicht entbehrlich sein kann. Dieses Problem ist für Apotheken grundsätzlich nicht neu. Abwägungsfragen in Bezug auf die Einwilligungsfähigkeit des Alters wegen sind insbesondere seit der Aufhebung der Verschreibungspflicht für die „Pille danach" im Apothekenalltag angekommen.[97]

Ist der Patient nicht einwilligungsfähig, so ist die Einwilligung von einem hierzu Berechtigten einzuholen (vgl. § 630d Abs. 1 S. 2 BGB). Dies können ein Betreuer (§ 1902 BGB) oder die Erziehungsberechtigten (§§ 1626, 1629 BGB) bzw. der Vormund (§ 1793 BGB) sein. Im Falle von einwilligungsunfähigen Minderjährigen ist dabei grundsätzlich die Einwilligung beider Elternteile erforderlich, wobei eine Rückversicherung hierzu bei einem Elternteil als ausreichend angesehen wird. Eine Besonderheit ergibt sich in diesem Bereich im Falle der COVID-19-Schutzimpfungen, da die Rechtsprechung bereits festgestellt hat, dass im Falle des Dissens der Eltern, derjenige Sorgeberechtigte relevant ist, der die Impfung befürwortet.[98] Auf der anderen Seite wird allerdings der Wille des Kindes umso gewichtiger, je reifer dieses wirkt. Von elterlich befürworteten „Zwangsimpfungen" ist insofern abzuraten.

Eine einmal erteilte Einwilligung kann gemäß § 630d Abs. 3 BGB – eine Selbstverständlichkeit sollte man meinen – jederzeit und ohne Angabe von Gründen formlos widerrufen werden, so z. B. wenn der Impfling kurz vor der Injektion Angst bekäme. Während ein „Drängen" oder „Überreden" unzulässig sein dürfte, kann selbstverständlich nach zusätzlichem Aufklärungsbedarf gefragt werden.

Eine Einwilligung muss im Zweifel nachgewiesen werden können. Der Gesetzgeber schweigt zwar zu den im ärztlichen Bereich anzuwendenden Beweisregeln gemäß § 630h BGB, doch eben weil noch keine Rechtsprechung im Neuland des apothekerlichen Impfens existiert, empfiehlt es sich vorerst, diese schriftlich vom Impfling einzuholen. Dieses „Mehr an Bürokratie" im Vergleich zur ärztlichen Versorgungsrealität scheint

---

93 BGH, Urt. v. 27. 11. 1990 – VI ZR 30/90, NJW 1991, 748; BGH, Urt. v. 8. 7. 2008, MedR 2009, 44, 46.
94 Vgl. Potrett, ArztR 2009, S. 60.
95 BGHZ 29, 33, 36. Vgl. auch § 40 Abs. 4 Nr. 3 S. 4 AMG und inhaltlich § 20 Abs. 4 S. 2 MPG; § 14 Abs. 1 GenDG.
96 So auch BAK, Kommentar zur Leitlinie: Durchführung von COVID-19-Schutzimpfungen in öffentlichen Apotheken, S. 7.
97 Vgl. hierzu: Frohn, Pille danach – Beratungshilfe Notfallverhütung, S. 35.
98 OLG Frankfurt, Urt. v. 17.8.2021–6 UF 120/21.

aufgrund der Haftungsrisiken geboten. Aus diesem Grund sehen die üblichen Aufklärungs-/Einwilligungsbögen eine Unterschrift des Impflings vor.

3.4.4 Dokumentation

Die erforderlichen Dokumentationen von Impfungen in Apotheken ergeben sich aus unterschiedlichen Rechtsquellen und Überlegungen. Dabei ist zwischen gesetzlich vorgeschriebenen Dokumentationspflichten und Dokumentationsempfehlungen zur (haftungs-)rechtlichen Absicherung der Apotheke zu unterscheiden. Nur erstere sind verpflichtend, jedoch sollte die Entscheidung für oder wider die erweiterte Dokumentation in jedem Fall im QMS abgebildet sein.

Vorgeschriebene Dokumentationspflichten

Der Gesetzgeber verweist in Bezug auf Schutzimpfungen insbesondere auf die Dokumentationspflichten gemäß § 22 IfSG. Hierhinter verbirgt sich die Impfdokumentation im sog. Impfausweis, die unverzüglich, also ohne schuldhafte Verzögerung, vorzunehmen ist. Die vorgeschriebenen Angaben lauten:

1. Name der geimpften Person,
2. Datum der Schutzimpfung,
3. Bezeichnung und Chargenbezeichnung des Impfstoffs,
4. Name der Krankheit, gegen die geimpft wurde,
5. Name und Anschrift der für die Durchführung der Schutzimpfung verantwortlichen Institution (Apotheke),
6. Bestätigung in Schriftform oder in elektronischer Form mit einer qualifizierten elektronischen Signatur oder einem qualifizierten elektronischen Siegel durch die für die Durchführung der Schutzimpfung verantwortliche Person (Apotheker).

Sofern ein Impfausweis vorliegt, handelt es sich bei den Angaben um die bereits vorhandenen Vordruckfelder, sodass den für die Impfung Verantwortlichen die Pflicht des vollständigen Ausfüllens und Abzeichnens trifft. Die gelebte und rechtssichere Praxis ist die Nutzung der Aufkleber des Impfstoffs zur Dokumentation von Bezeichnung und Chargenbezeichnung im Impfpass.

Die Dokumentationspflicht umfasst gemäß § 22 Abs. 4 IfSG zudem Hinweise zu ggf. notwendigen Folge- bzw. Auffrischungsimpfungen. Somit ist beispielsweise ein Hinweis gemäß der aktuellen STIKO-Empfehlungen zu den Boosterimpfungen geboten.

Die weiteren Vorgaben gemäß § 22 Abs. 3 IfSG (zweckmäßiges Verhalten bei ungewöhnlichen Impfreaktionen, Ansprüche aufgrund Impfschaden und Stellen zur Geltendmachung von Ansprüchen) finden sich als Vordruck in den aktuellen Impfausweisen. Hier besteht bei deren Verwendung kein Handlungsbedarf.

Sollte der Impfausweis nicht vorliegen, wird § 22 Abs. 1 IfSG einschlägig, wonach behelfsweise eine Impfbescheinigung auszustellen ist.

Doch das Infektionsschutzgesetz kennt in Bezug auf die COVID-19-Schutzimpfungen weitere Dokumentationspflichten. § 13 Abs. 5 IfSG legt die Meldepflichten zur sog. Impfsurveillance (▶ Kap. 11.6) fest und bildet eine der Ermächtigungsgrundlagen für die CoronaImpfV.

Empfohlene Zusatzdokumentation

Die §§ 630e BGB (Aufklärung) und 630d (Einwilligung) weisen grundsätzlich kein Schrifterfordernis aus. Vielmehr gilt im klassischen Arzt-Patienten-Verhältnis, dass „das vertrauensvolle Gespräch zwischen Arzt und Patient entscheidend ist. Es sollte möglichst von jedem bürokratischen Formalismus, zu dem auch das Beharren auf einer Unterschrift des Patienten gehören kann, freibleiben"[99]. Das Gespräch ist im ärztlichen Behandlungsverhältnis somit ausreichend und lediglich dessen Durchführung muss gemäß § 630f Abs. 2 BGB in der Patientenakte dokumentiert werden. Eine im Vergleich zur Impfung durch Ärzte erweiterte Dokumentation in Apotheken ist vorerst in Bezug auf die Aufklärung und die Einwilligung dennoch anzuraten[100] und wird in der Regel über die Formulare zur Aufklärung-/Einwilligung abgebildet. Dies ergibt sich aus beweisrechtlichen Fragen sowie einem weiteren Rechtsgrundsatz der höchstrichterlichen Rechtsprechung: „Was nicht dokumentiert ist, hat nicht stattgefunden."[101]. Zwar entstammt beides dem Grunde nach den Vorgaben gemäß § 630f BGB und somit der ärztlichen Versorgungspraxis in Bezug auf die Dokumentation in der Patientenakte, sodass eine Übertragung auf die Apotheke zunächst unsinnig scheint, solange kein Zugriff auf die elektronische Patientenakte gegeben ist. Doch bliebe das beweisrechtliche Problem zulasten der Apotheke im Schadens-/Streitfall bestehen. Denn die Beweispflicht, dass eine Aufklärung (ordnungsgemäß) stattgefunden hat und eine Einwilligung erteilt wurde, trifft nach ständiger Rechtsprechung – und § 630h BGB – den Behandelnden. Im Vergleich zur Ärzteschaft könnten Apotheker diesen Beweis ohne entsprechende Dokumentation in einer „kleinen und anlassbezogenen" Patientenakte praktisch nicht erbringen.

Die beste Übergangslösung bis zu einer Dokumentationsmöglichkeit in der ePA stellt damit die Verwendung der durch die Impflinge zu unterschreibenden

---

99 BGH, VersR 1985, 361, 362. Die Entscheidung ist bis heute maßgeblich für diese Frage.
100 So auch BAK, Kommentar zur Leitlinie: Durchführung von COVID-19-Schutzimpfungen in öffentlichen Apotheken, S. 16.
101 BGH, Urteil vom 11.11.2014 – VI ZR 76/13 -, so auch OLG Sachsen-Anhalt, Urteil vom 24.9.2015–1 U 132/14, ab Rd. 55.

Aufklärungs- bzw. Einwilligungsbögen dar. Ebenso wird es bei den Grippeschutzimpfungen in öffentlichen Apotheken gehandhabt[102] und eine solche „kleine" Patientenakte wird auch gemäß der BAK-Leitlinie empfohlen.[103] Wichtig ist, dass den Patienten analog § 630e BGB eine Kopie hiervon auszuhändigen ist. Die Aufbewahrungsfrist beträgt gemäß § 630f BGB 10 Jahre.

Datenschutz
Neben den allgemeinen Datenschutz- und Verschwiegenheitspflichten in der Apotheke ergeben sich aufgrund der Aufklärungsdokumentation weitere datenschutzrechtlich relevante Aspekte. Eine Einwilligung in die Datenverarbeitung bzw. -speicherung wird regelmäßig empfohlen, die eine Archivierung der unterschriebenen Einwilligungsbögen für mindestens 10 Jahre ermöglicht. Anderenfalls wäre eine beweisrechtliche Verwendbarkeit im Streitfall ggf. nicht möglich. Rechtsgrundlage für die Verarbeitung der Daten ist zudem Artikel 6 Absatz 1 lit. b) DSGVO in Verbindung mit § 630f Abs. 3 BGB. Eine entsprechende Formulierung findet sich auf den entsprechenden Einwilligungsformularen.

Spätestens wenn Daten für Zwecke, für die sie erhoben oder auf sonstige Weise verarbeitet wurden, nicht mehr notwendig sind, sind diese unverzüglich zu löschen bzw. die Dokumente datenschutzkonform zu vernichten.[104] Ein entsprechender Hinweis wäre ebenfalls in die eigene Datenschutzvereinbarung aufzunehmen, sofern keine Formularvorlagen genutzt werden sollten.

3.4.5 Delegation

Bereits in ▶ Kap. 3.2.1 wurde angerissen, dass die Impfung als Ganzes innerhalb der Apothekenstruktur nicht an anders als hierfür geschultes approbiertes Personal delegiert werden kann. Es mangelt schlicht an einer gesetzlichen Grundlage, die dies ermöglicht. Eine solch „strenge" Auslegung ergibt sich aus der Tatsache, dass Ausnahmetatbestände eng auszulegen sind, und ließe sich wohl auch inhaltlich gut damit begründen, dass bereits der Aufbau der Erlaubnisnorm für Apotheker davon ausgeht, dass diese im Regelfall zunächst geschult werden müssen. Als „Novize" ohne übermäßige praktische Erfahrung, die Durchführung der Impfung sodann auf Hilfspersonal zu übertragen, würde die Grundidee der ärztlich geleiteten Schulungen („Expertenschulung") ebenso ad absurdum führen. Ebenso wäre die Pflicht, die Eignung des Hilfspersonals für die zu delegierende Tätigkeit qualifiziert zu beurteilen,[105] kaum erfüllbar. Zudem kann sich aufgrund der Neuheit der Leistung in der Apotheke eine „geübte Praxis" noch nicht etabliert haben. Vielmehr wird es regelmäßig dem Standard entsprechen, dass es die hierzu geschulten Apotheker sind, die die Impfungen durchführen. Insofern droht im Falle der Delegation der Durchführung der Impfung eine Standardunterschreitung (Behandlungsfehler).

Gründe gegen die Delegationsmöglichkeit der Impfung an andere als gemäß § 20b IfSG geschulte Approbierte finden sich demnach auf allen Rechtsebenen. Auch die BAK-Leitlinie lehnt dies ab.[106] Potenziell missverständlich ist in diesem Zusammenhang wohl die Anmerkung des Verordnungsgebers, dass auch andere gemäß § 20b IfSG ärztlich geschulte Personen für eigenständige Impfungen in der Apotheke eingesetzt werden könnten.[107] Hieraus könnte man fälschlicherweise nicht nur auf die Möglichkeit der eigenverantwortlichen Impfung durch PTA, sondern auch etwa durch „jedermann" schließen. Doch auch dieser Gedanke geht fehl. Denn wollte man lediglich auf die Schulung gemäß § 20b Abs. 2 IfSG als Qualifikationsmerkmal für „jedermann" heraus, so hätte ein Verweis des Verordnungsgebers speziell hierauf erfolgen müssen. Ein solcher findet sich allerdings nicht. Vielmehr wird allgemein auf die Impferlaubnis gemäß § 20b IfSG verwiesen, sodass aufgrund der Verbindung zwischen Berufsqualifikation (Apotheker, Zahnärzte, Tierärzte) und der auf diese Berufsgruppen ausgerichteten Schulungen mit „weiteren Personen" denknotwendig lediglich geschulte Vertreter dieser Berufsgruppen gemeint sein können.[108] Denn für andere Berufsgruppen definiert § 20b IfSG keine Schulungen. Zudem würde die „weite" Auslegung der CoronaImpfV dazu führen, dass entgegen den gesetzlichen Vorgaben das Kollektiv der potenziell Impfenden erweitert würde, was über den Auslegungsgrundsatz „höherrangiges Recht (Gesetz) schlägt das Recht niedrigeren Rangs (Verordnung)" schlicht abzulehnen wäre.

Geht es also um die Frage was delegiert werden kann, so muss abgestuft unterschieden werden. Vorbereitende und unterstützende Tätigkeiten sind durch nicht-approbiertes Personal auch bei COVID-

---

102 Vgl. BAK, Kommentar zur Leitlinie: Durchführung von Grippeschutzimpfungen in öffentlichen Apotheken, S. 9.
103 Vgl. BAK, Kommentar zur Leitlinie: Durchführung von COVID-19-Schutzimpfungen in öffentlichen Apotheken, S. 16.
104 BT-Drucksache 19/15164, S. 63.
105 Vgl. Bundesärztekammer, Persönliche Leistungserbringung – Möglichkeiten und Grenzen der Delegation ärztlicher Leistungen, S. 4.
106 Vgl. BAK, Leitlinie: Durchführung von COVID-19-Schutzimpfungen in öffentlichen Apotheken, S. 5.
107 2-VO_CoronaImpfV-TestV-AEndV_RefE, S. 15.
108 Gegen die Einbindung/Einstellung von Zahn- und Tierärzten bestehen vergleichbare Bedenken, wie zuvor für den ärztlichen Berufsstand beschrieben.

19-Schutzimpfungen zulässig.[109] Hierbei handelt es sich um Tätigkeiten wie z. B. Ermittlung des Impfstatus, Terminvergabe, Aushändigen von Informationsmaterial und Aufklärungsbögen, Abfragen, ob Fragen bestehen, die ggf. mit der/dem Approbierten zu klären sind, Vorbereiten der Dokumentation im Impfpass sowie Vorlage zur Unterschrift, usw. Eine Grenze der Unterstützungsmöglichkeit ist sodann wieder mit dem Teil der Anamnese erreicht, der die Prüfung der Indikation der Impfung ermöglichen soll. Auch die Aufklärung und Beratung gelten als nicht an nicht-approbiertes Personal delegierbar (sog. höchstpersönliche Leistungen).[110]

Eine Teildelegation der Aufklärung an Approbierte ist im Rahmen der Übertragung der Durchführung der Impfung auf eigenes Personal hingegen denkbar. Die Aufklärung kann im ärztlichen Bereich zwar nicht an nichtärztliches Personal, aber an andere (Fach-)Ärzte gleicher Fachrichtung delegiert werden.[111] So dürfte es sich auch in Apotheken verhalten. Denn es geht hierbei vorwiegend um die erforderliche Qualifikation, sodass die Aufklärung haftungsrechtlich allenfalls durch einen Approbierten mit nachgewiesener Impfqualifikation (Schulungsnachweis) erfolgen darf. Doch der letztlichen Einwilligung nach § 630d BGB bedarf „der Behandelnde". Darum sollte „primär ... derjenige, der die Maßnahmen durchführt"[112], auch selbst aufklären. In jedem Fall benötigt er das finale „OK".

> **Anmerkung:**
> Es sollte beachtet werden, dass über die Delegation von Teilleistungen Schnittstellen entstehen und Schadensereignisse wahrscheinlicher werden, für die der Apothekeninhaber einzutreten hat. Nur weil etwas rechtlich möglich ist, sollte man dies nicht unbedingt als Empfehlung sehen.

3.5 Besondere Haftungshinweise

3.5.1 Rechtsfolgen unterlassener oder unzulänglicher Aufklärung

Wie bereits mehrfach erwähnt, handelt es sich bei einem ärztlichen Eingriff, wie der Impfung, strafrechtlich gesehen um einen Eingriff in die körperliche Unversehrtheit der Betroffenen. Ein solcher Eingriff ist nur dann nicht als rechtswidrige Körperverletzung anzusehen, wenn sich die Betroffenen eigenverantwortlich für die Schutzimpfung entschieden haben (Einwilligung). Eine solche Entscheidung ist an eine ordnungsgemäße Aufklärung gekoppelt. Umgekehrt führen eine nicht erfolgte oder eine fehlerhafte Aufklärung zur Unwirksamkeit der Einwilligung und damit zu einem Eingriff ohne eine solche. Im Ergebnis liegt eine Strafbarkeit wegen Körperverletzung (§§ 223 ff. StGB) vor. Neben möglichen strafrechtlichen Folgen müssen bei einer Verletzung der Aufklärungspflicht auch zivilrechtliche Schadensersatzansprüche von Patienten befürchtet werden.

In der Arzthaftung trägt die Ärzteschaft gemäß § 630h Abs. 2 Satz 1 BGB die Beweislast dafür, dass eine Einwilligung infolge einer ordnungsgemäßen Aufklärung eingeholt wurde. Die Rechtsprechung hat die Beweislastumkehr aus dem Arzthaftungsrecht zwecks haftungsrechtlicher Gleichbehandlung im Vergleich zum Arzt bereits auf einen Apotheker angewandt, als der Behandlungsvertrag noch kein Thema war.[113] Insofern ist beim impfenden Apotheker klar von einer identischen Anwendung der Beweisregeln auszugehen.

> **Haftungsrisiko richtig einordnen!**
> Dies alles sollte Apothekern keine Angst machen. Ärzte leben mit diesen Haftungsrisiken seit Jahren und letztlich ist es in Bezug auf die Schwere einer möglichen Körperverletzung noch immer „nur" eine Impfung und keine OP am offenen Herzen. Es geht vielmehr darum, den Stellenwert der Aufklärung zu verdeutlichen. Auch wird ersichtlich, warum eine Dokumentation von Aufklärung und Einwilligung zunächst unentbehrlich sein dürfte.

3.5.2 Behandlungsfehler

Fehler sind grundsätzlich in der kompletten Prozesskette der Durchführung von Schutzimpfungen denkbar. Impflinge könnten beispielsweise ohne Indikation oder trotz Kontraindikation geimpft werden. Auch kann die Durchführung an sich fehlerbehaftet sein. Die

---

109 Vgl. Vgl. BAK, Leitlinie: Durchführung von COVID-19-Schutzimpfungen in öffentlichen Apotheken, S. 16´´5.
110 Vgl. Bundesärztekammer, Persönliche Leistungserbringung – Möglichkeiten und Grenzen der Delegation ärztlicher Leistungen, S. 8.
111 Vgl. Laufs/Kern/Rehborn/Kern, in: Handbuch des Arztrechts, 2019, § 67, Rn. 4, so auch Hasskarl/Ostertag MedR 2005, 647.
112 BT-Drs. 17/10488, S. 24.

113 OLG Köln, 07.08.2013 – I 5 U 92/12.

damit verbundenen Risiken und möglichen Folgen können zudem alles andere als harmlos sein.

Die rechtswissenschaftliche Lehrmeinung ging bisher davon aus, dass ein Apotheker mangels Befugnis zur Behandlung von Patienten keinen Behandlungsfehler im engeren Sinne begehen könne. Gleichwohl hätten sie für eigene Fehler in der Arzneimittelversorgung haftungstechnisch einzustehen. Weiterhin kommt eine Haftung nach §§ 276 Abs. 2, 280, 823 BGB bei Außerachtlassen der für seinen Berufsstand erforderlichen Sorgfaltspflichten in Betracht (sog. Sorgfaltspflichtverletzungen).[114]

Im Rahmen der COVID-19-Schutzimpfung ist die Apothekerschaft als Behandelnder tätig. Es ist daher davon auszugehen, dass künftig dasselbe gilt, was für Ärzte gemäß § 630a Abs. 2 BGB gilt: Sobald die Behandlung den medizinischen Standard unterschreitet, liegt ein Behandlungsfehler vor. Eben dieser Standard soll in den Schulungen den Apothekern vermittelt werden. Anderenfalls wäre eine ärztliche Leitung dieser Qualifikationsmaßnahme nicht notwendig.

Im Ergebnis führen grundsätzlich beide Ansätze im Fehlerfall zur Schadensersatzpflicht gemäß §§ 249 ff. BGB, die im Falle der schuldhaften (oder fahrlässigen), kausalen und rechtswidrigen Handlung zu erfüllen ist. Dabei soll der Schadensersatz in erster Linie Nachteile, die der Geschädigte infolge des schädigenden Ereignisses erlitten hat, ausgleichen. Es kommt somit bzgl. des möglichen Schadensersatzes auf das Ausmaß der tatsächlichen Schädigung und die individuellen Auswirkungen an (z. B. Arbeitsausfall, Berufsunfähigkeit, Schmerzgrad, etc.)

3.5.3 Der zu erbringende Standard

Im Vertragsrecht gilt es allgemein als fahrlässig, wenn man die im Verkehr erforderliche Sorgfalt außer Acht lässt (§ 276 Abs. 2 BGB). Im Behandlungsrecht wird dieser Grundsatz präzisiert, da gemäß § 630a Abs. 2 BGB der allgemein anerkannte fachliche Standard einzuhalten ist. Dieser „Standard" kann nicht etwa in fachlichen Leitlinien nachgelesen werden, wie man vermuten könnte. Diese haben im Schadensfall nur einen indiziellen Wert.[115] Vielmehr ergibt sich der Maßstab aus der gelebten Praxis im jeweiligen Fachgebiet[116] und muss im Zweifel von einem Sachverständigen retrospektiv für den Behandlungszeitraum ermittelt werden.[117]

Gleichwohl dürfen Leitlinien nicht ignoriert werden und dienen als relevante Informationsquelle für die Praxis. Insbesondere die Leitlinien der Bundesapothekerkammer[118] gelten in diesem Zusammenhang aufgrund ihrer Konkretisierungswirkung für die pharmazeutische Versorgungsrealität als den Standard mitprägend[119] und werden als nützliche Orientierungshilfen[120] für die Apothekenpraxis empfohlen.[121] Die Bundesapothekerkammer selbst führt aus:

„Die Leitlinien der Bundesapothekerkammer beschreiben apothekerliches Handeln in charakteristischen Situationen. Sie berücksichtigen die gültigen Gesetze und Verordnungen und orientieren sich am Stand von Wissenschaft und Technik. […] Die Leitlinien der Bundesapothekerkammer zur Qualitätssicherung sind als Empfehlungen zu verstehen. Sie entbinden nicht von der heilberuflichen Verantwortung des Einzelnen, d. h. sie haben weder haftungsbegründende noch haftungsbefreiende Wirkung."[122]

Obgleich es aufgrund des bloßen Empfehlungscharakters an einer rechtlichen Bindungswirkung fehlt,[123] bilden die Leitlinien das typische apothekerliche Handeln, also den eigens gesetzten fachlichen Standard[124] im Versorgungsprozess ab. Die Standesvertretung selbst geht dabei offensichtlich davon aus, sich innerhalb des gesteckten Rechtsrahmens des Apothekenwesens zu bewegen. Dies ist entscheidend, da es, wie bereits dargestellt, bei der Anwendbarkeit der §§ 630a-h BGB wesentlich auf die tatsächlich durchgeführten Tätigkeiten und die Wahrnehmung der Leistung durch den Patienten ankommt.

Im Spezialfall der Durchführung von Schutzimpfungen kommt eine Besonderheit im Bereich Leitlinien/Empfehlungen hinzu. Aufgrund der Stellung der Ständigen Impfkommission (STIKO) beim Robert Koch-Institut (RKI) werden deren Empfehlungen (STIKO-Empfehlungen) entgegen der Wortbedeutung in der Rechtsprechung nicht als „Empfehlung", sondern als

---

114 Vgl. Deutsch/Spickhoff, in: Medizinrecht 2014, S. 1237, Rn. 2030.
115 Vgl. Clausen/Schroeder-Printzen/Terbille/Feifel, Münchener Anwaltshandbuch Medizinrecht, 2020, § 1, Rn. 574.
116 Vgl. Clausen/Schroeder-Printzen/Terbille/Feifel, Münchener Anwaltshandbuch Medizinrecht, 2020, § 1, Rn. 583; so auch Kubella, Patientenrechtegesetz, 2011, S. 138 f.
117 Vgl. Clausen/Schroeder-Printzen/Terbille/Feifel, Münchener Anwaltshandbuch Medizinrecht, 2020, § 1, Rn. 571.
118 Für eine Übersicht, vgl. ABDA, Die Apotheke, S. 39.
119 Vgl. Hofer, Die Haftung des Apothekers, 2012, S. 146.
120 Vgl. Cyran/Rotta ApBetrO, Stand: Januar 2020, § 20 Rn. 15 ff.
121 Inhaltlich zudem vergleichbar mit den in Hinblick auf ihre Bindungswirkung nicht unumstrittenen Richtlinien der Bundesärztekammer; vgl. Laufs/Kern/Rehborn/Kern/Rehborn, Handbuch des Arztrechts, 2019, § 96, Rn. 12.
122 Zitat entnommen bei: BAK, https://www.abda.de/fuer-apotheker/qualitaetssicherung/leitlinien/, abgerufen am 19.08.2021.
123 Vgl. Cyran/Rotta ApBetrO, Stand: Januar 2020, § 20 Rn. 17.
124 Vgl. ABDA, Selbstmedikation als integraler Bestandteil einer umfassenden Arzneimittelversorgung, 2020, S. 3.

medizinischer Standard und folglich als verbindlich angesehen.[125] Dies ist bedeutsam. Denn in Pandemiezeiten kommt dies einer beinahe täglichen Kurzfortbildungspflicht gleich, da die Unterschreitung des medizinischen Standards – hier: Abweichung von den STIKO-Empfehlungen – als Behandlungsfehler zu qualifizieren ist. Folgerichtig weist die BAK-Leitlinie darauf hin, dass lediglich STIKO- und zulassungskonforme Impfungen von der (Betriebs-)Haftpflichtversicherung der Apotheke abgesichert sind.[126]

Im Ergebnis impft ein Apotheker behandlungsfehlerfrei, wenn seine „Leistung" dem erwartbaren Durchschnitt seiner Kollegen entspricht und er sich an die zum Behandlungszeitpunkt relevanten STIKO-Empfehlungen gehalten hat. Insofern ist es entscheidend, die Impfung als solche zu beherrschen und sich sicher zu fühlen. Solange dies nicht der Fall ist, sollte über weitere Hospitationen unter ärztlicher Anleitung und Verantwortung nachgedacht werden. Dies ist weitaus wichtiger als eine Qualifikation „auf dem Papier".

3.5.4 Organisationsverschulden

Von einem Organisationsverschulden spricht man im Medizinrecht, wenn der verantwortliche Arzt oder die Krankenhausleitung seine/ihre Koordinations- oder Überwachungspflichten verletzt (Organisationspflichtverletzung). Zu diesen Pflichten gehören beispielsweise die Einhaltung der Hygienevorschriften, die Überwachung und der korrekte Einsatz des Personals gemäß Qualifikation sowie dessen gesundheitlicher Eignung, etc. Gefordert wird nicht weniger als die Einhaltung der gebotenen Qualitätsstandards.[127]

Die Schaffung der Rahmenbedingungen und Überwachung ihrer Einhaltung wird im Rahmen der Impfungen in Apotheken künftig in der Verantwortung des Inhabers liegen. Dies wird bereits an den groben gesetzlichen Forderungen, z. B. zur Qualifikation des Personals und zu den räumlichen Anforderungen sowie der Ausstattung der Apotheken, deutlich. Diese Rahmenbedingungen wurden durch die amtliche Begründung zur CoronaImpfV insbesondere in Bezug auf die sächliche Ausstattung sowie Hygienemaßnahmen konkretisiert. Hinzu kommen Inhalte aus den berufseigenen Leitlinien. All diese Vorgaben sind durch geeignete organisatorische Maßnahmen zu gewährleisten.

Das Besondere am Organisationsverschulden ist, dass bei dessen Vorliegen im Zweifel durch die Rechtsprechung dort die Ursache für einen entstandenen Schaden gesehen wird. Das klingt zunächst abstrakt, aber ein konstruiertes Szenario verdeutlicht das Problem:

Gehen wir von einer Impfreaktion in Form eines (sehr seltenen) anaphylaktischen Schocks aus, der beispielsweise die Anwendung eines Adrenalin-Autoinjektors erforderlich machen würde, sofern die Anwendung im Rahmen der Qualifikation des impfenden Apothekers geschult wurde. Das Notfallmedikament wird ebenfalls durch den die Impfung durchführenden Apotheker unter telefonischer Anweisung durch den Notarzt appliziert, allerdings zu spät. Der Patient verstirbt. Die Ursache für die zeitliche Verzögerung – und damit im Zweifel die Ursache für den Tod des Patienten – war die routinemäße Lagerung des Adrenalin-Autoinjektors nicht im für die Impfung vorgesehenen Raum, sondern im Kellerlager. Auf dem Weg dorthin stürzte der Apotheker aufgrund seiner Anspannung usw.

Im Zweifelsfall dürfte in diesem Szenario davon ausgegangen werden, dass der Patient bei ordnungsgemäßer Organisation des (Impf-)Arbeitsplatzes noch leben würde. Die Beweislast dafür, dass dem nicht so ist, trägt bei einem solch groben Organisationsverschulden allerdings im Zweifel der Inhaber (Beweislastumkehr). Leicht ersichtlich wird, dass ein solcher Beweis aufgrund des hypothetischen Szenarios kaum zu erbringen sein dürfte. Hier liegt das Problem.

Die Vernachlässigung der Schaffung der Rahmenbedingungen, die eine ordnungsgemäße Durchführung der Impfung gewährleisten sollen, oder deren misslungene Überwachung wäre fahrlässig. Apotheken, die sich für die Durchführung von Impfungen entscheiden, sollten daher zwingend alle gebotenen (organisatorischen) Voraussetzungen schaffen und im QMS Prozesse definieren, wie dieser Zustand zu überwachen und aufrecht zu erhalten ist. Hierzu können die Aufnahme der Reinigungs- und Desinfektionsintervalle des Impfraums in den Hygieneplan gemäß § 4a ApBetrO und die Festlegung von Zyklen für Wiederholungsschulungen für die Approbierten im QMS zählen. Zudem bieten sich Checklisten für die Raumvorbereitung an.

3.5.5 Mitarbeitergefährdung

Im Falle der Durchführung der Impftätigkeit durch andere Approbierte oder im Fall von vor- bzw. nachbereitenden Tätigkeiten kann es zu einer Mitarbeitergefährdung kommen. Dies betrifft insbesondere Gefahren für die Gesundheit der Mitarbeitenden (Personenschäden). So wären beispielsweise Stichverletzungen mit oder ohne Infektionsfolge bei der Impfung selbst sowie bei der Entsorgung der verwendeten Kanülen denkbar. Aber auch generelle Erwägungen des Arbeitsschutzes sind relevant. So wird die Durchführung von

---

125 BGH-Urteil vom 15.2.2000, VI ZR 48/99. NJW 2000; 1784–1788.
126 Vgl. BAK, Leitlinie: Durchführung von COVID-19-Schutzimpfungen in öffentlichen Apotheken, S. 4.
127 Vgl. Dautert, Jorzig, in: Handbuch des Medizin- und Gesundheitsrechts, 2019, § 2, Rn. 48.

Impfungen durch Schwangere oder stillende Mütter nicht empfohlen.[128]

Während Arbeitgeber für Sach- und Vermögensschäden im Allgemeinen unter den bekannten Voraussetzungen haften, so ist eine Haftung für nicht vorsätzlich herbeigeführte Personenschäden gemäß § 104 Abs. 1 S. 1 SGB VII ausgeschlossen. In diesem Fall ist die gesetzliche Unfallversicherung zuständig, für deren Beiträge der Arbeitgeber aufkommt.

Dennoch geht eine Dienstleistung, wie die Impfung, aufgrund der erhöhten gesundheitlichen Gefährdung mit einer Ausweitung der arbeitsrechtlichen Sorgfaltspflichten der Apothekeninhaber für die Mitarbeitenden einher. In diesem Zusammenhang sind berufsbedingte Impfungen und Schulungen auf Basis der individuellen Gefährdungsbeurteilung anzubieten.

Die STIKO definiert Berufsimpfungen mithin als Impfungen aufgrund eines erhöhten beruflichen Risikos, z. B. nach Gefährdungsbeurteilung gemäß Arbeitsschutzgesetz, Biostoffverordnung oder Verordnung zur arbeitsmedizinischen Vorsorge sowie zum Schutze Dritter im Rahmen der beruflichen Tätigkeit. Dies ist in Bezug auf die Kostenerstattung der Schutzimpfungen für Mitarbeitende relevant. Denn grundsätzlich hat der Arbeitgeber die Kosten zu übernehmen. Sofern die STIKO allerdings eine Impfung als Berufsindikation kennzeichnet, wird sie in diesem Anwendungsfall zur GKV-Leistung.

Angestellte Approbierte, die künftig impfen wollen, müssen insbesondere über das Angebot folgender Impfungen informiert werden:

- Hepatitis B,
- Influenza,
- ggf. Mumps, Tetanus, Diphtherie, Polio, Pertussis (bei unklarem Impfstatus).

Alle diese Schutzimpfungen sind entweder Standardimpfungen oder im Rahmen der beruflichen Impftätigkeit eine GKV-Leistung. Dies sollte dem durchführenden (Betriebs-)Arzt mitgeteilt werden. Die BAK-Leitlinie empfiehlt in diesem Zusammenhang lediglich einen positiven Impfstatus Hepatitis B.[129] Allerdings dürfen Mitarbeitende Impfungen verweigern, da grundsätzlich keine Impfpflicht besteht. Dies gilt trotz rechtlicher Bedenken auch in Bezug auf Masern und COVID-19.[130]

Weder die mit dem Masernschutzgesetz eingeführte Nachweispflicht gemäß § 20 Abs. 8 IfSG gegen Masern erstreckt sich bisweilen auf öffentliche Apotheken,[131] noch gilt dies für COVID-19-Schutzimpfungen. Entgegen teilweise anders vernehmbarer Stimmen in den Medien und entgegen der Forderungen einiger Kammern existiert keine Pflicht einen entsprechenden Schutz nachzuweisen, womit die medizinische Sinnhaftigkeit keinesfalls bestritten werden soll.

An einer Masernnachweisflicht fehlt es, da § 20 Abs. 8 IfSG (Masernschutz) abschließend auf in Einrichtungen gemäß §§ 23 Abs. 3 S. 1, 33 Nr. 1–4 sowie 36 Abs. 1 Nr. 4 tätige Personen verweist. Hierunter fallen:

- Krankenhäuser und Einrichtungen für ambulantes Operieren,
- Vorsorge- oder Rehabilitationseinrichtungen, in denen eine den Krankenhäusern vergleichbare medizinische Versorgung erfolgt,
- Dialyse-/Entbindungseinrichtungen und Tageskliniken,
- Behandlungs- oder Versorgungseinrichtungen, die mit den vorbenannten Einrichtungen vergleichbar sind,
- Arztpraxen, Zahnarztpraxen sowie Praxen sonstiger humanmedizinischer Heilberufe,
- Einrichtungen des öffentlichen Gesundheitsdienstes, in denen medizinische Untersuchungen, Präventionsmaßnahmen oder ambulante Behandlungen durchgeführt werden,
- ambulante Pflegedienste, die ambulante Intensivpflege in Einrichtungen, Wohngruppen oder sonstigen gemeinschaftlichen Wohnformen erbringen, und
- Rettungsdienste,
- Kindertageseinrichtungen und Kinderhorte, Einrichtungen der Kindertagespflege, Kinderheime,
- Schulen und sonstige Ausbildungseinrichtungen,
- nicht unter § 23 Absatz 5 Satz 1 fallende voll- oder teilstationäre Einrichtungen zur Betreuung und Unterbringung älterer, behinderter oder pflegebedürftiger Menschen oder vergleichbare Einrichtungen,
- Obdachlosenunterkünfte,
- Einrichtungen zur gemeinschaftlichen Unterbringung von Asylbewerbern, vollziehbar Ausreisepflichtigen, Flüchtlingen und Spätaussiedlern.

Der oft bemühte Verweis auf § 36 Abs. 2 IfSG scheitert daran, dass das Vorliegen der dort benannten Tatsachen – insbesondere Übertragungsrisiko via Blut – lediglich zur infektionshygienischen Überwachung durch das zuständige Gesundheitsamt führen kann. Nicht jedoch

---

128 Vgl. BAK, Kommentar zur Leitlinie: Durchführung von COVID-19-Schutzimpfungen in öffentlichen Apotheken, S. 13.

129 Vgl. BAK, Kommentar zur Leitlinie: Durchführung von COVID-19-Schutzimpfungen in öffentlichen Apotheken, S. 13.

130 Vgl. BAK, Leitlinie: Durchführung von COVID-19-Schutzimpfungen in öffentlichen Apotheken, S. 4.

131 So bereits das Bayerische Staatsministerium für Gesundheit und Pflege, PTA in Love, 2020, verfügbar unter: https://www.pta-in-love.de/masernschutzgesetz-impfpflicht-auch-fuer-apotheken/.

steht Abs. 2 in systematischen Zusammenhang mit der Nachweispflicht gemäß § 20 Abs. 8 IfSG. Unter die dort über die Verweistechnik entstehende „Positivliste" wiederrum könnten Apotheken allenfalls unter den Begriff der „Einrichtungen des öffentlichen Gesundheitswesens" subsumiert werden. Der bisherigen Rechtsauffassung der Behörden ist allerdings zuzustimmen, dass dies nicht der Fall ist. Denn an eine analoge Anwendung der Verpflichtung auf Apothekenpersonal wären aufgrund des damit verbundenen Grundrechtseingriffs in die körperliche Unversehrtheit (vgl. § 20 Abs. 14 IfSG) sowie weitere Grundrechte[132] hohe Anforderungen zu stellen. Diese scheinen jedoch kaum erfüllt. Bereits die präzise Auflistung derjenigen Einrichtungen, in welchen die Masernimpfpflicht gelten soll, sowie die Ablehnung eines Änderungsantrages der FDP[133] zu derer Erweiterung um die öffentlichen Apotheken spricht gegen eine planwidrige Regelungslücke als mögliche Voraussetzung für eine Analogie. Hieran vermag auch die „neue" Tätigkeit des Impfens in der Apotheke nichts zu ändern. Denn es mangelte zu diesem Zeitpunkt keineswegs an einer Antizipierbarkeit durch den Gesetzgeber, da zugleich zur Nachweispflicht der Masernimpfung die Modellvorhaben zu den Grippeschutzimpfungen mit jenem Masernschutzgesetz auf den Weg gebracht wurden. Insofern muss von einem bewussten Schweigen des Gesetzgebers ausgegangen werden.

Im Übrigen muss darauf hingewiesen werden, dass selbst bei abweichender Rechtsauffassung die Angemessenheit der Analogie in Frage stehen muss, das gesamte Apothekenpersonal der „indirekten" Masernimpfpflicht (Nachweispflicht) zu unterwerfen. Denn der Gesetzesbegründung ist in Bezug auf die Normierung der Positivliste ein ausdrücklicher Blick auf den „engen Kontakt" zum Patienten zu entnehmen.[134] Ein solcher kommt beim Impfen in der Apotheke allenfalls mit dem impfenden Apotheker zustande, da alle „körpernahen" Tätigkeiten hier nicht delegierbar sind (▶ Kap. 3.4.5).

Eine ähnliche Argumentation gilt gegen die einrichtungsbezogene Immunitätsnachweispflicht gegen COVID-19 gemäß § 20a IfSG. Auch hier normiert der Gesetzgeber eine abschließende Positivliste (vgl. § 20a Abs. 1 IfSG), welche Apotheken nicht erwähnt. Abermals könnte man diese unter „öffentliche Gesundheitseinrichtungen" einordnen. Hiergegen sprechen dieselben zuvor aufgeführten Gründe. Denn auch hier erfolgte die gesetzgeberische Umsetzung im Gleichschritt mit der Einbindung der Apothekerschaft in die Impfkampagne – dieses Mal möglichst flächendeckende COVID-19-Schutzimpfung.

Wer nun gegen die zumindest geforderte Verhältnismäßigkeitsabwägung in Bezug auf das komplette Apothekenpersonal die höhere Ansteckungsgefahr eines respiratorischen Virus anführt, der sei auf die dafür vorliegenden ohnehin bestehenden verfassungsrechtlichen Bedenken gegen diese einrichtungsbezogene Impfpflicht hingewiesen.[135] Allerdings verändert sich diese Bewertung mit Einführung einer immer wieder diskutierten allgemeinen Impflicht gegen COVID-19.

Was aber tun, wenn die zuständige Kammer/Behörde entsprechende Nachweise fordert? Trotz aller (guten) rechtlichen Argumente haben Sie in der Regel nur zwei Optionen: entweder Sie schaffen die geforderten Voraussetzungen oder Sie suchen die Konfrontation über die üblichen Verwaltungsverfahren. Für den letztgenannten Fall helfen Ihnen womöglich Argumente aus diesem Abschnitt. Was Sie allerdings bei der ganzen Diskussion um Nachweispflicht ja/nein bitte nicht aus den Augen verlieren sollten, ist, dass die Verweigerung der Mitarbeitenden gegenüber den Schutzimpfungen (oder deren Nachweis) zur Folge haben kann, dass diese nicht für die Durchführung der Schutzimpfungen eingesetzt werden dürfen, sofern die Impflinge hierdurch gefährdet würden.[136] Das Haftungsrisiko würde anderenfalls auf den Arbeitgeber übergehen (Stichwort: Organisationsverschulden). Eine Gefährdungsbeurteilung ist insofern ebenso erforderlich wie die Erfüllung der betriebsinternen Schulungspflicht gemäß § 14 BioStoffV (z. B. mit Hilfe der Pflichtschulung „Blutuntersuchungen nach § 14 BiostoffV").

3.5.6 Impfschäden

Impfschäden sind gemäß § 2 Nr. 11 IfSG definiert als „gesundheitliche und wirtschaftliche Folge einer über das übliche Ausmaß einer Impfreaktion hinausgehenden gesundheitlichen Schädigung durch eine Schutzimpfung" und unterliegen der Meldepflicht gemäß § 6 Abs. 1 Nr. 3 IfSG. Hier geht es nicht um eine Folge eines möglichen Behandlungsfehlers durch Arzt oder Apotheker. Für eine mögliche zivilrechtliche Haftung ist dies somit kein Thema. Vielmehr geht es um Schäden, die trotz der ordnungsgemäßen Durchführung der Impfung entstehen können, und um die Staatshaftung gemäß §§ 60–64 IfSG. Geschädigte Impflinge oder deren Hinterbliebene haben demnach einen Anspruch auf Versorgung gemäß den Vorschriften des Bundesversorgungsgesetzes sowie auf Kostenübernahme einer erforderlich gewordenen Heilbehandlung, sofern nur eine Wahrscheinlichkeit eines ursächlichen Zusam-

---

132 Hierzu ausführlich Makoski/Netzer-Nawrocki, GesR 2020, S. 432 ff.
133 BT-Drucksache 19/15164, S. 46 ff.
134 BT-Drucksache 358/19, S. 2.

135 Vgl. Eufinger, GesR 2021, S. 76.
136 Vgl. Kassenärztliche Vereinigung Bayerns, Impfen im beruflichen Umfeld, 2014, S. 4.

menhangs zwischen Impfung und Impfschaden existiert (Beweislastumkehr zulasten des Staates).

Weiterhin kommt eine Herstellerhaftung gemäß § 84 AMG für (Impf-)Schäden trotz bestimmungsgemäßen Gebrauches in Betracht, die dem Impfstoff als Arzneimittel zuzuordnen sind. Dies gilt auch im Falle von Impfungen durch Apotheker.[137]

3.5.7 Nicht indizierte Impfung

Naturgemäß ist eine Impfung nie völlig nutzlos. Eine fehlende STIKO-Empfehlung bedeutet vielmehr grundsätzlich ein schlechteres Kosten- bzw. Nutzen-Risiko-Verhältnis, als es bei Standard- oder Indikationsimpfungen der Fall ist. Im Einzelfall kann eine Impfung aufgrund der individuellen (gesundheitlichen) Situation dennoch sinnvoll sein. Es liegt in der Verantwortung des Behandelnden, den Patienten bei der Entscheidung zu unterstützen.[138]

Entschiede man sich trotz fehlender STIKO-Empfehlung für eine Durchführung einer Impfung, wäre die praktische Konsequenz im ärztlichen Bereich die Anwendung eines Rechtsgrundsatzes des BGH:

Je weniger ein Eingriff indiziert ist, desto höher sind die Anforderungen an die Aufklärung. Was gemeint ist, wird an den damalig verhandlungsgegenständlichen Schönheitsoperationen besonders deutlich. Diese sind aus medizinischer Sicht nicht erforderlich und damit nicht indiziert. Dennoch ist ihre Durchführung zulässig, sofern der Arzt ausführlich über die Erfolgsaussichten der Maßnahme und etwaige schädliche Folgen aufklärt.[139]

Übertragen auf die COVID-19-Schutzimpfungen ergibt sich hieraus die Notwendigkeit einer besonders ausführlichen Aufklärung – zwecks Nachweisführung in schriftlicher Form. Zudem dürfte im Rahmen der Aufklärung explizit auf das schlechtere Nutzen-Risiko-Verhältnis hinzuweisen sein.

Weiterhin droht bei der Durchführung nicht indizierter Impfungen der Entfall der Staatshaftung für mögliche Impfschäden. Denn diese greift gemäß § 60 Abs. 1 IfSG lediglich für durch die zuständige Landesbehörde öffentlich empfohlene, gesetzlich angeordnete bzw. vorgeschriebene Impfungen. Die Landesgesundheitsministerien bzw. -behörden schließen sich regelmäßig den STIKO-Empfehlungen an und ergänzen diese teilweise. So werden beispielsweise in Baden-Württemberg die Influenza- und die FSME-Impfung zusätzlich als Regelimpfung empfohlen.[140] Im Falle der COVID-19-Schutzimpfungen ist die Anpassung der staatlichen Empfehlung nur eine Frage der redaktionellen Geschwindigkeit. Hier gilt es, sich stets auf dem aktuellen Stand im jeweiligen Bundesland zu halten und entsprechend aufzuklären.

Aus der Haftungsperspektive muss von einer Durchführung von Schutzimpfungen außerhalb der STIKO-Empfehlungen in öffentlichen Apotheken abgeraten werden. Denn ein haftungsleerer Raum entsteht bekanntlich selten. Sofern die Staatshaftung nicht greift, dürfte regelmäßig ein Rückgriff auf den Impfenden versucht werden. Sofern der Impfling allerdings über die Tatsachen getäuscht haben sollte, die Sie zur Beurteilung der Indikation benötigen, kann Ihnen dies kaum zum Verhängnis werden. Die wahrheitsgemäße Information stellt eine behandlungsvertragstypische Obliegenheitspflicht des Patienten dar.[141]

3.5.8 Off-Label-Use

Beim arzneimittelrechtlichen Off-Label-Use kommt – erschwerend zu den Ausführungen zu nicht indizierten Impfungen – der Übergang der Gefährdungshaftung vom pharmazeutischen Unternehmer auf den Behandelnden hinzu. Die Haftung verbleibt damit vollumfänglich beim Therapeuten. Denn in diesem Fall greift weder die „Herstellerhaftung" gemäß § 84 AMG noch die Staatshaftung für Impfschäden gemäß §§ 60–64 IfSG.

Über diesen Umstand muss die Ärzteschaft seit jeher im Falle des geplanten Off-Label-Use ausführlich aufklären, damit eine erteilte Einwilligung nicht aufgrund eines entsprechenden Aufklärungsmangels unwirksam werden kann.[142] Übrigens geht es dabei nicht nur um die Indikation gemäß Arzneimittelzulassung. Jegliche Abweichung von der Zulassung – medizinisch relevant abgebildet in der Fachinformation, z. B. Dosis, Intervall, etc. – stellt in rechtlicher Hinsicht einen Off-Label-Use dar. Um somit auch einen „ungewollten" Off-Label-Use zu vermeiden, müssen die Zulassungsindikationen und die genaue Handhabung (Applikation, Dosierung, Intervall, etc.) des zu verwendenden Impfstoffs regelmäßig bekannt sein. Zu finden sind sie in der jeweiligen Fachinformation.

Für Impfungen im Apothekenbetrieb kann ein Off-Label-Use ausdrücklich nicht empfohlen werden. Es

---

137 BT–Drucksache. 19/15164, S. 63.
138 Vgl. STIKO, Epidemiologisches Bulletin Nr. 34, S. 317.
139 BGH MedR 1991, 85; BGH NJW 1991, 2349; OLG München MedR 1988, 187; OLG.
  München VersR 1988, 1049; OLG Bremen VersR 1980, 654; OLG Düsseldorf ArztR 1985, 285 =.
  VersR 1985, 552; OLG Hamburg VersR 1983, 63; OLG Düsseldorf NJW 1963, 1679; OLG Köln
  MedR 1988, 216 (Ls) = VersR 1988, 1049; ferner BGH NJW 1972, 335.
140 GABl, S. 277.
141 Vgl. Laufs/Kern/Rehborn/Kern, in: Handbuch des Arztrechts, 2019, § 76, Rn. 4.
142 Vgl. Laufs/Kern/Rehborn/Kern, in: Handbuch des Arztrechts, 2019, § 66, Rn. 21.

existiert keine Rechtsprechung bzgl. der Haftungsfragen in dieser Konstellation. Zudem steht die Deckung der Haftpflichtversicherung in Zweifel.[143]

Das mag nun einmal mehr sehr aufwendig und formal klingen, doch ist in diesem Zusammenhang anzumerken, dass ein Behandelnder eben nur solche Maßnahmen durchführen darf, die er beherrscht.[144] Hierzu gehört nicht nur die handwerkliche Fähigkeit, sondern auch der theoretische Unterbau – hier: umfängliches Wissen zum Impfstoff in pharmakologischer und arzneimittelrechtlicher Hinsicht. Und genau dieses Wissen vermitteln die Qualifikationsschulungen gemäß §20b IfSG.

3.6 Notfallmaßnahmen

Bei der parenteralen Applikation von Arzneimitteln können schwerwiegende Nebenwirkungen auftreten, die eine (ärztliche) Sofortmaßnahme (z.B. Reanimation) erforderlich machen. Dies gilt in seltenen Fällen auch für COVID-19-Schutzimpfungen. Somit stellt sich die Frage nach den zulässigen Notfallkompetenzen für die impfenden Apotheker.

Auch der Gesetzgeber hat das o.g. Problem erkannt, weshalb er Kenntnisse und Fähigkeiten zu Notfallmaßnahmen bereits gemäß §132j Abs. 5 Nr. 3 SGB V im Rahmen der Qualifizierungsschulungen vermittelt wissen wollte. Im Falle der COVID-19-Schutzimpfungen verhält es sich gemäß §20b IfSG ebenso. Damit überlässt er es allerdings im Wesentlichen den medizinischen Experten, welche Maßnahmen dies in welcher Situation im Einzelnen sind. Gleichzeitig erlaubt der Gesetzgeber der Apothekerschaft damit vordergründig die situative Ausübung der Heilkunde in diesem eng begrenzten Handlungsfeld. In Konflikt mit dem Heilkundeverbot gemäß §5 HeilPrG wird man in diesem Fall freilich nicht geraten, da die Durchführung der Notfallmaßnahmen keine berufs- oder gewerbsmäßig vorgenommene Tätigkeit und damit streng genommen gar keine Heilkunde darstellt. Vielmehr dürfte man mangels Wiederholungsabsicht eher von einer Art „qualifizierter" Erste-Hilfe-Maßnahme ausgehen. Das Curriculum der BAK (Grippe) hatte dies insofern konkretisiert, als dass als verbindliche Schulungsinhalte die Prüfung des Bewusstseins und der Vitalfunktionen sowie die Durchführung von Reanimations- und Beatmungsmaßnahmen gelehrt werden müssen.[145] Der bisweilen oft im Zusammenhang mit den anaphylaktischen Schockzuständen geschulte Adrenalin-Autoinjektor wurde hingegen erst im Curriculum zu COVID-19-Schutzimpfungen in Apotheken erwähnt. Jedenfalls lässt sich dieser unter „Anwendung von Epindephrin subsumieren.[146]

In diesem Zusammenspiel von Erste-Hilfe-Maßnahmen und den neuen Notfallkompetenzen befinden sich Apotheker im Spagat zwischen dem Vorwurf der unzulässigen Ausübung der Heilkunde bzw. der Abgabe oder Verwendung von Arzneimitteln ohne Rezept (Verstoß gegen §48 AMG) und dem Vorwurf der unterlassenen Hilfeleistung (Verstoß gegen §323 StGB). Hier ist immer im Einzelfall abzuwägen, ob es sich um einen rechtfertigenden Notstand nach §34 StGB handelt oder nicht. Denn eine Gefahr für Leib und Leben wird in einer Notsituation i.d.R. vorliegen, jedoch wären vor der vermeintlichen Rechtsübertretung zunächst alle „milderen Mittel" zu wählen, um straffrei bleiben zu können. Lediglich eine akute Gesundheitsgefährdung des Patienten, die anderweitig nicht abzuwenden ist, kann die Abgabe eines verschreibungspflichtigen Arzneimittels ohne Verordnung rechtfertigen.[147] Im Falle der Applikation/Verabreichung eines Arzneimittels – etwa der bereits erwähnte Adrenalin-Pen – wäre das Arzneimittelrecht jedoch kein Problem. Eine Strafbarkeit nach §95 AMG schiede aus, da eine Abgabe im arzneimittelrechtlich verstandenen Sinne in einem solchen Fall nicht stattfindet. Gäbe es diese Unterscheidung zwischen Abgabe und Verabreichen nicht, so wäre bereits die komplikationsfreie Impfung ohne ärztliche Verordnung nicht zulässig.

Zu beachten ist in diesem Zusammenhang, dass sich der Anspruch an die Hilfeleistung stets nach der Qualifikation desjenigen orientiert, der zur Hilfe verpflichtet ist. Soll heißen: von der Apothekerschaft als pharmazeutisch-medizinisch ausgebildetem Heilberuf wird regelmäßig mehr erwartet als vom „Durchschnittsbürger". Hinzu kommen nun in den Impfschulungen erworbene Kompetenzen von den Ärzten. Sollte ein Impfling zu Schaden kommen, weil der Approbierte aus Angst vor einer Rechtsübertretung gezögert hätte, obwohl man die Kompetenz für die situativ erforderliche und potenziell lebensrettende Maßnahme bei ihm erwarten durfte, so würde er sich nur schwer exkulpieren können. Denn der Grundsatz der (Erste-)Hilfe-Leistung lautet, dass alles, was beherrscht wird, auch getan werden muss.

Die Haftungsrisiken im Falle einer Unterlassung der Hilfeleistung wirken im Vergleich zu den verwaltungsrechtlichen Risiken ungleich schwerer. Obendrein griff der Bundesgerichtshof in seiner Rechtsprechung in ver-

---

143 Vgl. BAK, Leitlinie: Durchführung von COVID-19-Schutzimpfungen in öffentlichen Apotheken, S. 4.
144 BVerfG, Beschl. v. 01.02.2011 – 1 BvR 2383/10.
145 Vgl. BAK, in: Grippeschutzimpfungen in öffentlichen Apotheken – Theorie und Praxis, S. 5.

146 Vgl. BAK, Corona-Curriculum, S. 5.
147 BGH, Urt. v. 08.01.2015 – I ZR 123/13 = A&R 2015, S. 184.

gleichbaren Schadensfällen für Leben, Körper oder Gesundheit zuletzt regelmäßig auf die Beweislastumkehr auch für nichtärztliche Berufe zurück,[148] sodass die Apotheke in einem zivil- oder strafrechtlichen Haftungsprozess denkbar schlechte Karten hätte. Für schlichtes Nichtstun bleibt insofern kein Raum. Umgekehrt dürfte die eigenverantwortliche Applikation oder Abgabe von Arzneimitteln, die nicht Gegenstand der Schulungen zur Notfallkompetenz waren, womöglich in unmittelbarer Nachbarschaft einer Notfallambulanz, vor Gericht wohl eher nicht ohne Weiteres akzeptiert werden. Hier wären höchstwahrscheinlich mildere Mittel möglich gewesen.

In der Praxis dürfte damit jedenfalls der Notruf (112) vor der Eigeninitiative immer gefordert werden, um überhaupt von einem Notstand ausgehen zu können. Ist dieser getätigt, so sollten alle erforderlichen und beherrschten Maßnahmen – ggf. unter notärztlicher fernmündlicher Anleitung – ergriffen werden. Dies gilt insbesondere für die erworbenen Notfallkompetenzen und unter Umständen auch darüber hinaus beherrschten Maßnahmen wie beispielsweise der Verabreichung eines Adrenalin-Autoinjektors. Wo und wann die Fähigkeiten erworben wurden – in der Schulung oder aufgrund von Auslandserfahrung – spielt dann keine Rolle. Aus Haftungssicht in jedem Fall zu bevorzugen ist die Durchführung von Notfallmaßnahmen unter fernmündlicher Anweisung des Arztes. Eben ein solch gestuftes Vorgehen in Verbindung mit einer Einzelfallbewertung empfiehlt daher folgerichtig auch die BAK-Leitlinie.[149] Denn Patentlösungen existieren in diesem Grenzbereich nicht, da sich die Realität zwischen den skizzierten Polen bewegt. Im Einzelfall haftungsrelevant ist immer die Frage, welche Maßnahmen zur Vermeidung einer Rechtsübertretung ergriffen wurden und ob es Alternativen dazu gegeben hätte. Dennoch ist für eine schlichte Unterlassung einer Hilfemaßnahme kein Raum, wenn es um Leib und Leben geht. Dieses Problem ist für die Apothekerschaft allerdings nicht neu, da sich diese Abwägungsfragen seit jeher zwingend für oder wider die Abgabe eines Arzneimittels ohne ärztliche Verschreibung im Notfall stellen müssen.

---

148 Vgl. Prütting, NJW, 2019, 2661.

149 Vgl. BAK, Kommentar zur Leitlinie: Durchführung von COVID-19-Schutzimpfungen in öffentlichen Apotheken, S. 17.

4 COVID-19

Martina Schiffter-Weinle, Dr. Ilse Zündorf (4.1, 4.2), Prof. Dr. Robert Fürst (4.1, 4.2),
Dr. Helga Blasius (4.2), Dr. Verena Stahl (4.2), Ralf Schlenger (4.2)

4.1 Coronaviren und SARS-CoV-2

Das Coronavirus SARS-CoV-2 (severe acute respiratory syndrome coronavirus type 2) wurde Anfang 2020 als Auslöser der Erkrankung COVID-19 identifiziert. Zur Familie der Coronaviren gehören eine ganze Reihe unterschiedlicher Krankheitserreger. Coronaviren sind ubiquitär vorkommende Viren, die als sogenannte gewöhnliche CoV beim Menschen recht häufig für banale Erkältungskrankheiten verantwortlich sind. Andere Virusstämme kommen natürlicherweise in Tieren vor, allen voran in Fledermäusen, aber – wie im Fall von MERS-CoV (middle east respiratory syndrome coronavirus, ▶ Kap. 4.1.2) – auch in Dromedaren. Bei engem Kontakt zwischen Mensch und Tier kann es zu einer Infektion des Menschen mit einem zoonotischen Coronavirus kommen. Die beobachteten schweren Krankheitsbilder im Falle von SARS- bzw. MERS-CoV beruhen auf der bisher fehlenden Anpassung (Coevolution) zwischen dem Immunsystem und dem jeweiligen Virus. Sowohl MERS-CoV als auch SARS-CoV können nach der Infektion im Menschen eine schwere Pneumonie hervorrufen.

4.1.1 Struktur

Coronaviren sind RNA-Viren mit einer charakteristischen Hülle, die durch spezielle Oberflächenproteine gekennzeichnet ist. Ihr Aussehen ähnelt einer Krone, wovon sich auch der Name ableitet (lat. corona = Krone).

Bei Coronaviren handelt es sich um membranumhüllte Viruspartikel mit einem einzelsträngigen RNA-Genom in Positivstrangorientierung. Das heißt die RNA kann in der Wirtszelle direkt als mRNA für die Proteinbiosynthese eingesetzt werden. Allerdings bedeutet das RNA-Genom auch, dass bei der Replikation der Virus-Nukleinsäure Fehler auftreten und dadurch eine erhöhte Variabilität in der Virusnachkommenschaft entsteht, was durchaus die Infektiosität und Übertragbarkeit der Viren verändern kann. Die Ausbreitung von Mensch zu Mensch wird durch die biologische Selektion der Virusvarianten immer wahrscheinlicher.

Das RNA-Genom des SARS-CoV codiert für vier wichtige virale Strukturproteine: Spike- (S), Envelope- (E), Membran- (M) und die Nucleocapsidproteine (N) 3–5 (◯ Abb. 4.1). In der Membran des Virus sind die S-, E- und M-Proteine lokalisiert, wobei die M- und E-Proteine bei der viralen Assemblierung relevant sind, während das S-Protein eine wichtige Funktion beim Eintritt in die Wirtszelle hat und deshalb als Ziel einer Therapie interessant ist, aber auch als mögliches Impf-Antigen. Das S-Protein wird durch verschiedene wirtseigene Proteasen in die zwei Untereinheiten S1 und S2 gespalten. S1 ist für die Rezeptorbindung verantwortlich, während S2 die Fusion der Virushülle mit der Membran der Wirtszelle vermittelt. SARS-CoV nutzt vor allem das auf Zellen im Respirationstrakt weit verbreitete membranständige angiotensin-converting enzyme 2 (ACE2) als Adhäsionspartner.

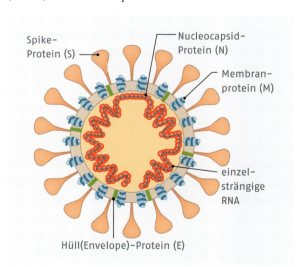

◯ **Abb. 4.1** Schematische Darstellung eines Coronavirus mit den wichtigen Strukturproteinen in der Membran

4.1.2 Virusreplikation

Viren sind allein nicht überlebensfähig. Sie brauchen eine Wirtszelle, um sich zu vermehren und stoffwechselaktiv zu sein. SARS-CoV-2-Partikel gelangen vor allem über das angiotensin-converting enzyme 2 (ACE2) als Rezeptor in die Zellen des Körpers. ACE2-Moleküle sind auf sehr vielen Zellen vorhanden. Demzufolge werden viele verschiedene Gewebe und Organe infiziert und es kommt zu unterschiedlichen Erkrankungen und Symptomen:

- pulmonale Erkrankungen,
- neurologische Symptome (Geruchs-, Geschmacksveränderungen),
- gastroenterologische Symptome (Durchfall),
- Herz-Kreislauf-Symptome,
- Nierenerkrankungen,
- dermatologische Manifestationen.

Den Vermehrungszyklus des Coronavirus kann man in folgende Stadien einteilen:

Adsorption: SARS-CoV-2 bindet mit seinem Spike-Protein an ACE2 auf der menschlichen Wirtszelle. Zusätzlich nutzt das Virus zelluläre Enzyme wie die transmembranäre Serinprotease 2 (TMPRSS2) zur Aktivierung seines Spike-Proteins, wodurch der Eintritt des Virus in die Zelle eingeleitet wird.

Penetration und Freisetzung der Nukleinsäure: Indem die Virusmembran mit der Membran des Endosoms verschmilzt (Membranfusion), gelangt die virale (genomische) RNA in die Wirtszelle.

Synthese von Virusproteinen und Replikation der Virusnukleinsäure: An den Ribosomen erfolgt die Translation der mRNA. Da die einzelsträngige virale RNA von SARS-CoV-2 mRNA-Funktion, d.h. eine (+)-Polarität, besitzt, kann die eingedrungene RNA unmittelbar mit den Ribosomen der Wirtszelle assoziieren. Bei der Translation entsteht zunächst ein Replikase-Polyprotein, das proteolytisch gespalten wird, um die nötigen Enzyme für die Virusreplikation und -assemblierung zu liefern.

Eines dieser Enzyme ist eine RNA-abhängige RNA-Polymerase (RdRp), die die virale RNA zunächst in einen Minusstrang repliziert, der das gesamte Genom umfasst. Dieser Gegenstrang dient wiederum als Matrize für die Replikation neuer genomischer RNA-Stränge mit (+)-Polarität und der Bildung von subgenomischen mRNA-Molekülen, die für die akzessorischen Proteine sowie für die vier Strukturproteine benötigt werden. Zu letzteren gehören das Spike-Protein (S), das Envelope-Protein (E), das Membranprotein (M) und das Nukleokapsid (N).

Zusammenbau der neu synthetisierten Virusbausteine, „Reifung" der Viren: Die genomische RNA (virale RNA) lagert sich im Zytoplasma mit N-Proteinen zu neuen Nucleoproteinkomplexen zusammen. Die anderen Strukturproteine (S, M und E) werden in die Membran des ER-Golgi-Kompartiments (ERGIC) eingelagert und gemeinsam mit den Nucleoproteinkomplexen in das ERGIC aufgenommen. Im ERGIC werden die neuen Viruspartikel zusammengesetzt.

Ausschleusung neu gebildeter Viren: Die reifen Virionen werden in Vesikel verpackt und zur Zelloberfläche transportiert, wo sie via Exozytose aus der Wirtszelle geschleust werden.

> ■ **MERKE** Die Virusvermehrung findet ausschließlich im Zytoplasma der Wirtszelle statt (nicht im Zellkern).

4.1.3 Mutationen

Wie im Rahmen der Virusreplikation beschrieben (▶ Kap. 4.1.2), wird ausgehend von der viralen RNA zunächst eine Kopie angefertigt, die dann wiederum als Vorlage für die Herstellung neuer Virusgenome verwendet wird. In unseren eukaryontischen Zellen gibt es kein Enzym, das RNA oder DNA anhand einer RNA-Vorlage synthetisiert. Demzufolge bringen Viren eine derartige RNA-Polymerase – oder wie bei HIV eine reverse Transkriptase – selbst mit in die Wirtszelle. Eine Selektion hin zu einem sehr sorgfältig arbeitenden Enzym – wie bei den Polymerasen eukaryontischer Zellen – hat bei Viren nie stattgefunden. Stattdessen ist der Prozess mit einer schnell dahingeschriebenen Abschrift einer Textseite vergleichbar, die nicht mehr Korrektur gelesen wird. Deshalb entstehen bei allen Replikationszyklen von RNA-Viren durch Mutationen neue Varianten, die sich mehr oder weniger stark vom ursprünglich infizierenden Virus unterscheiden. Nur wenn die entstandenen Mutationen zu einem Selektionsvorteil führen, sodass beispielsweise nicht nur Fledermäuse, sondern auch Menschen infiziert werden können, werden sich diese Virusvarianten durchsetzen und sich von nun an nicht nur in Fledermäusen sondern auch in Menschen vermehren. Viele der Mutationen bleiben jedoch unauffällig und gehen eventuell einfach wieder verloren.

4.1.4 Arten und Virusvarianten

Coronaviren sind schon seit den 1960er-Jahren bekannt: 1965 wurde das Alphacoronavirus HCoV-229E als erstes humanes Coronavirus isoliert. Mittlerweile sind vier endemisch vorkommende humane Coronaviren bekannt (HCoV-229E, HCoV-OC43, HCoV-NL63 und HCoV-HKU1), die in der Weltbevölkerung zirkulieren. In den meisten Fällen verursachen die endemischen humanen Coronaviren Erkrankungen des oberen und unteren Atemtraktes. Laut Angaben des Helmholtz-Zentrum für Infektionsforschung sind Coronaviren für etwa ein Drittel aller Erkältungen beim Menschen verantwortlich.

Die Coronaviren SARS-CoV, MERS-CoV und SARS-CoV-2 hingegen sind Viren, die in den letzten 20 Jahren zu schweren Ausbrüchen, Endemien und Pandemien geführt haben.

SARS-CoV-1: In der Wintersaison im Jahre 2002 trat im Süden Chinas eine bislang unbekannte, schwer verlaufende Lungenerkrankung auf, das severe acute respiratory syndrome (SARS). Ausgelöst wurde sie durch das sogenannte SARS-assoziierte Coronavirus-1, kurz SARS-CoV-1. SARS breitete sich weltweit aus, vor allem in China, Südostasien und Kanada. Insgesamt wurden der WHO 8096 Fälle, darunter 711 Todesfälle, gemeldet. Das entspricht einer Fallsterblichkeitsrate (CFR) von 9,6 %. Die SARS-Pandemie konnte durch engmaschige Kontrollen Reisender und durch Quarantänemaßnahmen im Sommer 2003 gestoppt werden.

MERS-CoV: Das middle east respiratory syndrome-coronavirus (MERS-CoV) wurde 2012 erstmals aus einem Patienten isoliert, der mit einer akuten Lungenentzündung in Saudi-Arabien in ein Krankenhaus eingeliefert wurde. Bis 2019 wurden der WHO mehr als 2400 laborbestätigte Fälle (davon mehr als 800 Todesfälle) gemeldet, vor allem aus Saudi-Arabien. Die Fallsterblichkeitsrate (CFR) liegt demnach bei über 30 %.

SARS-CoV-2: SARS-CoV-2 ist zum ersten Mal im Dezember 2019 in Wuhan in China aufgetreten und wurde im Januar 2020 als Coronavirus identifiziert. Die durch das Virus verursachte Erkrankung erhielt den offiziellen Namen COVID-19 (coronavirus disease 2019).

Seit Dezember 2020 sind Virusvarianten bekannt geworden, die aufgrund ihrer Mutationen eine deutlich höhere Ansteckungsgefahr mit sich bringen (= höhere Reproduktionszahl). Sie werden auch als besorgniserregende Virusvarianten (variants of concern, VOC) bezeichnet. Die WHO listet derzeit folgende VOC:

B.1.1.7 – die Variante Alpha (vormals „die britische" Variante): B.1.1.7 wurde erstmals im September 2020 in Großbritannien nachgewiesen und hat sich von dort ausgehend in 137 Ländern etabliert. B.1.1.7 ist durch verschiedene Mutationen gekennzeichnet, von denen N501Y, P681H und E484K besonders relevant waren, was die Variante deutlich infektiöser als frühere Linien machte. Mittlerweile spielt die Alpha-Variante in Europa keine Rolle mehr.

B.1.351 – die Variante Beta (vormals „die südafrikanische" Variante): B.1.315 wurde im Oktober 2020 in der Nähe von Kapstadt in einer Probe entdeckt. Inzwischen wurde sie in 92 Ländern dokumentiert. Auch sie enthält die relevanten Mutationen N501Y und E484K sowie die Mutation K417N. Die Kombination von N501Y und K417N im S-Protein verhindert die Bindung eines Antikörpers, den man aus einer von der Alpha-Variante genesenen Person isoliert hatte. Solche Viren werden als „Escape"-Varianten bezeichnet.

P.1 (B.1.28) – die Variante Gamma (vormals „die brasilianische" Variante): B.1.28 trat erstmals in Brasilien auf. Inzwischen fand man sie in 51 Ländern. Sie trägt unter anderem die relevanten Mutationen E484K, N501Y und K417T.

B.1.617 – die Variante Delta (vormals „indische" Variante): Sie wurde erstmals im Oktober 2020 in Indien dokumentiert. Von dort aus verbreitete sie sich weltweit. Es kursieren zwei Subtypen. Die Delta-Variante zeichnet sich durch Mutationen aus, die die Übertragbarkeit des Virus erhöhen und mit einer reduzierten Wirksamkeit der Immunantwort in Verbindung gebracht werden.

B.1.1.529 – die Variante Omikron und ihre drei Sublinien: Omikron wurde erstmals im November 2021 im südlichen Afrika identifiziert. Allerdings stellte man fest, dass diese Variante schon zuvor in anderen Ländern aufgetreten war. Sie weist eine große Zahl von Mutationen auf, allein mehr als 30 davon im S-Protein. Die zuerst identifizierte Form von B.1.1.529 – BA.1 genannt – entwickelte noch die zwei Sublinien BA.2 und BA.3. Alle drei Sublinien rufen im Schnitt mildere Symptome hervor als die Delta-Variante; doch in einzelnen Fällen kommt es auch bei ihnen zu sehr schweren Krankheitsverläufen. Omikron breitet sich nach derzeitigem Kenntnisstand deutlich schneller und effektiver aus als die bisherigen Virusvarianten.

4.2 Die Erkrankung COVID-19

4.2.1 Übertragung

SARS-COV-2 wird vorwiegend durch Tröpfcheninfektion oder über Aerosole von Mensch zu Mensch übertragen. Diese werden beim Atmen, Husten, Sprechen, Singen und Niesen ausgeschieden. Während insbesondere größere Partikel schnell zu Boden sinken, können Aerosole auch über längere Zeit in der Luft schweben und sich in geschlossenen Räumen verteilen. Auch eine Übertragung durch kontaminierte Oberflächen ist insbesondere in der unmittelbaren Umgebung der infektiösen Person nicht auszuschließen, da vermehrungsfähige SARS-CoV-2-Partikel unter Laborbedingungen auf Flächen einige Zeit infektiös bleiben können. Die Überlebensdauer der Viren wird vor allem durch Umweltfaktoren wie Temperatur, Luftfeuchtigkeit oder Beschaffenheit der Oberfläche bestimmt.

4.2.2 Immunantwort

Angeborenes Immunsystem: Nach dem Eindringen von SARS-CoV-2 in den Organismus erfolgt zunächst eine schnelle unspezifische Abwehr des Krankheitserregers durch das angeborene Immunsystem. Dabei kommt es zur Aktivierung des Komplementsystems (humorale Immunantwort), zudem erkennen die Zellen des unspezifischen Immunsystems (z. B. Makrophagen und natürliche Killerzellen) die Erreger und eliminieren sie (zelluläre Immunantwort).

Erworbenes Immunsystem: Wenn das Virus durch die angeborene Immunantwort nicht unschädlich gemacht werden kann, kommt es zur Induktion einer adaptiven (spezifischen) Immunantwort. Die spezifische Immunabwehr wird durch Immunzellen vermittelt, vor allem durch B-Lymphozyten und T-Lymphozyten.

In den Körper eingedrungene Viren werden zum Teil in spezialisierte antigenpräsentierende Zellen (APC) durch Phagozytose aufgenommen. Vor allem dendritische Zellen spielen hierbei eine große Rolle, aber auch Makrophagen und B-Lymphozyten.

Die APC präsentieren Bruchstücke des Virus (Antigene) über MHC-II-Proteine auf ihrer Zelloberfläche, um T-Helferzellen ($CD4^+$-T-Zellen) zu aktivieren. Infolgedessen schütten die T-Helferzellen Zytokine aus, die Makrophagen aktivieren, die Bildung von Antikörpern durch B-Zellen anregen und eine Entzündungsreaktion auslösen.

Außerdem präsentieren APCs über MHC-I-Moleküle Antigene, die naive CD8-positive T-Zellen erkennen und aktivieren, wodurch diese zu zytotoxischen T-Zellen differenzieren, die mit dem Virus infizierte Zellen erkennen und zerstören.

Immunologisches Gedächtnis: Damit das Immunsystem bei einem erneuten Antigenkontakt schneller und stärker reagieren kann, werden von den spezifisch aktivierten Immunzellen „Backups" erstellt: Es werden langlebige Gedächtniszellen (Memory-B- und T-Zellen) angelegt, die im Körper erhalten bleiben und bei einer erneuten Infektion eine schnelle Immunantwort vermitteln können, indem sie spezifische Antikörper produzieren (B-Zellen) oder als zytotoxische T-Zellen infizierte Zellen zerstören.

Überschießende Immunantwort bei SARS-CoV-2: Dringt ein Erreger in den Körper ein, so wird die Immunabwehr durch eine Untergruppe entzündungsfördernder Zytokine aktiviert. Die Immunzellen docken am Infektionsort an und das Gewebe wird stärker durchblutet. Ist die Gefahr vorbei, so wird das System durch die Ausschüttung entzündungshemmender Botenstoffe, zum Beispiel IL-10 und transforming growth factor β (TGF-β), wieder heruntergefahren. Es kann jedoch vorkommen, dass genau das nicht passiert, was bei schweren COVID-19-Verläufen beobachtet wurde. Durch die Überreizung der Immunabwehr locken lokal freigesetzte Botenstoffe massenhaft Abwehrzellen an, die ihrerseits neue Botenstoffe freisetzen und so noch mehr Abwehrzellen rekrutieren. Es kommt zum gefürchteten Phänomen des Zytokin-Freisetzungssyndroms, das in seiner forcierten Ausprägung auch als Zytokinsturm bezeichnet wird.

Doch was passiert beim Zytokinsturm immunologisch? Wie zuvor beschrieben, aktiviert eine SARS-CoV-2-Infektion die angeborene und adaptive Immunantwort. Der Zytokinsturm beruht auf den Auswirkungen einer Kombination zahlreicher immunaktiver Moleküle, wobei Interferone, Interleukine (z. B. IL-6, IL-1β, IL-2, IL-8, IL-17), Chemokine (CCL2, CCL-5, IP-10 und CCL3), koloniestimulierende Faktoren (CSF) und Tumornekrosefaktor α (TNF-α) die Hauptkomponenten darstellen.

Bei schweren COVID-19-Verläufen wurde im Vergleich zu milden Fällen eine bedeutende Zunahme der Anzahl der Neutrophilen, Leukozyten und des Neutrophilen-Lymphozyten-Verhältnisses (NLR) als Indikator für eine systemische Entzündung beobachtet. Außerdem kommt es zu Ungleichgewichten bei den T-Zellen. Bei Patienten mit schwerem COVID-19 sind die Level an regulatorischen T-Zellen bemerkenswert niedriger als bei leicht Erkrankten. Regulatorische T-Zellen sind verantwortlich für die Aufrechterhaltung der Immunhomöostase inklusive der Unterdrückung der Aktivierung, Proliferation und proinflammatorischen Funktion der meisten Lymphozyten einschließlich $CD4^+$-T-Zellen, $CD8^+$-T-Zellen, NK- und B-Zellen. Darüber hinaus erhöht sich der Prozentsatz der naiven T-Helferzellen, während der Prozentsatz der T-Gedächtniszellen bei schwerem COVID-19 abnimmt. Das Gleichgewicht zwischen den naiven T-Zellen und den T-Gedächtniszellen ist von grundlegender Bedeutung für die Vermittlung der effizienten Immunantwort. Daneben wurde bei COVID-19 eine Reduktion von B-Zellen und NK-Zellen beobachtet.

4.2.3 Symptome

Laut RKI zählen Husten, Fieber, Schnupfen sowie Geruchs- und Geschmacksverlust zu den im deutschen Meldesystem am häufigsten erfassten Symptomen. Es können auch Halsschmerzen, Atemnot, Kopf- und Gliederschmerzen, Appetitlosigkeit, Gewichtsverlust, Übelkeit, Bauchschmerzen, Erbrechen, Durchfall, Konjunktivitis, Hautausschlag, Lymphknotenschwellung, Apathie (Teilnahmslosigkeit) und Somnolenz (Benommenheit) auftreten.

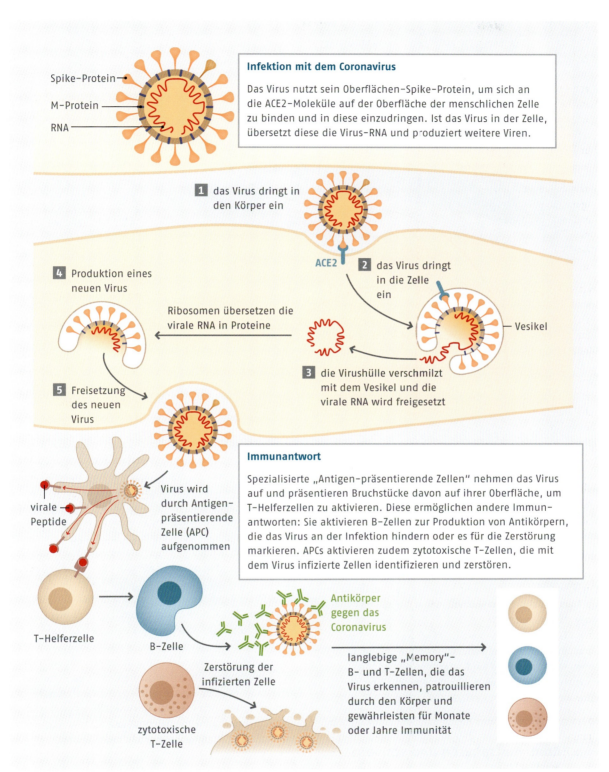

Abb. 4.2 Infektion einer menschlichen Zelle mit dem Coronavirus und Immunantwort

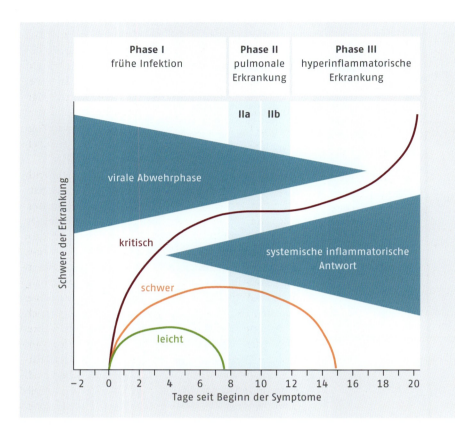

Abb. 4.3 Klinische Verläufe von COVID-19: Die Einteilung erfolgt in drei Krankheitsphasen: frühe Infektion, pulmonale Erkrankung mit oder ohne Hypoxie und hyperinflammatorische Erkrankung. Alle drei klinischen Verläufe (leicht, schwer und kritisch) können sich, in Abhängigkeit von der individuellen Immunität und Komorbidität, aus der Phase I entwickeln. Hypoxie wird definiert als Oxygenierungsindex (paO_2/FiO_2), also dem Quotient aus arteriellem Sauerstoffpartialdruck (paO_2) und inspiratorischer Sauerstoffkonzentration (FiO_2), < 300 mmHg.

Die Krankheitsverläufe von Personen, die sich mit SARS-CoV-2 infiziert haben, variieren stark. Während zahlreiche Patienten nur leichte oder gar keine Symptome aufweisen, wird COVID-19 bei anderen schnell lebensbedrohlich. Dabei sind nicht nur schwere Pneumonien mit akutem Lungenversagen (acute respiratory distress syndrome, ARDS) problematisch. Auch Herz-Kreislauf-Komplikationen und ein Multiorganversagen können zu einem kritischen Zustand führen.

Komplikationen bei COVID-19
- Lungenentzündung,
- Folgeschäden an Herz und Gefäßen,
- überschießende Immunreaktion (▶ Kap. 4.2.2),
- Atemnot bis hin zur Beatmungspflicht,
- Folgeschäden am Nervensystem,
- Langzeitfolgen von COVID-19 (▶ Kap. 4.2.5).

4.2.4 Krankheitsphasen und schwere Verläufe

Man unterscheidet bei COVID-19 drei Erkrankungsphasen, die fakultativ durchlaufen werden können (o Abb. 4.3): die frühe Infektion (Phase I), die pulmonale Manifestation mit oder ohne Hypoxie (Phase IIa oder IIb) und die schwere hyperinflammatorische Phase III. In Phase I kommt es für gewöhnlich (je nach Virusvariante) circa zwei bis sechs Tage nach der SARS-CoV-2-Infektion zu ersten Symptomen unterschiedlicher Ausprägung und Schwere. Bleibt die Erkrankung auf dieses Stadium mit unspezifischen Symptomen begrenzt, sind Prognose und Genesung sehr gut. Patienten können jedoch nach weiteren fünf Tagen, wenn das Virus in der Lunge repliziert, eine virale Pneumonie entwickeln und in die zweite Phase übertreten. Hier zeigen sich Fieber, Husten und gegebenenfalls dyspnoische Beschwerden. Im weiteren Verlauf der Erkrankung, um den achten bis zwölften Tag nach Beginn der Erstsymptomatik, scheint ein kritischer Zeitpunkt für die Betroffenen mit Dyspnoe erreicht. Nun sind zwei Wege möglich: Entweder tritt aufgrund einer einsetzenden immunologischen Kontrolle des Organismus eine Erholung ein oder der Gesundheitszustand verschlechtert sich aufgrund einer extrapulmonalen, systemischen Hyperinflammation deutlich (Phase III), was intensivmedizinische Maßnahmen erforderlich macht.

Risikofaktoren für schwere Verläufe: Das Risiko für einen schweren COVID-19-Verlauf steigt mit höherem Alter, männlichem Geschlecht, außerdem bei Grunderkrankungen wie Adipositas, Diabetes, respiratorischen und kardiovaskulären Erkrankungen. Auch bei Menschen mit Down-Syndrom (Trisomie 21) und Patienten mit geschwächtem Immunsystem werden schwere Krankheitsverläufe häufiger beobachtet.

Das DIVI-Intensivregister: Die meisten COVID-19-Patienten in intensivmedizinischer Behandlung müssen zur Aufrechterhaltung der Sauerstoffversorgung des Körpers intubiert und invasiv beatmet werden. Genaue und aktuelle Fallzahlen intensivpflichtiger COVID-19-Patienten sowie ihr Anteil an der Gesamtzahl der Intensivbetten liefert das DIVI-Intensivregister (www.intensivregister.de). Dort findet man tagesaktuell eine Übersicht freier betreibbarer, belegter und insgesamt zur Verfügung stehender Intensivbetten unterschiedlicher Versorgungsstufen des gesamten Bundesgebietes. Anhand eines Ampelschemas lassen sich die intensivmedizinischen Kapazitäten der jeweiligen Kliniken bzw. Stationen unter Berücksichtigung von Bettenzahl, Personalsituation und Arbeitsbelastung ablesen (grün: verfügbar, gelb: begrenzt vorhanden, rot: nicht verfügbar). Seit dem 16.04.2020 ist die tägliche Meldung an das Intensivregister für alle intensivbettenführenden Krankenhausstandorte gesetzlich verpflichtend.

4.2.5 Long-COVID und das Post-COVID-Syndrom

Long-COVID, inzwischen auch PASC genannt (post-acute sequelae of COVID-19), ist ein Sammelbegriff für gesundheitliche Langzeitfolgen, die nach einer akuten Erkrankung an COVID-19 auftreten können. Das britische National Institute for Health and Care Excellence (NICE) spricht dabei von Symptomen, die nach der Akutphase von COVID-19 für vier bis zwölf Wochen auftreten oder fortbestehen und sich durch keine andere Diagnose erklären lassen. Jenseits der zwölften Woche empfiehlt das NICE den Begriff Post-COVID-Syndrom. Die Weltgesundheitsorganisation (WHO) verwendet den Begriff Post-COVID-19-Erkrankung und fasst darunter gesundheitliche Beschwerden zusammen, die bei Personen mit einer wahrscheinlichen oder bestätigten SARS-CoV-2-Infektion auftreten, in der Regel innerhalb von drei Monaten nach Erkrankungsbeginn. Sie dauern mindestens zwei Monate an und sind nicht durch eine andere Diagnose zu erklären.

Die gesundheitlichen Langzeitfolgen von COVID-19 sind vielfältig. Es gibt kaum ein Organsystem, das nicht von COVID-19 in Mitleidenschaft gezogen werden kann: Menschen mit Long-COVID können unter anderem respiratorische, kardiovaskuläre, neurologische, gastrointestinale und muskulo-skelettale Probleme haben. Am häufigsten leiden sie unter Fatigue und Atemnot, viele an kardialen Störungen, Kognitions- und Konzentrationsstörungen, Schlafproblemen, Kopfschmerzen, Geruchs- und Geschmacksstörungen.

Fatigue steht in praktisch allen Studien zu Long-COVID an erster Stelle der Häufigkeit und der gefühlten Belastung der Patienten. Betroffene schildern eine unerklärliche Erschöpfung, unverhältnismäßige Verschlechterung nach Belastung, Schlafstörungen, Mangel an Motivation und Konzentrationsfähigkeit. Damit ähnelt die Post-COVID-Fatigue der neuroimmunologischen Systemerkrankung myalgische Enzephalomyelitis/chronisches Fatigue-Syndrom, kurz ME/CFS.

Es gibt für die Post-COVID-Fatigue keine einheitliche Therapie. Wichtig ist das Schonen der krankheitsbedingt niedrigen Energieressourcen; Überanstrengung kann die Fatigue schubartig verschlechtern. Das NICE empfiehlt unter anderem dosierte Aktivität (graded exercise therapy, GET) und kognitive Verhaltenstherapie, wobei letztere nicht unumstritten ist. Patientenorganisationen wie die britische Myalgic Encephalomyelitis Association legen den Patienten einen geregelten Tagesablauf, vollwertige Ernährung, vorsichtig dosierte Bewegung und Entspannungsverfahren nahe, zudem den Anschluss an eine Selbsthilfeorganisation. In Deutschland bieten dies unter anderem Fatigatio e. V. (www.fatigatio.de) und die Deutsche Gesellschaft für ME/CFS e. V. (www.mecfs.de) an. Es gibt Hinweise, dass hochdosierte Vitamin-C-Infusionen durch antiinflammatorische, endothelschützende und immunmodulatorische Effekte die Fatigue-Symptomatik lindern können.

Jeder Mensch kann nach einer SARS-CoV-2-Infektion Folgeschäden entwickeln – ungeachtet der Schwere der vorherigen Akutsymptome (auch nach „milden" Verläufen kann Long-COVID auftreten) und unabhängig von der Art der Behandlung. Es gibt nur minimale Unterschiede in der Häufigkeit von Long-COVID-Symptomen zwischen ambulanten und hospitalisierten Patienten.

4.2.6 Diagnostik

Polymerase-Kettenreaktion(PCR)-gestützte Detektion von SARS-CoV-2: Die Polymerase-Kettenreaktion zählt in der Diagnostik zu den sogenannten direkten Nachweisverfahren. Im Falle viraler RNA werden spezifische Abschnitte der Erbgutinformation mithilfe der reversen Transkriptase (RT) in DNA umgeschrieben, vervielfältigt (amplifiziert) und anschließend eindeutig nachgewiesen (○ Abb. 4.4). Forschern des Nationalen Konsiliarlaboratoriums für Coronaviren am Institut für Virologie der Charité – Universitätsmedizin Berlin gelang es bereits Mitte Januar 2020, virusspezifische Schlüsselstellen im Erbgut von SARS-CoV-2 zu identifizieren, die als Startersequenz (Primer) für die PCR dienen. Die von ihnen genutzte etablierte Nachweismethode wird als sogenannte quantitative Echtzeit-reverse-Transkriptase-Polymerase-Kettenreaktion (qRT-PCR) bezeichnet.

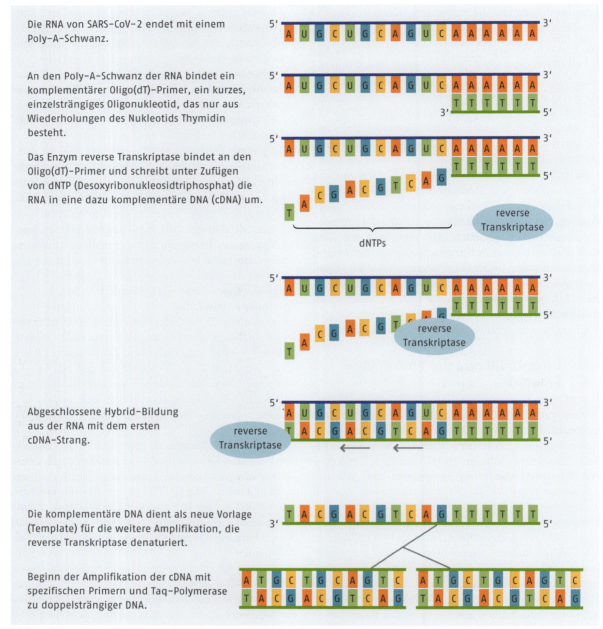

Abb. 4.4 Die labordiagnostische Abklärung eines Verdachts auf eine Infektion mit SARS-CoV-2 wird mit der Polymerasekettenreaktion durchgeführt, mit der sich Infektionen erkennen lassen, wenn sich das Virus gerade im Körper vermehrt. Ein negatives PCR-Ergebnis schließt die Möglichkeit einer Infektion mit SARS-CoV-2 nicht vollständig aus (nach Thimmana L. Molecular Biology, Agri Biotech Foundation).

Die Real-Time-RT-PCR (= reverse Transkriptase Polymerase-Kettenreaktion in Echtzeit) ist eine Vervielfältigungsmethode für Nukleinsäuren, die auf dem Prinzip der herkömmlichen PCR beruht, aber zusätzlich die Möglichkeit der Quantifizierung bietet und zudem die Amplifikation der Nukleinsäuren und deren Nachweis in einem einzigen Schritt ermöglicht. Deswegen wird sie auch oft als quantitative PCR = qPCR, beziehungsweise qRT-PCR für RNA-Viren, bezeichnet.

Bei der herkömmlichen PCR müssen nach der Amplifikation mit einer bestimmten, vorher festgelegten Anzahl von Zyklen in einem zweiten Schritt die Produkte mittels Gelelektrophorese nachgewiesen werden. Bei der Real-Time-PCR hingegen werden fluoreszierende Farbstoffe zur Markierung von PCR-Produkten bereits während der Vervielfältigung der Nukleinsäuren genutzt. Die verwendeten Geräte, die aus der Kombination eines Thermocyclers (auch bei der herkömmlichen PCR eingesetzt) mit einem Fluoreszenz-Analysator bestehen, messen die Anreicherung von Fluoreszenzsignalen während der exponenziellen Phase der Reaktion. Die Vervielfältigung der DNA-Sequenz kann also in Echtzeit beobachtet werden.

Moderne Real-Time-PCR-Geräte kommen praktisch ohne Probenvorbereitung aus und können daher in der patientennahen Sofortdiagnostik eingesetzt werden.

Antigen-Tests: Antigen-Schnelltests sind außerhalb eines Labors vor Ort und schneller als PCR-Tests durchführbar. Nach 15 bis 30 Minuten liegt das Ergebnis vor. Das Funktionsprinzip dieser Antigen-Schnelltests ist ein chromatographischer Immunoassay zum qualitativen Nachweis von viralen SARS-CoV-2-Nucleocapsid-Proteinen in humanen Proben. Die Probengewinnung erfolgt in der Regel über einen Rachen-(oropharyngeal) und/oder Nasenabstrich (nasopharyngeal bzw. anterionasal). Es gibt auch Testkits, die Speichel- oder Stuhlproben verwenden.

Antikörpernachweise: Antikörpernachweise zählen zu den indirekten Nachweisverfahren, weisen also nicht das Virus selbst nach, sondern die vom Körper nach einer gewissen Zeit (diagnostische Lücke) gebildeten Antikörper. Nachgewiesen werden IgG- und IgM-Antikörper. Aufgrund der diagnostischen Lücke, also dem Zeitraum zwischen dem Eintritt der Infektion und dem Vorhandensein einer ausreichenden Menge detektierbarer Antikörper (Dauer: circa eine bis zwei Wochen nach Symptombeginn), eignet sich das Verfahren nicht für die Akutdiagnostik.

4.3 COVID-19-Prophylaxe und -Therapie

4.3.1 Maßnahmen für den Einzelnen

Die Wahrscheinlichkeit einer Ansteckung mit SARS-CoV-2 kann durch das Einhalten folgender Hygiene- und Verhaltensmaßnahmen verringert werden:

- bei coronatypischen Symptomen wie Fieber und Husten zu Hause bleiben,
- mindestens 1,5 m Schutzabstand zu anderen halten,
- bei Unterschreiten des Schutzabstandes und bei Aufenthalt in (schlecht belüfteten) Räumen Maske tragen,
- Innenräume regelmäßig lüften,
- schlecht belüftete Innenräume meiden,
- Hände regelmäßig und gründlich mit Seife und Wasser für 20 Sekunden waschen, insbesondere nach dem Toilettengang und vor jeglicher Nahrungsaufnahme,
- nicht mit den Händen ins Gesicht fassen,
- nicht die Hand geben, keine Umarmungen und Küsse zur Begrüßung,
- Präsenzveranstaltungen vermeiden; alternativ Telefon- und Videokonferenzen nutzen,
- Menschenansammlungen meiden,
- in die Armbeuge oder ein Taschentuch husten und niesen, nicht in die Hand,
- getrennte Benutzung von Hygieneartikeln und Handtüchern,
- Haut- und Handkontaktflächen regelmäßig reinigen,
- Impfen lassen: Die COVID-19-Schutzimpfung bietet den besten Schutz vor einer Infektion, Erkrankung und vor allem vor schweren COVID-19-Verläufen.

Auch mit der Verwendung der Corona-Warn-App kann ein Beitrag geleistet werden, die Verbreitung des Virus einzudämmen und die Fallzahlen zu senken.

4.3.2 COVID-19-Therapeutika
Antivirale Arzneimittel

Eine antivirale Therapie ist vor allem in der Frühphase von COVID-19 sinnvoll.

Antivirale monoklonale Antikörper: SARS-CoV-2-Antikörper können zur Akuttherapie und teilweise auch zur Prophylaxe der Erkrankung eingesetzt werden. Sie neutralisieren SARS-CoV-2 wirksam und blockieren dessen Aufnahme in menschliche Zellen. Damit wird die Verbreitung des Erregers im Körper unterbunden.

Die monoklonalen Antikörper **Casirivimab/Imdevimab** sind unter dem Produktnamen Ronapreve® seit dem 12.11.2021 als Therapieoption zur Behandlung von COVID-19 zugelassen. Casirivimab (IgG1κ) und Imdevimab (IgG1λ) sind zwei rekombinante humane monoklonale Antikörper, die an nicht überlappende Epitope der Spike-Protein-Rezeptor-Bindungsdomäne (RBD) von SARS-CoV-2 binden. So verhindern sie, dass SARS-CoV-2-Viren über die RBD an humane ACE2-Moleküle binden und in die Wirtszellen eindringen können.

Das Antikörper-Duo Casirivimab/Imdevimab kann zur Behandlung und Prävention von COVID-19 bei Erwachsenen und Jugendlichen ab zwölf Jahren (Mindestgewicht 40 kg) angewendet werden. In der Prävention von COVID-19 soll Ronapreve® sowohl zur Postexpositions- wie auch Präexpositionsprophylaxe dienen.

Der zweite, ebenfalls am 12.11.2021 von der Europäischen Kommission zugelassene SARS-CoV-2-Antikörper ist **Regdanvimab** in Regkirona®. Er kann zur Behandlung von erwachsenen COVID-19-Patienten angewendet werden, die keinen Sauerstoff benötigen und ein hohes Risiko für einen schweren COVID-19-Verlauf haben.

Das dritte, im Dezember 2021 zugelassene Corona-Antikörperpräparat in der EU ist **Sotrovimab** (Xevudy®), ein monoklonaler Antikörper, der sich ebenfalls gegen das Spike-Protein von SARS-CoV-2 richtet. Dadurch fängt Sotrovimab das Virus ab und verhindert, dass dieses menschliche Zellen infiziert. Sotrovimab erhalten COVID-19-Patienten ab einem Alter von zwölf Jahren (Mindestgewicht 40 kg), die keinen zusätzlichen Sauerstoff benötigen, aber ein erhöhtes Risiko für einen schweren COVID-19-Verlauf haben, und zwar als intravenöse Infusion einmalig innerhalb von 5 Tagen nach Auftreten von COVID-19-Symptomen.

Obwohl sich alle drei zugelassenen SARS-CoV-2-Antikörperpräparate gegen das Spike-Protein des Virus richten, unterscheiden sich die Arzneimittel voneinander – in der exakten Bindungsstelle am Spike-Protein, in ihrer Wirksamkeit gegenüber den neuen Virusvarianten und auch in den Anwendungsgebieten und Applikationswegen.

Proteaseinhibitoren: Paxlovid® ist eine fixe orale Kombination aus Ritonavir und dem Proteaseinhibitor Nirmatrelvir (PF-07321332), die das Risiko für COVID-19-bedingte Krankenhauseinweisungen oder Tod laut Studienergebnissen um 89 % reduzieren kann. Nirmatrelvir hemmt als SARS-CoV-2–3CL-Proteaseinhibitor die für die Vermehrung von SARS-CoV-2 wichtige Protease 3CL. Ist diese Protease blockiert, wird auch die Virusvermehrung gestört. Ritonavir ist zwar ebenfalls ein Virostatikum, fungiert in Kombination mit Nirmatrelvir jedoch als Booster für diesen Wirkstoff. Es blockiert durch Inhibition von Cytochrom P450, insbesondere CYP3A4, und von P-Glykoprotein den Abbau von Nirmatrelvir und verlängert dadurch die Wirkdauer des Proteaseinhibitors, sodass die Dosis reduziert werden kann.

RNA-Polymeraseinhibitoren: Molnupiravir (Lagevrio®) ähnelt dem Nukleosid Cytidin und wird so als „falscher" Baustein in die neue RNA der Virusnachkommen eingebaut. Anstelle von Cytidintriphosphat oder Uridintriphosphat verwendet die RNA-abhängige RNA-Polymerase (RdRp) aktiviertes Molnupiravir (NHD-TP). Dadurch schleust Molnupiravir, während sich das Virus vermehrt, Fehler (Mutationen) in dessen Genom ein, die die Replikation des Virus stören.

Die Gabe von Molnupiravir bei nicht hospitalisierten COVID-19-Patienten (leicht bis mittelschwer erkrankt, mindestens ein Risikofaktor für einen schweren Verlauf) kann laut Studien bei den Erkrankten das absolute Risiko, ins Krankenhaus zu kommen oder zu sterben um 3 % verringern. Die relative Risikoreduktion liegt bei 30 %. Das Arzneimittel wird oral eingenommen.

Auch Remdesivir (Veklury®) ist zur stationären Behandlung von COVID-19 bei Erwachsenen und Jugendlichen ab zwölf Jahren mit mindestens 40 kg Körpergewicht mit einer Pneumonie, die eine zusätzliche Sauerstoffzufuhr zu Therapiebeginn erfordert, zugelassen.

Immunmodulatoren ohne antivirale Eigenschaften
Immunmodulatoren bekämpfen die potenziell gefährlichen überschießenden Immunreaktionen und besitzen bereits Zulassungen für andere Erkrankungen, bei denen entzündliche Prozesse eine Rolle spielen, wie beispielsweise die rheumatoide Arthritis. Eingesetzt werden sie ausschließlich in der Klinik bei Patienten mit schwerem COVID-19. Die Anwendung erfolgt im späteren Erkrankungsstadium, wenn vor allem überschießende Immun- und Entzündungsreaktionen im Vordergrund stehen. Folgende Arzneistoffe sind in Europa zugelassen:

- das Glucocorticoid Dexamethason (Fortecortin®, Generika),
- der Interleukin-1-Inhibitor Anakinra (Kineret®),
- der Interleukin-6-Rezeptorinhibitor Tocilizumab (RoActemra®).

Die WHO empfiehlt zudem das peroral verabreichte Baricitinib (Olumiant®), einen selektiven und reversiblen Inhibitor von Januskinase 1 (JAK1) und JAK2, für schwerkranke COVID-19-Patienten. Das Arzneimittel solle in Kombination mit Corticosteroiden verabreicht werden. Die EMA prüft aktuell die Zulassung von Baricitinib zur Covid-19-Therapie für Europa.

5 Impfung gegen COVID-19

Martina Schiffter-Weinle, Stefan Oetzel (5.1), Frederik Jötten (5.1), Katharina Krüger (5.1)

Die Impfung gegen SARS-CoV-2 ist eine der wirksamsten Methoden, um sich selbst und die Bevölkerung vor schweren COVID-19-Verläufen, Hospitalisierungen und Tod sowie Langzeitfolgen zu schützen und die Ausbreitung des Virus einzudämmen. Seit Beginn der Pandemie hat die Suche nach einem Impfstoff gegen COVID-19 die Forschung zu Höchstleistungen angetrieben. Mittlerweile sind in der Europäischen Union (EU) fünf Impfstoffe zugelassen.

5.1 Arten von Impfstoffen

5.1.1 mRNA-Impfstoffe

Bereits in den 1970er Jahren forschte die Biochemikerin Katalin Karikó mit ihrem Kollegen Drew Weissman zur mRNA und machte dann in den 1990ern eine entscheidende Entdeckung für die Nutzung künstlich hergestellter mRNA in der Medizin. Ziel der Untersuchungen war es ursprünglich, einen mRNA-basierten Impfstoff gegen das HI-Virus zu entwickeln. Im Jahr 2005 wiesen Karikó und Weissman nach, dass die chemische Umwandlung von Uridin (einem der Nukleotide der mRNA) zu Pseudouridin den Körper davon abzuhalten schien, die künstlich generierte mRNA als Eindringling wahrzunehmen. Nachdem eine entsprechende Modifizierung vorgenommen wurde, konnte die überschüssige Immunantwort, die zuvor in nicht-klinischen Studien mit Mäusen festgestellt worden war, verhindert werden.

Im Jahr 2008 kommt die Firma BioNTech (BioNTech RNA Pharmaceuticals GmbH) ins Spiel, die durch Ugur Sahin, Özlem Türeci und Christoph Huber mit dem Ziel, einen Impfstoff gegen Krebs zu entwickeln, gegründet wurde. Nach Ausbruch des neuartigen Coronavirus in China startete am 25.01.2020 das Projekt „Lightspeed", welches zum Ziel hatte, einen hochwirksamen und verträglichen Impfstoff gegen SARS-CoV-2 zu entwickeln. Nach Durchlaufen eines beschleunigten Zulassungsverfahrens durch viele, parallellaufende Prozesse, wurde BNT162b2 am 21.12.2020 durch die Europäische Kommission eine bedingte Marktzulassung erteilt. Seit dem 27.12.2020 wird der Impfstoff in Deutschland und in weiteren EU-Staaten eingesetzt.

Wirkmechanismus: RNA-Vakzine enthalten Ribonukleinsäure, die Erbsubstanz des SARS-CoV-2, die die Informationen zur Herstellung der viralen Eiweiße kodiert. Während also bei konventionellen Impfstoffen abgeschwächte oder abgetötete Erreger eingesetzt werden, die dann als Antigen wirken, wird bei der Herstellung eines RNA-Impfstoffs lediglich die „Bauanleitung" für ein Virusprotein injiziert, die dann von den Zellen des Organismus umgesetzt wird.

Die zur Impfung genutzte modifizierte mRNA ist in Lipidnanopartikel eingebettet, mit deren Hilfe sie in die Zellen, aber nicht in den Zellkern, gelangt. Die in die Zellen freigesetzte mRNA wird an den Ribosomen abgelesen, dort wird das als Antigen fungierende Spike-Protein gebildet. Dieses induziert sowohl die Bildung von neutralisierenden Antikörpern als auch eine zelluläre Immunantwort gegen SARS-CoV-2 (o Abb. 5.1).

Vorteile von mRNA-Impfstoffen: Für die synthetische Herstellung einer Vakzine, die auf mRNA basiert, ist es notwendig, die Kodierung der Erbinformation des Erregers zu kennen. Diese wurde beim SARS-CoV-2 im Januar 2020 von chinesischen Forschern entschlüsselt und veröffentlicht. Daraus kann der Teil der viralen RNA, der die Bauanleitung für das gewünschte Antigen enthält, abgeleitet, synthetisiert und als mRNA in die Zelle eingeschleust werden, die dann die Produktion des kodierten Proteins übernimmt. Anders als bei den konventionellen Impfstoffen entfällt also die oft langwierige Herstellung abgeschwächter oder abgetöteter Erreger mittels Zellkultur oder im Hühnerei. Daher kann ein RNA-Impfstoff schneller in größeren Mengen produziert werden als herkömmliche Vakzine und lässt

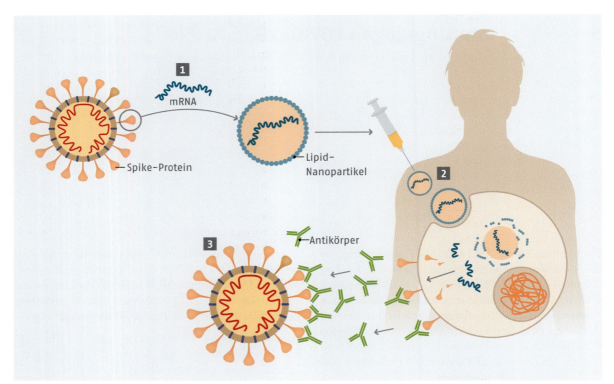

Abb. 5.1 Wirkprinzip der mRNA-Impfstoffe: Nachdem die genetische Information für das Spike-Protein von SARS-CoV-2 sequenziert wurde (1) wird die entsprechende mRNA in Lipidnanopartikel verpackt. Nach der Applikation werden die Lipidnanopartikel durch Endozytose aufgenommen und geben aufgrund des niedrigeren pH-Werts im Zytosol die mRNA frei (2). Diese wird an den Ribosomen zum Spike-Protein translatiert, welches vom körpereigenen Immunsystem als fremd erkannt wird, die Bildung von Antikörpern und T-Zell-Reaktionen auslöst. Bei einem späteren Kontakt mit dem Virus erkennt das Immunsystem die Oberflächenstruktur, kann das Virus bekämpfen und eliminieren (3).

sich bei Bedarf verhältnismäßig kurzfristig anpassen. Die genbasierte Impfstoffherstellung hat darüber hinaus den Vorteil, dass kein Infektionsrisiko durch den Impfstoff besteht, da statt Virenstämmen lediglich Erbmaterial injiziert wird. Außerdem sind Verunreinigungen durch Hühnereiweiß und dadurch hervorgerufene Unverträglichkeitsreaktionen hier nicht möglich. Prinzipiell sollte bei RNA-Impfstoffen das Risiko für Nebenwirkungen geringer sein als bei klassischen Vakzinen, denn die Herstellung erfordert weder Hühnereier noch Zellkulturen oder giftige Substanzen, die zu einer Verunreinigung führen könnten.

Im Gegensatz zu DNA-Impfstoffen müssen RNA-Vakzine nicht in den Zellkern gelangen, um in ein Protein umgewandelt zu werden. Es besteht daher auch kein Risiko, dass sich die applizierte mRNA dauerhaft in das menschliche Genom integrieren könnte und dort Störungen verursacht. Darüber hinaus besteht auch keine Gefahr, dass sich die eingebrachte mRNA langfristig in den Zellen manifestiert, da das Molekül im Körper sehr schnell wieder abgebaut wird. Schließlich können mRNA-Impfstoffe so modifiziert werden, dass sie keine Wirkstoffverstärker mehr benötigen. Sie fungieren dann als ihr eigenes Adjuvanz, indem sie als „Danger-Signal" die sogenannten Toll-like-Rezeptoren aktivieren und so immunstimulierend wirken.

Nachteile von mRNA-Impfstoffen: Eine technische Herausforderung bei der RNA-basierten Impfung besteht darin, die sehr instabile Ribonukleinsäure in die Wirtszelle zu transportieren. Durch eine chemische Stabilisierung und die Verpackung in Nanopartikel lässt sich die Aufnahme des Moleküls in die gewünschten Zielzellen jedoch erleichtern. Ein weiteres potenzielles Problem ergibt sich daraus, dass RNA-Impfstoffe aufgrund ihrer chemischen Labilität in der Regel eine ununterbrochene Kühlkette benötigen (▶ Kap. 8.1), was beispielsweise den Einsatz in Entwicklungsländern erschweren könnte. Es befinden sich jedoch bereits thermostabile RNA-Vakzine in der Entwicklung.

5.1.2 Vektorbasierte Impfstoffe

Auch bei Vektorimpfstoffen muss der Körper das Antigen selbst herstellen, bevor eine Immunantwort dagegen etabliert werden kann. Doch während die mRNA-Impfstoffe in der Zielzelle direkt in das Spike-Protein translatiert werden können, liefern die Vektor-Vakzine die codierende DNA.

DNA in Zellen einzubringen ist wegen der polyanionischen Moleküleigenschaften sehr schwer. In der Gentechnik und Gentherapie wird dieses Problem unter anderem durch die Verwendung viraler Vektoren gelöst. So nutzen die beiden in Deutschland zugelassenen Vektorimpfstoffe Vaxzevria® von AstraZeneca und COVID-19 Vaccine Janssen® von Janssen-Cilag International (Johnson & Johnson) ein nicht vermehrungsfähiges Erkältungsvirus (Adenovirus), um die genetischen Informationen zur Herstellung des SARS-CoV-2-Spike-Proteins nach der Impfung in Körperzellen zu transportieren. Im Gegensatz zu dem Schimpansen-Adenovirus (ChAdOx1) des AstraZeneca-Impfstoffs ist das Adenovirus Serotyp 26 (Ad26) jedoch ein humanes Adenovirus.

Vaxzevria® wurde in Deutschland zuletzt nur noch in Einzelfällen bei Menschen über 60 Jahren eingesetzt. Seit dem 1. Dezember 2021 kommt der Impfstoff in Deutschland nicht mehr zum Einsatz, weshalb in der vorliegenden Arbeitshilfe nicht weiter auf ihn eingegangen wird.

Wirkmechanismus: Nach der Impfung nehmen einige Körperzellen diesen Vektor auf, lesen den genetischen Bauplan des Spike-Proteins von SARS-CoV-2 ab und produzieren dieses auf Basis des Bauplans. Das Immunsystem erkennt es als fremd und bildet Antikörper und Immunzellen, die dann bei einer späteren Konfrontation des Immunsystems mit dem Virus Schutz vor einer Erkrankung bieten sollen.

Bereits zugelassene und am Menschen angewandte vektorbasierte Impfstoffe werden gegen Ebola (Zulassungsdatum Ervebo® 11.11.2019) oder das Dengue-Fieber (Zulassungsdatum Dengvaxia® 12.12.2018) verwendet, weitere für die Verwendung in der Krebstherapie sind in der Entwicklung.

Vorteile von Vektorimpfstoffen: Ein Vorteil von vektorbasierten gegenüber mRNA-basierten Impfstoffen besteht darin, dass es für diese bereits über mehr als zwei Jahrzehnte klinische Erfahrungen gibt und dass sie sich in den dazu durchgeführten Studien weitestgehend als sehr sicher erwiesen haben.

Adenoviren als DNA-Transportvehikel haben die Fähigkeit, nicht nur teilungsaktive, sondern auch ruhende Zellen zu infizieren. Damit wird eine möglichst weite Verbreitung der einzubringenden genetischen Information gewährleistet. Innerhalb der infizierten Zellen bleibt das Genom der Adenoviren als Episom im Zellkern und integriert nicht in die Chromosomen. Dadurch werden potenziell schädliche Integrationsereignisse vermieden. Außerdem lassen sich die Viren genetisch verändern und in größerem Maßstab vermehren.

Nachteile von Vektorimpfstoffen: Ein Nachteil der Adenoviren ist ihre eigene immunogene Wirkung. Das Immunsystem der mit Adenoviren behandelten Person produziert spezifische Antikörper und T-Zellen, weshalb eine mehrfache Anwendung eigentlich nicht möglich ist, ohne dass das Immunsystem die erneut eingebrachten Viruspartikel neutralisiert. Zudem induzieren Adenoviren und adenovirale Vektoren eine starke Antwort des angeborenen Immunsystems.

5.1.3 Proteinbasierte Impfstoffe

Am 20. Dezember 2021 erhielt der adjuvantierte Protein-basierte COVID-19-Impfstoff Nuvaxovid® von der Europäischen Kommission die bedingte Zulassung. Diese impliziert die Verpflichtung des Herstellers, weitere Daten zum Impfstoff nachzureichen. Seit dem 20. Januar 2022 wird Nuvaxovid® von der Ständigen Impfkommission (STIKO) zur Grundimmunisierung von Personen ab 18 Jahren – mit Ausnahme von Schwangeren und Stillenden – empfohlen.

Wirkmechanismus: Das proteinbasierte Vakzin enthält winzige virusähnliche Partikel (VLPs), die aus einer Version des Spike-Proteins von SARS-CoV-2 bestehen. Der Impfstoff wird in Sf9-Insektenzellkulturen hergestellt. Hinter Sf9 verbirgt sich eine immortalisierte Zelllinie aus Ovar-Zellen der Nachtfalterart *Spodoptera frugiperda*, einer in der Biotechnologie genutzten Zelllinie zur Herstellung rekombinanter Proteine. Diese Sf9-Zellen werden mit Insekteninfizierenden Baculoviren infiziert. Das sind DNA-Viren, denen das Gen für das Spike-Protein eingesetzt wurde. Daraufhin bilden die Sf9-Zellen viele Spike-Proteine auf ihrer Oberfläche. Diese werden geerntet und es formieren sich bis zu 14 von ihnen zu kugelförmigen Nanopartikeln mit einem Durchmesser von 50 Nanometern (o Abb. 5.2). Für das Immunsystem gleicht das Konstrukt einem Virus, man spricht von Virus-like-Particle.

Das anschließend zugesetzte Matrix-M™-Adjuvans soll die Immunantwort stärken, indem es den Eintritt von Antigen-präsentierenden Zellen in die Injektionsstelle stimuliert und die Antigen-Präsentation in lokalen Lymphknoten verbessert. Die Nanopartikelmatrix Matrix-M™ besteht aus Saponinen von *Quillaja saponaria Molina*, deren immunstimulierende Eigenschaften bereits seit langem in Tiervakzinen genutzt werden, kombiniert mit Phospholipiden und Cholesterol.

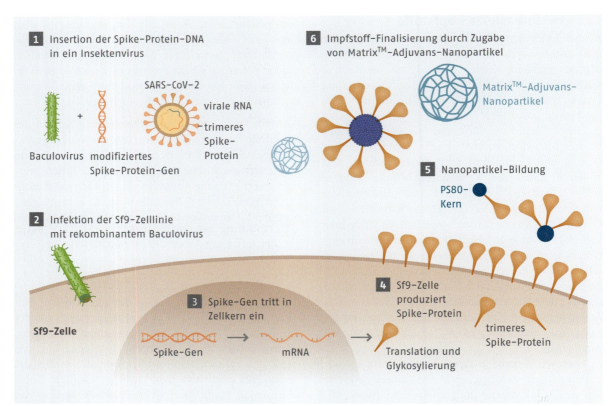

○ **Abb. 5.2** NVX-CoV2373-Impfstoffherstellung: Die für das Spike-Protein kodierende DNA wird in Insekten-infizierende Baculoviren verbracht (1), die dann im nächsten Schritt Zellen der Insekten-Zelllinie Sf9 infizieren. Die für das Spike-Protein kodierende DNA wird im Sf9-Zellkern transkribiert, die mRNA verlässt den Zellkern (3) und leitet die Produktion des Spike-Protein-Trimers in die Wege (4). Die Trimere verlassen die Zellen und werden mit einem Kern aus Polysorbat 80 (PS80) versetzt, an den sie binden und Nanopartikel bilden (5). Für die Impfstoff-Finalisierung wird das Matrix-M™-Adjuvans ebenfalls in Form von Nanopartikeln zugegeben (6).

Vorteile proteinbasierter Impfstoffe: Proteinbasierte Impfstoffe enthalten keine Erbsubstanz. Ein sehr ähnliches Herstellverfahren wird bereits für zugelassene Impfstoffe eingesetzt, z. B. für einen HPV- und einen Grippeimpfstoff, es handelt sich also um bereits bewährte Systeme. Außerdem ist der logistische Aufwand geringer (als beispielsweise bei mRNA-Impfstoffen), da in der Regel kein tiefgekühlter Transport bzw. keine Lagerung erforderlich ist.

Nachteile proteinbasierter Impfstoffe: Dass keine Erbsubstanz enthalten ist, hat Vor- und Nachteile. Denn enthaltene RNA oder DNA verstärkt die Immunantwort – dies ist Teil der natürlichen Infektabwehr, denn Erreger enthalten eben auch Erbsubstanz. Durch Bindung der RNA an Toll-Like-Rezeptoren innerhalb der Zelle wird das angeborene Immunsystem aktiviert. Das verbessert die Antikörperantwort. Andererseits sind die häufigen kurzfristigen Nebenwirkungen, wie Schmerzen an der Einstichstelle, Abgeschlagenheit und Fieber, bei der Impfung mit den Moderna- und BioN-Tech/Pfizer-Impfstoffen wohl auch auf diese Aktivierung des angeborenen Immunsystems zurückzuführen.

5.2 Wirksamkeit

Für die in Europa zugelassenen Impfstoffe gegen COVID-19 wurde insgesamt eine gute Wirksamkeit nachgewiesen, insbesondere im Hinblick auf den Schutz vor schweren Krankheitsverläufen. Allerdings ist die Wirksamkeit gegenüber den verschiedenen Virusvarianten unterschiedlich. Laut RKI bieten die COVID-19-mRNA-Impfstoffe Comirnaty® (BioNTech/Pfizer) und Spikevax® (Moderna) bei Infektion mit Delta eine sehr hohe Wirksamkeit von etwa 90 % gegen einen schweren Krankheitsverlauf und eine gute Wirksamkeit von etwa 75 % gegen eine symptomatische SARS-CoV-2-Infektion. Gegen Omikron schützen die Impfstoffe weniger gut als gegen die vorherigen Varianten, weswegen die Hersteller an der Anpassung ihrer Impfstoffe arbeiten.

Der Impfstoff Nuvaxovid® (Novavax) bietet nach derzeitigem Kenntnisstand einen guten Schutz, jedoch ist die Datenlage limitiert. Die Zulassungsstudien, die überwiegend den Schutz vor der Alpha-Variante untersuchten, zeigten eine Wirksamkeit von etwa 90 % gegen eine milde bis schwere COVID-19-Erkrankung. Verlässliche Aussagen zum Schutz der Impfung vor schweren Krankheitsverläufen können jedoch nicht getroffen werden.

Eine vollständige Impfung und Auffrischungsimpfungen sind für eine gute Schutzwirkung unerlässlich, denn die COVID-19-Impfstoffe weisen bei einer unvollständigen Impfserie eine stark verringerte Wirksamkeit auf.

5.3 Indikation

Die STIKO empfiehlt die Impfung gegen COVID-19 für folgende Personengruppen:

- Erwachsene,
- Kinder und Jugendliche ab 12 Jahren,
- Kinder zwischen 5 und 11 Jahren, die Vorerkrankungen haben oder in deren Umfeld sich Kontaktpersonen mit hohem Risiko für einen schweren COVID-19-Verlauf befinden, die selbst nicht oder nur unzureichend durch eine Impfung geschützt werden können.

Vor allem gesundheitlich besonders gefährdeten sowie besonders exponierten Menschen wird eine Impfung empfohlen. Dazu gehören:

- Personen im Alter von ≥ 60 Jahren,
- Personen im Alter ab 18 Jahren mit Grunderkrankungen, die ein erhöhtes Risiko für schwere COVID-19-Verläufe haben,
- Frauen im gebärfähigen Alter, noch ungeimpfte Schwangere ab dem 2. Trimenon und noch ungeimpfte Stillende,
- Kinder und Jugendliche im Alter von 5–17 Jahren mit Grunderkrankungen, die ein erhöhtes Risiko für schwere COVID-19-Verläufe haben,
- Bewohner und Betreute in Einrichtungen der Pflege sowie Personen mit einem erhöhten Risiko für einen schweren Krankheitsverlauf in Einrichtungen der Eingliederungshilfe,
- enge Kontaktpersonen von Schwangeren oder anderen Personen mit einem Risiko für schwere COVID-19-Verläufe,
- Personen, die arbeitsbedingt besonders exponiert sind, engen Kontakt zu vulnerablen Personengruppen haben oder Personen in Schlüsselpositionen.

5.4 Kontraindikationen

Es gibt nur wenige Kontraindikationen, die eine Impfung gegen COVID-19 verbieten:

- Allergien gegen Bestandteile der COVID-19-Impfstoffe: Laut RKI betrifft diese Kontraindikation nur Einzelfälle. In der Regel kann bei Personen, die mit einem der Impfstofftypen (mRNA, vektorbasiert oder proteinbasiert) nicht geimpft werden können, auf einen anderen Impfstofftyp ausgewichen werden. Spricht beispielsweise nach Verabreichung der ersten mRNA-Impfstoffdosis eine produktspezifische, medizinische Kontraindikation gegen eine Fortführung der Impfserie mit dem verwendeten Impfstoff, kann die Grundimmunisierung oder Auffrischungsimpfung auch mit Nuvaxovid® vervollständigt werden. Die jeweilige Impfstoffzusammensetzung kann der Fachinformation der Impfstoffe entnommen werden.
- Schwere, akute Erkrankungen.
- Infektionen mit Temperaturen über 38,5 °C (fieberhafte Infekte): Hierbei handelt es sich um eine vorübergehende Kontraindikation. Wenn das Fieber abgeklungen ist, kann die Impfung erfolgen.
- Für den vektorbasierten COVID-19-Impfstoff COVID-19 Vaccine Janssen® gibt es darüber hinaus zwei seltene Kontraindikationen:
    - ein vorbestehendes Thrombose-mit-Thrombozytopenie-Syndrom (TTS; ▶ Kap. 5.11.2),
    - ein früher diagnostiziertes Kapillarlecksyndrom.
  In diesen Fällen können mRNA-Impfstoffe verwendet werden.
- Kinder unter 5 Jahren: Für sie ist derzeit kein Impfstoff zugelassen.
- Andere Impfungen mit einem Lebendimpfstoff innerhalb von zwei Wochen vor der COVID-19-Schutzimpfung (Notfallimpfungen ausgenommen).
- Im Fall von Nuvaxovid®: andere Impfung mit Totimpfstoff (Ausnahme Influenza-Totimpfstoff) innerhalb von zwei Wochen vor und nach der COVID-19-Schutzimpfung.

5.5 Falsche Kontraindikationen

Häufig unterbleiben indizierte Impfungen, weil bestimmte Umstände irrtümlicherweise als Kontraindikationen angesehen werden. Solche falschen Kontraindikationen sind unter anderem:

- Banale Infekte, auch wenn sie mit subfebrilen Temperaturen (≤ 38,5 °C) einhergehen,

- Krebserkrankungen, rheumatologische Erkrankungen,
- Allergien (die nicht spezifisch gegen Bestandteile der Impfung bestehen),
- Behandlung mit Antibiotika oder Kortikosteroiden oder lokal angewendeten steroidhaltigen Präparaten,
- Blutungsneigung/Einnahme von Gerinnungsmedikamenten,
- vorbestehende neurologische Erkrankungen wie beispielsweise Multiple Sklerose,
- chronische Erkrankungen wie Chronisch Entzündliche Darmerkrankungen oder Nierenerkrankungen,
- ein möglicher Kontakt des Impflings zu Personen mit ansteckenden Krankheiten,
- Krampfanfälle in der Familie,
- Ekzem, u. a. Dermatosen, lokalisierte Hautinfektionen,
- Frühgeburtlichkeit: Frühgeborene sollten unabhängig von ihrem Geburtsgewicht entsprechend dem empfohlenen Impfalter geimpft werden.

5.6 Impfen bei Blutungsneigung

Alle zugelassenen Impfstoffe gegen das Coronavirus SARS-CoV-2 werden ausschließlich intramuskulär verabreicht. Für Patienten mit Gerinnungsstörung oder Blutungsneigung (z. B. durch Einnahme von Antikoagulanzien) sollten gemäß RKI jedoch sehr feine Injektionskanülen verwendet werden. Im Anschluss an die Impfung sollten Patienten die Einstichstelle mindestens zwei Minuten komprimieren. Experten raten vorsichtshalber zu einer längeren Nachbeobachtungszeit von 15 bis 30 Minuten.

5.7 Impfschema

Grundimmunisierung: Für eine Grundimmunisierung mit den mRNA-Impfstoffen von BioNTech/Pfizer (Comirnaty®) und Moderna (Spikevax®) sowie dem Impfstoff Nuvaxovid® von Novavax sind jeweils zwei Impfstoffdosen notwendig.

Laut aktueller COVID-19-Schutzmaßnahmen-Ausnahmeverordnung und Coronavirus-Einreiseverordnung vom 14.01.2022 liegt ein vollständiger Impfschutz auch bei COVID-19 Vaccine Janssen® erst nach Erhalt von zwei Impfstoffdosen vor. Die Europäische Arzneimittelbehörde (EMA) hat im Dezember 2021 eine zweite Impfstoffdosis der COVID-19 Vaccine Janssen® zur Zweitimpfung zugelassen. Die STIKO empfiehlt jedoch allen Personen über 18 Jahren, die eine erste Impfstoffdosis der COVID-19 Vaccine Janssen® erhalten haben, ihre Grundimmunisierung mit einem mRNA-Impfstoff als zweite Impfstoffdosis zu optimieren.

Die empfohlenen Impfabstände sind in Tab. 5.1 angegeben.

Auffrischungsimpfung: Die STIKO empfiehlt eine COVID-19-Auffrischungsimpfung mit einem mRNA-Impfstoff allen Personen ab 12 Jahren, außerdem Kindern im Alter von 5 bis 11 Jahren mit Vorerkrankung (Stand: April 2022).

Außerdem empfiehlt die STIKO seit dem 15. Februar 2022 eine 2. Booster-Impfung für Menschen ab 70 Jahren, Menschen mit Immunschwäche ab dem Alter von 5 Jahren, Bewohner und Betreute in Einrichtungen der Pflege sowie Tätige in medizinischen Einrichtungen und Pflegeeinrichtungen.

5.8 Abstand zu anderen Schutzimpfungen

Totimpfstoffe: Gemäß STIKO-Empfehlung muss zwischen COVID-19-Schutzimpfungen und der Verabreichung anderer Totimpfstoffe kein Impfabstand eingehalten werden. Die Impfungen können simultan, d. h. gleichzeitig, verabreicht werden. Dabei sollte die Injektion jeweils an unterschiedlichen Gliedmaßen erfolgen – üblicherweise am rechten und linken Oberarm.

- **CAVE** Bei der gleichzeitigen Verabreichung der COVID-19-Schutzimpfung und einem anderen Totimpfstoff (z. B. gegen Influenza) können häufiger vorübergehende lokale und systemische Impfreaktionen auftreten als bei der getrennten Gabe. Darüber sollten zu impfende Personen ausführlich aufgeklärt werden. Wirksamkeit und Sicherheit entsprechen bei gleichzeitiger Anwendung verschiedener Impfstoffe im Allgemeinen denen der jeweils alleinigen Anwendung.

Nuvaxovid® kann gleichzeitig mit einem Influenza-Totimpfstoff verabreicht werden. Zur Gabe von anderen Tot- und Lebendimpfstoffen wird ein Abstand von 14 Tagen vor und nach Nuvaxovid®-Applikation empfohlen.

Lebendimpfstoffe: Zu Impfungen mit Lebendimpfstoffen (z. B. Mumps-Masern-Röteln oder der Grippeschutzimpfung mit dem nasal zu applizierenden, lebend-attenuierten Influenza-Impfstoff Fluenz® Tetra) soll bei allen COVID-19-Impfstoffen ein Mindestabstand von 14 Tagen vor und nach jeder COVID-19-Schutzimpfung eingehalten werden.

◻ **Tab. 5.1** Impfschema der in Deutschland zugelassenen COVID-19-Impfstoffe (Stand: 24.02.2022)

Comirnaty® 30 µg 12+ Konzentrat/Fertiglösung	Comirnaty® 10 µg 5–11 Konzentrat	Spikevax®	COVID-19 Vaccine Janssen®	Nuvaxovid®
Grundimmunisierung				
Personen ab 12 Jahren STIKO-Empfehlung: 2 Dosen, intramuskulär; empfohlener Impfabstand: 3–6 Wochen	Kinder 5 bis 11 Jahre STIKO-Empfehlung: 2 Dosen, intramuskulär; empfohlener Impfabstand: 3–6 Wochen	Personen ab 12 Jahren STIKO-Empfehlung: Personen über 30 Jahren; keine Verabreichung an Schwangere; 2 Dosen zu je 0,5 ml, intramuskulär; empfohlener Impfabstand: 4–6 Wochen	Personen ab 18 Jahren STIKO-Empfehlung: Personen im Alter ab 60 Jahren; heterologes Impfschema: einmalige Gabe, intramuskulär (Schutz beginnt ca. 14 Tage nach Impfung); nach 4 Wochen Optimierung des Impfschutzes durch zweite Impfung mit einem mRNA-Impfstoff	Personen ab 18 Jahren STIKO-Empfehlung: 2 Impfstoffdosen zu je 5 µg des SARS-CoV-2-Spike-Proteins im Abstand von mind. 3 Wochen
Auffrischungsimpfung (Booster)				
Personen ab 18 Jahren STIKO-Empfehlung: 1 Dosis zu 0,3 ml, intramuskulär; im Mindestabstand von 3 Monaten nach Abschluss der Grundimmunisierung; Kinder und Jugendliche von 12–17 Jahren STIKO-Empfehlung: 1 Dosis zu 0,3 ml, intramuskulär; im Mindestabstand von 3–6 Monaten nach Abschluss der Grundimmunisierung	Aktuell keine Empfehlung	Personen ab 18 Jahren STIKO-Empfehlung: nur für Personen über 30 Jahren; keine Verabreichung an Schwangere; 1 Dosis Spikevax® zu 0,25 ml, intramuskulär; im Mindestabstand von 3–6 Monaten nach Abschluss der Grundimmunisierung	Mit einem mRNA-Impfstoff im Mindestabstand von 3 Monaten zur 2. Impfstoffdosis; zur Auffrischung in einem Mindestabstand von 2 Monaten zur 1. Impfstoffdosis von der EMA zugelassen, von der STIKO aber nicht empfohlen	Bisher nicht für die Auffrischungsimpfung zugelassen.

5.9 Impfung in Schwangerschaft und Stillzeit

Die STIKO spricht eine Impfempfehlung für ungeimpfte Schwangere ab dem 2. Trimenon sowie für ungeimpfte Stillende aus. Dabei sollte die Grundimmunisierung unabhängig vom Alter mit zwei Dosen des COVID-19 mRNA-Impfstoffs Comirnaty® (BioNTech/Pfizer) erfolgen.

Wenn die Schwangerschaft nach bereits erfolgter Erstimpfung festgestellt wurde, sollte die Zweitimpfung erst ab dem 2. Trimenon durchgeführt werden. Eine akzidentelle COVID-19-Schutzimpfung im 1. Trimenon der Schwangerschaft ist keine Indikation für einen Schwangerschaftsabbruch.

Stillenden wird eine COVID-19-Schutzimpfung mit zwei Dosen eines mRNA-Impfstoffs im Abstand von 3 bis 6 (Comirnaty®) bzw. 4 bis 6 Wochen (Spikevax®) empfohlen. Stillende unter 30 Jahren sollen mit Comirnaty® geimpft werden.

Die Anwendung von Nuvaxovid® während der Schwangerschaft und Stillzeit wird aufgrund fehlender Daten zur Wirksamkeit und Sicherheit des Impfstoffs und des enthaltenen Adjuvans Matrix-M™ zum jetzigen Zeitpunkt nicht empfohlen. Eine Impfung mit Nuvaxovid® in der Schwangerschaft und Stillzeit kann nach Nutzen-Risiko-Abwägung jedoch erwogen werden, wenn bei einer Schwangeren oder Stillenden eine produktspezifische, medizinische Kontraindikation für mRNA-Impfstoffe besteht.

Laut STIKO soll Schwangeren, die bereits ihre Grundimmunisierung abgeschlossen haben, unabhängig vom Alter ab dem 2. Trimenon eine Auffrischungsimpfung mit dem mRNA-Impfstoff Comirnaty® im Abstand von mindestens 3 Monaten zur letzten Impfstoffdosis angeboten werden, auch wenn für diese Gruppe bisher weder Daten zu einer Auffrischungsimpfung generell noch zu einer Auffrischungsimpfung im Abstand von 3 Monaten vorliegen.

5.10 Impfung von Kindern und Minderjährigen

Kinder und Jugendliche im Alter von 12 bis 17 Jahren: Uneingeschränkte Impfempfehlung der STIKO. Die Impfung sollte mit dem mRNA-Impfstoff Comirnaty® (BioNTech/Pfizer) erfolgen.

Kinder im Alter von 5 bis 11 Jahren: STIKO-Impfempfehlung für Kinder, die aufgrund von Vorerkrankungen ein erhöhtes Risiko für einen schweren Verlauf der COVID-19-Erkrankung haben oder in deren Umfeld sich Angehörige oder andere Kontaktpersonen mit hoher Gefährdung für einen schweren COVID-19-Verlauf befinden, die selbst nicht geimpft werden können oder bei denen der begründete Verdacht auf einen nicht ausreichenden Impfschutz besteht (z. B. Menschen unter relevanter immunsuppressiver Therapie). Die Impfung sollte mit Comirnaty® erfolgen.

Zu den Grunderkrankungen, die mit einem erhöhten Risiko für schwere COVID-19-Verläufe bei Kindern und Jugendlichen einhergehen, gehören:

- Adipositas,
- angeborene oder erworbene Immundefizienz oder relevante Immunsuppression,
- angeborene zyanotische Herzfehler (O2-Ruhesättigung < 80 %) und Einkammerherzen nach Fontan-Operation,
- chronische Lungenerkrankungen mit einer anhaltenden Einschränkung der Lungenfunktion unterhalb der 5. Perzentile,
- schweres oder unkontrolliertes Asthma bronchiale,
- chronische Niereninsuffizienz,
- chronische neurologische oder neuromuskuläre Erkrankungen,
- Diabetes mellitus, wenn nicht gut eingestellt bzw. mit HbA1c-Wert > 9,0 %,
- schwere Herzinsuffizienz,
- schwere pulmonale Hypertonie,
- syndromale Erkrankungen mit schwerer Beeinträchtigung,
- Trisomie 21,
- Tumorerkrankungen und maligne hämatologische Erkrankungen.

Eine allgemeine Impfempfehlung der STIKO für nicht vorerkrankte Kinder besteht derzeit nicht (Stand: April 2022). Die COVID-19-Schutzimpfung kann aber auch bei 5- bis 11-jährigen Kindern ohne Vorerkrankungen bei individuellem Wunsch von Kindern und Eltern bzw. Sorgeberechtigten nach ärztlicher Aufklärung erfolgen.

5.11 Impfreaktionen und Impfkomplikationen

5.11.1 Impfreaktionen

Impfreaktionen sind milde bis mäßig ausgeprägte Beschwerden, die im Rahmen der Immunantwort auf eine Impfung innerhalb von zwei Tagen nach der Verabreichung des Impfstoffs auftreten und selten länger als drei Tage andauern. Sie sind Ausdruck der erwünschten Auseinandersetzung des Immunsystems mit dem Impfstoff.

Übliche vorübergehende Beschwerden nach einer COVID-19-Schutzimpfung sind:

- Rötung, Schwellungen und Schmerzen an der Impfstelle,
- Fieber,
- Kopf- und Muskelschmerzen,
- Gelenkschmerzen und Schüttelfrost,
- Ermüdung,
- Übelkeit und Erbrechen,
- Schwellung oder Schmerzempfindlichkeit der Lymphknoten in der Achselhöhle,
- allgemeiner Ausschlag,
- Ausschlag, Rötung oder Nesselsucht an der Einstichstelle.

Art und Häufigkeit des Auftretens von Impfreaktionen unterscheiden sich in Abhängigkeit des verwendeten Impfstoffs und des Alters des Impflings. Die meisten Reaktionen treten bei jüngeren Personen etwas öfter auf als bei älteren.

Comirnaty®:

Bei Personen ab 16 Jahren waren die am häufigsten berichteten Impfreaktionen in den Zulassungsstudien Schmerzen an der Einstichstelle (mehr als 80 %), Ermüdung (mehr als 60 %), Kopfschmerzen (mehr als 50 %), Muskelschmerzen (mehr als 40 %), Schüttelfrost (mehr als 30 %), Gelenkschmerzen (mehr als 20 %), Fieber und Schwellung der Einstichstelle (mehr als 10 %).

Bei Kindern und Jugendlichen zwischen 12 und 15 Jahren waren die in den Zulassungsstudien am häufigsten berichteten Impfreaktionen Schmerzen an der Einstichstelle (mehr als 90 %), Ermüdung und Kopfschmerzen (mehr als 70 %), Muskelschmerzen und Schüttelfrost (mehr als 40 %), Gelenkschmerzen und Fieber (mehr als 20 %).

Seit Einführung der Impfung wurde außerdem bei Personen ab 12 Jahren sehr häufig (bei 10 % oder mehr) über Durchfall, Kopfschmerzen und häufig (1 % bis 10 %) über Erbrechen berichtet. In Einzelfällen traten außerhalb der Zulassungsstudien eine akute entzündliche Hauterkrankung (Erythema multiforme), ein ungewöhnliches Gefühl in der Haut (Parästhesie) sowie ein vermindertes Gefühl insbesondere der Haut (Hypoästhesie) auf.

Die in den Zulassungsstudien von Comirnaty® 10 µg am häufigsten berichteten Impfreaktionen bei Kindern zwischen 5 und 11 Jahren waren Schmerzen an der Einstichstelle (80 %), Müdigkeit/Abgeschlagenheit (50 %), Kopfschmerzen (30 %), Rötung und Schwellung der Einstichstelle (20 %), Gliederschmerzen und Schüttelfrost (10 %).

Spikevax®:

Bei Personen ab 18 Jahren wurde in den Zulassungsstudien am häufigsten über Schmerzen an der Einstichstelle (mehr als 90 %), Müdigkeit (70 %), Kopf- und Muskelschmerzen (mehr als 60 %), Gelenkschmerzen und Schüttelfrost (mehr als 40 %), Übelkeit oder Erbrechen (mehr als 20 %), Schwellung oder Schmerzempfindlichkeit der Lymphknoten in der Achselhöhle, Fieber, Schwellung und Rötung an der Einstichstelle (jeweils mehr als 10 %) berichtet. Häufig (1 % bis 10 %) traten allgemeiner Ausschlag sowie Ausschlag, Rötung oder Nesselsucht an der Einstichstelle auf. Gelegentlich (0,1 % bis 1 %) kam es zu Juckreiz an der Einstichstelle.

Die bei Kindern und Jugendlichen zwischen 12 und 17 Jahren am häufigsten berichteten Impfreaktionen waren Schmerzen an der Einstichstelle (mehr als 90 %), Kopfschmerzen und Müdigkeit (mehr als 70 %), Muskelschmerzen (mehr als 50 %), Schüttelfrost (mehr als 40 %), Schwellung oder Schmerzempfindlichkeit der Lymphknoten in der Achselhöhle und Gelenkschmerzen (mehr als 30 %), Übelkeit oder Erbrechen, Schwellung und Rötung an der Einstichstelle (mehr als 20 %) sowie Fieber (mehr als 10 %).

COVID-19 Vaccine Janssen®:

Die am häufigsten berichteten Impfreaktionen in den Zulassungsstudien waren Schmerzen an der Einstichstelle (mehr als 40 %), Kopfschmerzen, Ermüdung und Muskelschmerzen (mehr als 30 %) sowie Übelkeit (mehr als 10 %). Häufig (1 % bis 10 %) wurde über Fieber, Husten, Ermüdung, Gelenkschmerzen, Rötung und Schwellung der Einstichstelle sowie Schüttelfrost berichtet. Gelegentlich (0,1 % bis 1 %) traten Zittern, Durchfall, Missempfindung, Niesen, Schmerzen in Mund und Rachen, genereller Ausschlag, vermehrtes Schwitzen, Schwäche der Muskeln, Schmerzen in Arm oder Bein, Rückenschmerzen, allgemeines Schwächegefühl und Unwohlsein auf.

Nuvaxovid®:

Die am häufigsten berichteten Impfreaktionen in den Zulassungsstudien waren Druckempfindlichkeit an der Einstichstelle (75 %), Schmerzen an der Einstichstelle (62 %), starke Müdigkeit (53 %), Muskelschmerzen (51 %), Kopfschmerzen (50 %), allgemeines Unwohlsein (41 %), Gelenkschmerzen (24 %) und Übelkeit oder Erbrechen (15 %). Zudem kam es häufig (1 % bis 10 %) zu einer Rötung oder Schwellung an der Einstichstelle, Fieber, Schüttelfrost und Schmerzen in Arm, Hand, Bein und/oder Fuß. Gelegentlich (0,1 % bis 1 %) traten Lymphknotenschwellungen, hoher Blutdruck, juckende Haut bzw. Jucken an der Einstichstelle, Hautausschlag, Nesselsucht oder eine Rötung der Haut auf.

5.11.2 Impfkomplikationen

Impfkomplikationen sind über das normale Maß einer Impfreaktion hinausgehende Folgen der Impfung, die den Gesundheitszustand der geimpften Person deutlich belasten. Sie sind bei allen COVID-19-Impfstoffen generell selten (Auftreten bei einer bis zehn von 10 000 geimpften Personen) bzw. sehr selten (Auftreten bei weniger als einer geimpften Person pro 10 000 geimpften Personen.

Comirnaty® und Spikevax® (mRNA-Impfstoffe): In seltenen Fällen (0,1 % bis 0,01 %) trat in den klinischen Prüfungen vor der Zulassung eine akute Gesichtslähmung auf, die sich nach einigen Wochen zurückbildete. Selten kam es zudem zu Überempfindlichkeitsreaktionen wie Nesselsucht und Gesichtsschwellungen.

Seit Einführung der Impfung wurden in sehr seltenen Fällen anaphylaktische Reaktionen berichtet, die kurz nach der Impfung auftraten und ärztlich behandelt werden mussten.

> **Häufigkeit von anaphylaktischen Reaktionen**
> Anaphylaktische Reaktionen wurden sowohl unter den beiden zugelassenen mRNA-Impfstoffen als auch bei dem Vektorimpfstoff COVID-19 Vaccine Janssen® beobachtet. Laut Melderate liegen sie in Deutschland unter einem Fall pro 100 000 Impfungen, bei Frauen und nach der ersten Impfdosis etwas häufiger als bei Männern und bei Folgeimpfungen.

In sehr seltenen Fällen wurden nach Gabe von mRNA-Impfstoffen Herzmuskel- und Herzbeutelentzündungen (**Myokarditis** und **Perikarditis**) sowohl bei Kindern und Jugendlichen als auch bei Erwachsenen beobachtet. Sie traten hauptsächlich innerhalb von 14 Tagen nach der Impfung und häufiger nach der zweiten Impfung auf. Es waren vorwiegend jüngere Männer sowie Jungen und männliche Jugendliche betroffen. Die meisten Fälle verliefen mild bis moderat, bei einem kleinen Teil der Betroffenen gab es jedoch auch schwerere Verlaufsformen. Einzelne Personen verstarben.

> **MERKE** Die STIKO empfiehlt die Impfung mit Spikevax® aktuell (Stand: 26.02.2022) nur für Personen ab 30. Grund dafür ist, dass Herzmuskel- und Herzbeutelentzündungen bei unter 30-Jährigen nach der Impfung mit Spikevax® häufiger beobachtet wurden als nach der Impfung mit Comirnaty®.

Bei Kindern von 5 bis 11 Jahren sind bisher keine schweren Nebenwirkungen bekannt, auch keine Herzmuskelentzündungen. Allerdings liegen aufgrund der Studiengröße bei Zulassung und der vergleichsweise kurzen Beobachtungszeit nach Impfung in den Ländern, die bereits in dieser Altersgruppe impfen, bisher noch keine ausreichenden Daten vor, um seltene und sehr seltene unerwünschte Wirkungen erkennen zu können.

COVID-19 Vaccine Janssen®: In seltenen Fällen (0,01 % bis 0,1 %) traten nach der Impfung Überempfindlichkeitsreaktionen und Nesselsucht auf. Darüber hinaus wurden in sehr seltenen Fällen (weniger als 0,01 %) Blutgerinnsel (z. B. im Gehirn als Sinusvenenthrombosen oder auch im Bauchraum) verbunden mit einer Verringerung der Blutplättchenzahl (**Thrombose-mit-Thrombozytopenie-Syndrom**) beobachtet, ein Teil davon mit tödlichem Ausgang.

Die Fälle traten innerhalb von drei Wochen nach der Impfung, überwiegend bei Personen unter 60 Jahren auf.

> **MERKE** Die STIKO empfiehlt die Impfung mit COVID-19 Vaccine Janssen® aktuell (Stand: 26.02.2022) nur Personen über 60 Jahren. Jüngere Menschen können nach ärztlicher Aufklärung und individueller Risikoakzeptanz dennoch mit diesem Impfstoff geimpft werden.

Außerdem wurden selten venöse Thromboembolien beobachtet, die z. B. eine Lungenembolie zur Folge haben können. Sehr selten wurden nach der Impfung **Immunthrombozytopenien** (Verringerung der Blutplättchenzahl ohne erkennbare Ursache) beobachtet, teilweise mit Blutungen und teilweise mit tödlichem Ausgang. Einige Fälle traten bei Personen mit Immunthrombozytopenie in der Vorgeschichte auf. Deshalb sollte bei Patienten mit einer Immunthrombozytopenie in der Vorgeschichte die Blutplättchenzahl nach der Impfung überwacht werden.

Seit Einführung der Impfung traten zudem sehr seltene Fälle von **Kapillarlecksyndrom** auf, teilweise bei Personen, die früher bereits an einem Kapillarlecksyndrom erkrankt waren, und zum Teil mit tödlichem Ausgang. Das Kapillarlecksyndrom trat in den ersten Tagen nach der Impfung auf und ist gekennzeichnet durch eine rasch fortschreitende Schwellung der Arme und Beine, plötzliche Gewichtszunahme sowie Schwächegefühl. Es erfordert eine sofortige ärztliche Behandlung.

> **MERKE** Personen, bei denen früher ein Kapillarlecksyndrom diagnostiziert wurde, dürfen nicht mit COVID-19 Vaccine Janssen® geimpft werden.

Nach einer Impfung mit COVID-19 Vaccine Janssen® wurden zudem sehr selten Fälle (weniger als 0,01 %) eines Guillain-Barré-Syndroms berichtet, eine Polyneuropathie-Form, die mit ausgeprägter Muskelschwäche einhergeht. Das **Guillain-Barré-Syndrom** ist gekennzeichnet durch Schwäche oder Lähmungen in den Beinen und Armen, die sich auf die Brust und das Gesicht ausdehnen können und die eine intensivmedizinische Behandlung erforderlich machen können.

In sehr seltenen Fällen trat außerhalb der Zulassungsstudien eine Entzündung des Rückenmarks (transverse Myelitis) auf.

Zudem traten in sehr seltenen Fällen kurz nach der Impfung allergische Sofortreaktionen (**anaphylaktische Reaktionen**) auf, die ärztlich behandelt werden mussten.

Nuvaxovid®: Aufgrund der Studiengröße bei Zulassung lagen bei Veröffentlichung dieser Arbeitshilfe noch keine ausreichenden Daten vor, um seltene und sehr seltene unerwünschte Wirkungen erkennen zu können. Grundsätzlich können eine allergische Sofortreaktion bis hin zum allergischen Schock oder andere auch bisher unbekannte Komplikationen nicht ausgeschlossen werden.

> **MERKE** Informationen zu Häufigkeit und Art der beobachteten Nebenwirkungen und Impfkomplikationen können den jeweiligen Fachinformationen entnommen werden. Diese werden bei neuen Erkenntnissen entsprechend aktualisiert.

Im Falle des Auftretens von Impfkomplikationen sollte der Patient unverzüglich seinen Arzt bzw. den Notarzt kontaktieren. Verdachtsfälle zu Nebenwirkungen und Impfkomplikationen nach COVID-19-Schutzimpfungen werden vom Paul-Ehrlich-Institut (PEI) erfasst. Das PEI informiert regelmäßig in Sicherheitsberichten über die Erkenntnisse (siehe Homepage des PEI unter https://www.pei.de/DE/newsroom/dossier/coronavirus/sicherheitsberichte/archiv-berichte.html;jsessionid=9AF318EA4B3ECB2C8FC3EAD51F1564D9.intranet212).

6   Aufklärungs- und Beratungspflicht

Martina Schiffter-Weinle

Die Aufklärung der zu impfenden Person durch den Apotheker ist ein unverzichtbarer Teil der Impfdienstleistung in der Apotheke. Erst nach erfolgter mündlicher Aufklärung über die Art und Weise des Eingriffs und damit verbundene Risiken und schriftlicher Einwilligung des Impflings darf eine Impfung rechtskonform durchgeführt werden.

Wie bereits bei den rechtlichen Rahmenbedingungen beschrieben wurde (▶ Kap. 3.4.2) besteht vor der Durchführung von Schutzimpfungen eine Aufklärungspflicht. Dabei muss die impfende Person über die zu verhütende Krankheit und die Impfung aufgeklärt werden, damit eine rechtswirksame Einwilligungserklärung abgegeben werden kann. Zudem muss dem Patienten die Möglichkeit gegeben werden, bei Unklarheiten nachzufragen.

Der Umfang der Aufklärung hängt immer von den konkreten Umständen des Einzelfalls ab. Welche Informationen sie beinhalten sollte wurde bereits in ▶ Kap. 3.2.3 beschrieben. Die Bundesapothekerkammer empfiehlt dringend, das Aufklärungsmerkblatt, den Anamnesebogen und die Einwilligungserklärung des RKI (jeweils in der aktuellen Version) als Grundlage dafür zu verwenden. Die Merkblätter und Formulare können das Aufklärungsgespräch vorbereiten, das individuelle Gespräch jedoch nicht ersetzen! Das RKI stellt die Informationsmaterialien, den Anamnesebogen und die Einwilligungserklärung zum Impfen auf seiner Homepage in mehreren Sprachen kostenfrei zur Verfügung (▶ Kap. 21.1). Dort gibt es auch Versionen in leichter Sprache.

Hat der Patient die zur Verfügung gestellten Informationen verstanden und wurde ihm die Möglichkeit gegeben, offene Fragen mit dem impfenden Apotheker abzuklären, muss der Impfling vor Ausführung der Impfung die Einwilligungserklärung des RKI unterzeichnen (▶ Kap. 21.1). Die BAK empfiehlt in ihrer Leitlinie, dem Patienten eine Kopie der Einverständniserklärung mitzugeben.

Hat der Patient trotz intensiver Beratung Zweifel an der COVID-19-Schutzimpfung (z. B. aufgrund vermeintlicher Nebenwirkungen), rät die Bundesapothekerkammer, auf den individuellen Nutzen der Impfung im Vergleich zur COVID-19-Erkrankung und deren mögliche Langzeitfolgen hinzuweisen.

7 Impfanamnese

Martina Schiffter-Weinle

Neben den bereits beschriebenen Kontraindikationen (▶ Kap. 5.4), die eine COVID-19-Schutzimpfung verbieten, rät die Bundesapothekerkammer in ihrem Kommentar zur Leitlinie „Durchführung von COVID-19-Schutzimpfungen in öffentlichen Apotheken" in folgenden Fällen dazu, nicht in der Apotheke zu impfen, sondern den Impfwilligen an einen Arzt zu verweisen:

- Allergische Reaktionen, hohes Fieber oder andere ungewöhnliche Reaktionen nach einer früheren Impfung,
- positive Allergieanamnese. Für das Vorgehen bei positiver Allergieanamnese vor COVID-19-Impfungen mit einem mRNA-Impfstoff haben das Paul-Ehrlich-Institut und das Robert Koch-Institut ein Flowchart erstellt, das auf der Homepage des RKI zum Download zur Verfügung steht (www.rki.de/SharedDocs/FAQ/COVID-Impfen/Flowchart_Allergieanamnese.pdf?__blob=publicationFile),
- geplanter operativer Eingriff innerhalb der nächsten 3 Tage,
- Patient unter Therapie mit Arzneimitteln, die die Blutgerinnung beeinflussen, z. B. Marcumar,
- Thromboseentwicklung nach der ersten Impfung,
- immungeschwächte Patienten,
- angeborene oder erworbene Immundefekte,
- ggf. schwere chronische Erkrankung,
- Schwangerschaft,
- Stillzeit,
- unter 12-Jährige,
- sonstige Umstände, die eine weitergehende Beratung durch den Arzt erfordern könnten.

Impfung nach durchgemachter SARS-CoV-2-Infektion: Nach einer durchgemachten SARS-CoV-2-Infektion muss das Impfschema gegebenenfalls angepasst werden. Entscheidend ist dabei vor allem der zeitliche Abstand zwischen einer nachgewiesenen Infektion und einer bereits erfolgten Impfung.

- Grundimmunisierung: Eine bestätigte Infektion mit dem Coronavirus und eine Impfdosis eines mRNA-Impfstoffs im Abstand von mindestens vier Wochen (unabhängig von der Reihenfolge) ergibt eine vollständige Grundimmunisierung. Trat eine Infektion jedoch innerhalb von vier Wochen nach der Impfung auf, gelten beide als ein Ereignis. Demnach ist im Rahmen der Grundimmunisierung eine zweite Impfstoffdosis mit einem Abstand von mindestens drei Monaten zur Infektion notwendig (bei PCR-Nachweis; bei serologischem Nachweis kann die Impfstoffdosis bereits im Abstand von mindestens vier Wochen zur Labordiagnose verabreicht werden). Zur Vervollständigung der Grundimmunisierung bei ungeimpften immungesunden Personen ab 12 Jahren sowie bei 5- bis 11-jährigen Kindern mit Vorerkrankungen empfiehlt das RKI nach einer durch einen PCR-Test bestätigten SARS-CoV-2-Infektion die Verabreichung einer Impfstoffdosis mit einem Abstand von mindestens 3 Monaten nach der Erkrankung. Wurde die Infektion durch den serologischen Nachweis spezifischer Antikörper in einer Blutprobe bestätigt, kann die Impfung bereits ab vier Wochen nach der Labordiagnose erfolgen. 5- bis 11-jährige Kinder ohne Vorerkrankungen, die bereits eine labordiagnostisch gesicherte SARS-CoV-2-Infektion durchgemacht haben, sollen vorerst nicht geimpft werden (Stand: April 2022).
- Auffrischungsimpfung: Personen, die eine SARS-CoV-2-Infektion durchgemacht und im Abstand von mindestens vier Wochen danach eine Impfstoffdosis erhalten haben, um den Immunschutz zu verbessern, empfiehlt die STIKO eine Auffrischungsimpfung in einem Abstand von mindestens drei Monaten nach der vorangegangenen Impfung (bei 12- bis 17-Jährigen beträgt der Abstand drei bis sechs Monate).
- Personen, die nach einer COVID-19-Impfung (unabhängig von der Anzahl der Impfstoffdosen) eine SARS-CoV-2-Infektion durchgemacht haben, sollen im Abstand von mindestens drei Monaten nach Infektion ebenfalls eine Auffrischungsimpfung erhalten. Tritt die SARS-CoV-2-Infektion jedoch in einem Abstand von mehr als drei Monaten nach der vorangegangenen Impfstoffdosis auf und bestand die Grundimmunisierung aus zwei Impfstoffdosen, ist bis auf weiteres keine Auffrischungsimpfung notwendig.

8 Logistik und Haltbarkeiten der Impfstoffe

Katharina Krüger

8.1 Logistik

Vor der Lieferung des Impfstoffs durch den Großhandel sollten bereits einige Vorkehrungen getroffen werden. Eine Person oder ein ausgewähltes Team (Vieraugenprinzip) ist für die Annahme und Verwahrung des Impfstoffs verantwortlich. Es ist empfehlenswert, Mitarbeiter mit den zugeordneten Prozessen und Verantwortlichkeiten schriftlich festzuhalten.

Vor Wareneingang sollten Lagerkapazitäten in einem geeigneten und temperaturüberwachten Kühlschrank (2–8 °C) unter geeigneten Personal- und Raumhygienebedingungen vorbereitet werden. Dort muss der Impfstoff bis zum Verbrauch vor Erschütterung und Licht geschützt gelagert werden. Für die Dokumentation der Temperatur ist ein digitaler Datenlogger mit Aufnahme- und ggf. Alarmfunktion zu empfehlen. Bei Wareneingang müssen Unversehrtheit und Menge der Vials sowie deren Haltbarkeit (siehe Begleitdokumentation des Großhandels, die außerdem gegengezeichnet werden muss, bzw. Informationen auf der Sekundärverpackung) überprüft werden. Die Aufbewahrung im Kühlschrank muss so erfolgen, dass keine Vermischung von Ablauffristen bzw. Chargen erfolgt. Dies kann durch räumliche Trennung, beispielsweise mit Hilfe beschrifteter Körbe, erfolgen. Beschädigte Durchstechflaschen werden aufbewahrt und später dem Kundenservice des jeweiligen Herstellers bzw. dem Großhandel gemeldet. Grundsätzlich darf der Impfstoff nach Entnahme aus der (Ultra-)Tiefkühlung nicht erneut eingefroren werden. Dabei ist die entsprechende Dokumentation unbedingt zu beachten, um die Einhaltung der Kühlkette nachhaltig zu gewährleisten.

Des Weiteren wird das Impfzubehör nach Art und Menge überprüft und gegebenenfalls nachgeordert (▸ Kap. 11.1).

Hilfreich bei der Dokumentation, die für drei Jahre aufbewahrt werden muss, ist das Formblatt der Bundesapothekerkammer „Begleitdokumentation COVID-19-Impfstoffe" unter „Arbeitshilfen zur Qualitätssicherung". Außerdem ist es sinnvoll, die impfstoffbezogenen Prozesse in Form einer SOP mit in das QMS der Apotheke aufzunehmen. Hilfestellungen werden ebenfalls durch die Bundesapothekerkammer bereitgestellt.

8.2 Haltbarkeiten

Durch die in Lipid-Nanopartikel eingebettete mRNA sind mRNA-Impfstoffe sehr empfindlich und müssen ultratiefgefroren bei -60 bis -90 °C gelagert werden. Da der Transport auf Trockeneis für den Großhandel zu aufwendig und die ultratiefgekühlte Lagerung für Apotheken und Ärzte nicht umsetzbar ist, wird der Impfstoff in der Regel im aufgetauten Zustand bei 2 bis 8 °C an Apotheken ausgeliefert. Die Haltbarkeit nach dem Auftauen ist begrenzt (siehe Steckbriefe der einzelnen Impfstoffe). Vektorimpfstoffe sind nicht so empfindlich wie mRNA-Impfstoffe, was sie etwas leichter handhabbar macht. Sie werden tiefgekühlt bei -25 bis -15 °C gelagert. Die Lieferung an die Apotheken erfolgt ebenfalls im aufgetauten Zustand.

> **Praxistipp**
>
> Je nach Herstellungsumgebung ist eine Verwendung der aufgezogenen Spritzen innerhalb von zwei bis maximal sechs Stunden vorgesehen. Der anwendende Apotheker ist für Lagerungsbedingungen und -zeit im Rahmen der Impfung selbst verantwortlich. Eine entsprechende Dokumentation ist vorgesehen. Nach Bedarf kann zum Verschluss der Verweilkanüle ein Combi-Stopper genutzt werden, z. B. wenn man nicht sofort alle Spikevax® Spritzen aufzieht.

8.2.1 Comirnaty® Konzentrat (BioNTech/Pfizer)

Steckbrief:

Zulassungsinhaber: BioNTech Manufacturing GmbH
Erstzulassung: 21.12.2020
Allgemeines:

- Zugelassen für Personen ab 12 Jahren,
- Rekonstitution notwendig,
- typische unerwünschte Arzneimittelwirkungen sind leichte bis mäßig starke lokale (75 %) Schmerzen an der Einstichstelle und ggf. dem umliegenden Bereich sowie systemische Ereignisse (50 %) wie leichte bis mäßig starke Glieder- und/oder Kopfschmerzen sowie leichte Erkältungssymptome; diese treten eher bei der zweiten Impfung und bei jüngeren Impflingen auf.

Besonderheit:

Die Haltbarkeit der ultratiefgekühlten Vials wurde um drei Monate verlängert. Chargen mit ursprünglicher Haltbarkeit im Zeitraum zwischen Juni 2021 und März 2022 sind dementsprechend länger haltbar als deklariert.

Anmerkung:

Je nach Produktionsstandort und Materialverfügbarkeit können die Formen der Vials und die Farben der Kappen variieren.

8.2.2 Comirnaty® Injektionsdispersion (BioNTech/Pfizer)

Steckbrief:

Zulassungsinhaber: BioNTech Manufacturing GmbH
Allgemeines:

- Zugelassen für Personen ab 12 Jahren,
- keine Rekonstitution notwendig,
- typische unerwünschte Arzneimittelwirkungen siehe Comirnaty® Konzentrat.

Besonderheiten:

Achtung! Diese Darreichungsform darf nicht verdünnt werden. Ab dem 24.01.2022 wird schrittweise von Comirnaty® Konzentrat mit violetter bzw. pinker Kappe und Etikett (Rekonstitution notwendig) auf Comirnaty® Injektionsdispersion mit grauer Kappe und Etikett (keine Rekonstitution notwendig!) umgestellt. Dabei ändert sich nichts beim Bestellvorgang, die PZN bleibt dieselbe. Mit einer abgeschlossenen Umstellung ist etwa im Mai zu rechnen. Der Großhandel bzw. die Verfügbarkeit entscheidet über die Art des BioNTech-Impfstoffs, die geliefert wird.

Tab. 8.1 Logistik und Haltbarkeit von Comirnaty® BioNTech 30 µg/Dosis Konzentrat

Comirnaty® BioNTech 30 µg/Dosis Konzentrat (violetter Verschluss)	

Vial aufgetaut und ungeöffnet	- 31 Tage (1 Monat) bei 2–8 °C
	  - max. 12 Stunden Transport in dieser Zeit, Transport in Spritzen auch möglich (auf möglichst geringe Erschütterung achten)
	    Cave: Angaben des Großhandels über die Transportzeit beachten!
	  - max. 2 Stunden bis zu 30 °C in dieser Zeit

nach erstem Anstich des Vials	- chemisch-physikalisch max. 6 Stunden bei 2–30 °C - mikrobiologisch ist eine sofortige Verwendung vorgesehen und angemessen (Arbeitsumgebung beachten)

Tab. 8.2 Haltbarkeit von Comirnaty® BioNTech 30 µg/Dosis Injektionsdispersion

Comirnaty® BioNTech 30 µg/Dosis Injektionsdispersion (grauer Verschluss)	

Vial aufgetaut und ungeöffnet	- 10 Wochen bei 2–8 °C inklusive Transport
	  - max. 12 Stunden bei bis zu 30 °C in dieser Zeit
	    Cave: Angaben des Großhandels über die Transportzeit beachten!

nach erstem Anstich des Vials	- chemisch-physikalisch max. 12 Stunden bei 2–30 °C - mikrobiologisch gesehen ist eine sofortige Verwendung vorgesehen und angemessen (Arbeitsumgebung beachten)

8.2.3 Spikevax® (Moderna)

Steckbrief:

Zulassungsinhaber: Moderna Biotech Spain, S. L.
Erstzulassung: 06.01.2021
Allgemeines:

- Zugelassen für Personen ab 12 Jahren,
- typische unerwünschte Arzneimittelwirkungen sind leichte bis mäßig starke lokale (80 %) Schmerzen an der Einstichstelle und ggf. dem umliegenden Bereich sowie systemische Ereignisse (60 %) wie leichte bis mäßig starke Glieder- und/oder Kopfschmerzen sowie leichte Erkältungssymptome; diese treten eher bei der zweiten Impfung und bei jüngeren Impflingen auf.

Besonderheiten:

Die Haltbarkeit der tiefgekühlten Vials wurde um zwei Monate verlängert. Chargen mit ursprünglicher Haltbarkeit im Zeitraum zwischen Dezember 2021 und August 2022 sind dementsprechend länger haltbar als deklariert.

8.2.4 COVID-19 Vaccine Janssen® (Johnson & Johnson)

Steckbrief:

Zulassungsinhaber: Janssen-Cilag International NV
Erstzulassung: 11.03.2021
Allgemeines:

- Zugelassen für Personen ab 18 Jahren,
- typische unerwünschte Arzneimittelwirkungen sind leichte bis mäßig starke lokale Schmerzen an der Einstichstelle und ggf. dem umliegenden Bereich (50 %) sowie systemische Ereignisse wie leichte bis mäßig starke Glieder- und/oder Kopfschmerzen (55 %).

Tab. 8.3 Haltbarkeit von Spikevax®

Spikevax®	
Vial aufgetaut und ungeöffnet	<ul><li>30 Tage bei 2–8 °C<ul><li>max. 12 Stunden Transport in dieser Zeit bei 2–8 °C Cave: Angaben des Großhandels über die Transportzeit beachten!</li><li>max. 24 Stunden bei 8–25 °C in dieser Zeit</li></ul></li></ul>
nach erstem Anstich des Vials	<ul><li>chemisch-physikalisch max. 19 Stunden bei 2–25 °C</li><li>mikrobiologisch gesehen ist eine sofortige Verwendung vorgesehen und angemessen (Arbeitsumgebung beachten)</li></ul>

Tab. 8.4 Haltbarkeit von COVID-19 Vaccine Janssen®

COVID-19 Vaccine Janssen®	
Vial aufgetaut und ungeöffnet	<ul><li>max. 11 Monate bei 2–8 °C oder bis zum auf dem Vial angegebenen Verfalldatum (Transport bei 2–8 °C möglich)<ul><li>während dieser Zeit max. 12 Stunden bei 9–25 °C</li></ul></li></ul>
nach erstem Anstich des Vials	<ul><li>chemisch-physikalisch max. 6 Stunden bei 2–25 °C</li><li>mikrobiologisch gesehen ist eine sofortige Verwendung vorgesehen und angemessen, wobei eine Lagerung über max. 6 Stunden bei 2–8 °C bzw. über 3 Stunden bei bis zu 25 °C möglich ist (Arbeitsumgebung beachten)</li></ul>

8.2.5 Nuvaxovid® (Novavax)

Steckbrief:

Zulassungsinhaber: Novavax CZ a. s.
Erstzulassung: 20.12.2021
Allgemeines:

- Zugelassen für Personen ab 18 Jahren,
- typische unerwünschte Arzneimittelwirkungen sind leichte bis mäßig starke Schmerzen an der Einstichstelle und ggf. dem umliegenden Bereich sowie systemische Ereignisse wie Ermüdung, Kopfschmerzen, Übelkeit oder Erbrechen (die jüngeren Altersgruppen sind eher betroffen).

Besonderheit:

Die Auslieferung des Impfstoffs erfolgt zunächst nur an medizinische Pflegeeinrichtungen bzw. Kliniken (Stand: 14.02.2022). Seit Mitte März 2022 ist es auch für öffentliche Apotheken im Rahmen eigener Impfaktionen möglich, Nuvaxovid vom Großhandel zu bestellen.

Tab. 8.5 Haltbarkeit von Nuvaxovid®

Nuvaxovid®	
Vial ungeöffnet	- 9 Monate bei 2–8 °C - max. 12 Stunden bei 9–25 °C in dieser Zeit (kein Transport)
nach erstem Anstich des Vials	- chemisch-physikalisch max. 6 Stunden bei 2–25 °C - mikrobiologisch gesehen ist eine sofortige Verwendung vorgesehen und angemessen (Arbeitsumgebung beachten)

9 Bestellung der COVID-19-Impfstoffe

Martina Schiffter-Weinle

Nur Apotheken, die eine Bescheinigung der Apothekerkammer haben, dass sie dieser gegenüber in einer Selbstauskunft bestätigt haben,

- dass nur zur Durchführung von Schutzimpfungen gegen das SARS-CoV-2 berechtigte Apotheker impfen,
- dass es geeignete Räumlichkeiten gibt und
- dass ausreichender Versicherungsschutz besteht,

dürfen Impfstoffe für den eigenen Bedarf, also zum Verimpfen in der Apotheke, bestellen. Die Aufträge sollen dabei separat je Impfstoff und für jede Betriebsstätte einzeln übermittelt werden. Bündeln, um z. B. die Filialapotheken mit zu versorgen, ist nicht erwünscht.

Die Apotheken müssen an das elektronische Meldesystem des DAV angeschlossen sein und täglich die in § 4 Abs. 1 CoronaImpfV genannten Daten für das Digitale Impfquoten-Monitoring (DIM) an das RKI melden.

Die PZN weichen von denen, über die die Impfstoffe für Arztpraxen bestellt werden, ab. Apotheken sollten für eigene Bestellungen ausschließlich folgende PZN verwenden:

◻ Tab. 9.1 PZN für Impfstoffbestellungen

Produktbezeichnung (nach Lauertaxe)	Packung/Vial	BUND-PZN
COMIRNATY 30 µg/D BioNTech BUND APO	1	17980215
SPIKEVAX Moderna BUND APO	1	17980221
COVID-19 Vaccine Janssen BUND APO	1	17980238
NUVAXOVID NOVAVAX BUND APO	1	17980244

10 Handhabung und Vorbereitung der Impfstoffe

Katharina Krüger

10.1 Materiallisten nach Impfstoffen

Das Verbrauchsmaterial für Comirnaty® Injektionsdispersion stimmt mit dem Material Applikation/Aliquotierung für Comirnaty® Konzentrat überein. Es entfällt der Schritt der Rekonstitution (◘ Tab. 10.1)!

Je nach Art der Impfung (Erst-/Zweit-/Boosterimpfung) variiert das benötigte Volumen des Impfstoffs Spikevax® und entsprechend auch das benötigte Verbrauchsmaterial. Für Erst- und Zweitimpfungen werden 0,5 ml, für Boosterimpfungen 0,25 ml benötigt. Erfolgt eine Entnahme von unterschiedlichen Mengen, ist eine Mischkalkulation bei Berechnung des Zubehörs vorzunehmen. Dabei ist zu beachten, dass bei Entnahme unterschiedlicher Dosen je nach Menge nicht unbedingt die maximal mögliche Anzahl der Spritzen entnommen werden kann. Beispiel: Obwohl in der

◘ Tab. 10.1 Übersicht Verbrauchsmaterial Comirnaty® BioNTech 30 µg/Dosis Konzentrat

Art des Verbrauchsmaterials	Benötigte Menge (mit Überschuss)
Rekonstitution	
Einmalspritze 2 ml (zum Aufziehen der NaCl-Lösung und Rekonstitution des Impfstoffkonzentrats; je nach Verfügbarkeit auch 2,5 ml oder 3 ml Spritzen)	1 Vial: 1 Spritze (2) 5 Vials: 5 Spritzen (6) 12 Vials: 12 Spritzen (14) usw.
Standardkanüle ≤ 21 G (≤ 0,8) × 40 mm (zum Aufziehen der NaCl-Lösung und Rekonstitution des Impfstoffkonzentrats)	1 Vial: 1 Kanüle (2) 5 Vials: 5 Kanülen (6) 12 Vials: 12 Kanülen (14) usw. plus jeweils Verweilkanüle
NaCl 0,9 % Ampulle (steril) 5/10 ml (je nach Verfügbarkeit die kleine Größe wählen)	1 Vial: 1 Ampulle (2) 5 Vials: 5 Ampullen (6) 12 Vials: 12 Ampullen (14) usw.
Applikation/Aliquotierung	
Feindosierungsspritze 1 ml (zur Applikation darf die Spritzen-Kanülen-Kombination maximal ein Totvolumen von 35 µl haben)	1 Vial: 6–7 Feindosierungsspritzen (7–8) 2 Vials: 12–14 Feindosierungsspritzen (14–16) 3 Vials: 18–21 Feindosierungsspritzen (20–23) usw.
Kanüle 25G, 0,50 × 0,25 mm (nach Verfügbarkeit 22 bis 24G und max. 30 mm Länge, wenn für i. m. zugelassen; zur Applikation darf die Spritzen-Kanülen-Kombination maximal ein Totvolumen von 35 µl haben)	1 Vial: 6–7 Kanülen (7–8) 2 Vials: 12–14 Kanülen (14–16) 3 Vials: 18–21 Kanülen (20–23) usw. plus eine Verweilkanüle pro Vial
Alternativ: Feindosierungsspritze 1 ml mit festen Kanülen 25 G (All-in-One)	Mengen siehe oben

Regel 12 Dosen zu je 0,5 ml bzw. 23 bis 34 Dosen zu je 0,25 ml in einem Vial enthalten sind, können nicht 4 Dosen zu je 0,5 ml und 16 Dosen zu 0,25 ml entnommen werden. Dies ist bei der Terminvergabe und Planung zu beachten (◘ Tab. 10.2).

Nach einer Erstimpfung mit dem COVID-19 Vaccine Janssen® ist eine Zweitimpfung mit einem mRNA-Impfstoff empfohlen, um eine Grundimmunisierung zu erhalten (◘ Tab. 10.3).

Es ist zu erwarten, dass auch aus den Nuvaxovid® Vials mehr als die in der Fachinformation genannte Menge entnommen werden kann und darf. Mit praktischer Erfahrung im Umgang mit dem Impfstoff wird sich dies zeigen. ◘ Tab. 10.4 gibt daher die Mindestanzahl inklusive Überschuss an.

◘ **Tab. 10.2** Übersicht Verbrauchsmaterial Spikevax®

Art des Verbrauchsmaterials	Benötigte Menge (mit Überschuss)
Feindosierungsspritze 1 ml	1 Vial: 10–12 Feindosierungsspritzen (12–14) bzw. 20–24 (22–26) bei Entnahme von ausschließlich Boosterimpfungen 2 Vials: 20–24 Feindosierungsspritzen (22–26) bzw. 40–48 (44–53) Feindosierungsspritzen bei Entnahme von ausschließlich Boosterimpfungen usw.
Standardkanüle ≥ 23 G, (≤ 0,60) × 25 mm	1 Vial: 10–12 Kanülen (12–14) bzw. 20–24 (22–26) bei Entnahme von ausschließlich Boosterimpfungen 2 Vials: 20–24 Kanülen (22–26) bzw. 40–48 (44–53) Kanülen bei Entnahme von ausschließlich Boosterimpfungen usw. plus eine Verweilkanüle pro Vial
Alternativ: Feindosierungsspritze 1 ml mit festen Kanülen ≥ 23 G (All-in-One)	Mengen siehe oben

◘ **Tab. 10.3** Übersicht Verbrauchsmaterial COVID-19 Vaccine Janssen®

Art des Verbrauchsmaterials	Benötigte Menge (mit Überschuss)
Applikation/Aliquotierung	
Feindosierungsspritze 1 ml	1 Vial: 5–6 Feindosierungsspritzen (6–7) 2 Vials: 10–12 Feindosierungsspritzen (12–14) 3 Vials: 15–18 Feindosierungsspritzen (17–20) usw.
Standardkanüle, 22–25 G, (≤ 0,70) × 25 mm (alternativ bis 30 mm, wenn für Injektion i. m. zugelassen)	1 Vial: 5–6 Kanülen (6–7) 2 Vials: 10–12 Kanülen (12–14) 3 Vials: 15–18 Kanülen (17–20) usw. plus eine Verweilkanüle pro Vial
Alternativ: Feindosierungsspritze 1 ml mit festen Kanülen 22–25 G (All-in-One)	Mengen siehe oben

◘ **Tab. 10.4** Übersicht Verbrauchsmaterial Nuvaxovid®

Art des Verbrauchsmaterials	Benötigte Menge (mit Überschuss)
Feindosierungsspritze 1 ml	1 Vial: 10 Feindosierungsspritzen (12) 2 Vials: 20 Feindosierungsspritzen (22) 3 Vials: 30 Feindosierungsspritzen (33) usw.
Standardkanüle, 22–25 G, (≤ 0,70) × 25 mm (alternativ bis 30 mm, wenn für i. m. zugelassen)	1 Vial: 10 Kanülen (12) 2 Vials: 20 Kanülen (22) 3 Vials: 30 Kanülen (33) usw. plus eine Verweilkanüle pro Vial
Alternativ: Feindosierungsspritze 1 ml mit festen Kanülen 22–25 G (All-in-One)	Mengen siehe oben

Je nach Routine und Handhabung des herstellenden Personals kann die Anzahl der Dosen, die aus einem Mehrdosenbehältnis entnommen werden, variieren. So können beispielsweise aus dem Comirnaty® Vial bis zu sieben Dosen gezogen werden; eine leichte Überfüllung ist zur Sicherstellung der sechs Impfdosen durch den Hersteller bestätigt. Dies betrifft ebenso Spikevax® (12 statt 10 volle Dosen möglich bzw. bei Boosterimpfungen 24 statt 20 Dosen) und Janssen® (6 Dosen statt 5) und vermutlich auch Nuvaxovid®, wobei die Erfahrungen dazu bisher fehlen.

10.2 Herstellungsvorgang

10.2.1 Vorbereitung des Arbeitsplatzes

Das Zubehör sollte vorab nach Art und Menge bereitgelegt und vorsortiert werden. Gegebenenfalls können unterschiedliche Kanülen oder Spritzen in entsprechend beschrifteten Körben oder wiederverwendbaren Nierenschalen (möglichst keine Pappe!) vorgelegt werden; hier kann nach Bedarf und Menge des benötigten Impfstoffs angepasst werden. Bei der Vorbereitung des Materials ist des Weiteren Folgendes zu beachten: die Sterilverpackungen der Spritzen und Kanülen dürfen kurz vor Gebrauch geöffnet werden, um eine schnellere Handhabung im laufenden Arbeitsprozess zu gewährleisten. Sie dürfen allerdings nicht generell im Voraus geöffnet und vorgelegt werden. Öffnen Sie lediglich die Verpackungen, die Sie kurzfristig verbrauchen können, und entsorgen Sie diese ansonsten, da eine mikrobielle Kontamination nicht ausgeschlossen werden kann.

Alle Arbeitsoberflächen und Behältnisse (z. B. Nierenschalen zur Lagerung der Spritzen oder Körbe zur Lagerung des Materials) sind vor und nach der Herstellung mit einem geeigneten vollviruziden Oberflächendesinfektionsmittel zu desinfizieren. Hierbei ist die Einwirkdauer bzw. Gebrauchsanweisung des genutzten Mittels zu beachten. Erfolgt eine andauernde Herstellung und damit Nutzung des Arbeitsplatzes, ist eine erneute Desinfektion aller Gebrauchsoberflächen nach etwa 60 Minuten oder Kontamination empfohlen.

Bitte beachten sie außerdem die Verwendung einer geeigneten PSA. Vorgesehen sind ein medizinischer Einmalkittel, FFP2-Maske, (Barett-)Häubchen, Handschuhe, die für den medizinischen Gebrauch geeignet sind (Nitril empfohlen), und ggf. Schuhüberzieher. Bei dauerhafter Herstellung ist je nach Verfügbarkeit nach etwa 30 bis 60 Minuten ein Handschuhwechsel erforderlich (zwischendurch trotzdem desinfizieren).

Der Arbeitsplatz an sich sollte eine ausreichende Mindestgröße haben, damit Materialien Platz finden und die Prozesse ordnungsgemäß durchgeführt werden können.

Die herstellende Person sollte während des Vorgangs nicht gestört werden und der Herstellungsbereich sollte sich nicht in einem Durchgangsbereich befinden.

10.2.2 Rekonstitution

Rekonstitution meint laut AMG das Überführen eines Fertigarzneimittels zur sicheren Anwendung am Menschen in seine anwendungsfähige Form unmittelbar vor der Anwendung gemäß Fachinformation und Gebrauchsanweisung.

Vor Beginn der Rekonstitution sollten Impfstoff und NaCl-Lösung Raumtemperatur angenommen haben. Eine Rekonstitution von Impfstoff ist lediglich bei Comirnaty® Konzentrat 30 µg/Dosis (mit violettem/pinkem Verschluss) notwendig und erlaubt, um ein sicher anzuwendendes Arzneimittel zu erhalten. So gehen Sie vor:

1. Vial zehn mal vorsichtig umdrehen (schwenken), auf keinen Fall schütteln.
2. Visuelle Inprozesskontrolle: der aufgetaute, unverdünnte Impfstoff hat eine weiße bis gebrochen weiße Farbe.
3. Flaschenverschluss der NaCl-Lösung und das Septum des Vials nach Entfernen der farbigen Kappe (violett/pink) mit geeigneter antiseptischer Lösung bzw. Tupfer (möglichst fusselfrei) desinfizieren (Einwirkzeit beachten) – besonders geeignet sind Sprühdesinfektion, die man vollständig abtrocknen lässt, oder Alkoholtupfer.
4. Öffnen der NaCl-Ampulle durch Drehen oder Abknicken.
5. Aufziehen von 1,8 ml 0,9 %-iger NaCl-Lösung (2/2,5/3 ml-Spritze und Kanüle ≤ 21 G):
   - Zunächst kann etwas mehr NaCl-Lösung aufgezogen werden und ggf. sich bildende kleine Blasen am Spritzenstempel können mit einer größeren Blase „aufgefangen" werden,
   - die überschüssige NaCl-Lösung kann direkt in den Mülleimer (wenn in unmittelbarer Nähe) gespritzt werden, alternativ können z. B. sterile Mullkompressen zum Aufsaugen genutzt werden (Zellstoff fusselt).
6. Einstechen in das Impfstoff-Vial (möglichst am Rand der Mitte des Septums) und Überführung der 1,8 ml Kochsalz-Lösung:
   - Falls Sprühdesinfektion genutzt wird, muss diese vorher vollständig verdunstet sein,
   - die Kanülenöffnung muss innerhalb des Vials im Luftraum bleiben und darf nicht die Flüssigkeit oder Wandinnenseite berühren,
   - nach Entnahme der 1,8 ml wird die geöffnete Ampulle verworfen.

◻ **Tab. 10.5** Aufzunehmende Menge der Impfstoffe

Impfstoff	benötigte Dosis
Comirnaty® 30 µg/Dosis (gilt für Konzentrat und Injektionsdispersion) Aussehen der gebrauchsfertigen Lösung (Fertiglösung bzw. Konzentrat nach Verdünnung): weiße bis grauweiße Dispersion ohne sichtbare Partikel	0,3 ml (lt. Fachinformation)
Spikevax® Aussehen der gebrauchsfertigen Dispersion: weiß bis cremefarben	0,5 ml für Erst- und Zweitimpfungen (Grundimmunisierung) (lt. Fachinformation 10 Impfdosen) 0,25 ml für Booster (Auffrischungsimpfung)
COVID-19 Vaccine Janssen® Aussehend der gebrauchsfertigen Suspension: farblose bis leicht gelbliche, klar bis stark opaleszierende Suspension	0,5 ml (lt. Fachinformation 5 Impfdosen)
Nuvaxovid® Aussehen der gebrauchsfertigen Dispersion: farblos bis gelblich, klar bis leicht opaleszent	0,5 ml (lt. Fachinformation 10 Impfdosen)

7. Druckausgleich durchführen: mindestens 1,8 ml Luft in die leere Spritze ziehen, bevor sie entnommen wird (erfahrungsgemäß ist das Risiko, dass etwas Impfstoff „entgegenspritzt" geringer, wenn etwas mehr Luft aufgezogen wird, allerdings nicht mehr als 2,0 ml).
Wenn sich aufgrund von Überdruck (kann auch herstellungstechnisch bedingt sein) ein Tropfen auf dem Septum des Vials bildet, ist dieses nicht mehr zu verwenden, da die vorgesehene Konzentration des Impfstoffs wahrscheinlich nicht eingehalten werden kann – in diesem Fall ist der Impfstoff vollständig aufzuziehen und zu entsorgen (Restmüll, Doppelsackmethode).
8. Spritze samt Kanüle entfernen.
9. Das Vial wird 10 mal geschwenkt. Es darf auf keinen Fall geschüttelt werden. Fällt das Vial herunter, kann es nicht mehr verwendet werden. Kippt es auf dem Tisch selber aus stehendem Zustand um, kann es weiterverwendet werden.
10. Inprozesskontrolle: nach der Verdünnung sollte der Impfstoff eine gebrochen weiße Farbe haben.
11. Das Aufziehen des Impfstoffs aus dem Vial erfolgt unmittelbar nach der Rekonstitution. Vor erneutem Einstich ist eine Desinfektion des Septums erforderlich. Der Einstich sollte möglichst mittig in das Septum erfolgen. Nutzen Sie nach Möglichkeit nicht dieselbe Einstichstelle, die Sie bei der Rekonstitution genutzt haben, damit können Sie Verlust von Impfstoff vermeiden (kann sonst „raussprudeln").

Hinweise: Es soll vor und nicht über dem geöffneten Vial gearbeitet werden (übergreifen vermeiden!). Außerdem ist darauf zu achten, dass der Herstellende während des Vorgangs ungestört ist und die Räumlichkeiten ansonsten unbetreten bleiben.

10.2.3 Sonstige Herstellung bzw. Aufziehen der Spritzen

Vor Anbruch der Vials sind diese auf Haltbarkeit zu überprüfen. Dazu ist die jeweilige Begleitdokumentation zu beachten, da die tatsächliche Haltbarkeit kürzer oder länger sein kann als auf dem Fläschchen angegeben.

Der Impfstoff darf in keinem Fall aus unterschiedlichen Vials gemischt werden (auch nicht der gleichen Charge!), um mehr Spritzen zu erhalten. So gehen Sie vor:

1. Der Impfstoff sollte Raumtemperatur haben und entsprechend ◻ Tab. 10.5 visuell beschaffen sein (Unterschiede je nach Impfstoff).
2. Zur Homogenisierung das Vial vorsichtig ein paar Mal schwenken.
3. Kappe vom Stopfen entfernen und Septum mit geeignetem Antiseptikum (möglichst fusselfrei, bitte Einwirkzeit beachten) desinfizieren – besonders geeignet sind Sprühdesinfektion, die man vollständig abtrocknen lässt, oder Alkoholtupfer.
4. Spritzen aufziehen; je nach Impfstoff variiert das Volumen (◻ Tab. 10.5), dabei Inprozesskontrollen in Form von visueller Überprüfung vornehmen.

Die Kanüle wird jeweils nach Rekonstitution oder Auseinzelung (Verweilkanüle) nicht „gerecapped", sondern sofort in einen Kanülenabwurfbehälter (am besten nach TRBA 250 und DIN EN ISO 23907) entsorgt.

Der Impfstoff wird mit dem in ▶ Kap. 11.1.1 aufgeführten Zubehör aufgezogen. Je nach Art des Impfstoffs variiert die Menge, die aufgezogen werden muss, wie folgt:

Die Spritze muss vollständig mit Impfstoff gefüllt sein (auch die Spitze!) und darf keine größeren Bläschen aufweisen. Eine oder wenige kleine Bläschen direkt am Spritzenkolben lassen sich je nach Zubehör nur schwer verhindern und sind vertretbar. Bitte ziehen Sie die Impfstoffe vorsichtig und nicht zu zügig auf; zu schnelle Bewegungen der Flüssigkeit können Scherkräfte erzeugen, die schädlich für den Impfstoff sind. Außerdem kann es dadurch zu Blasenbildung innerhalb des Vials kommen („sprudeln"), was das Aufziehen weiterer Spritzen (v. a. der letzten) deutlich erschwert.

Es erfolgt eine visuelle Überprüfung des Impfstoffs in den Spritzen nach Farbe (◘ Tab. 10.5) und Partikeln. Es kann vorkommen, dass Teilchen des Stopfens sich lösen und in der Spritze landen. In dem Fall ist die Spritze zu entsorgen.

10.2.4 Herstellungsprotokolle

Eine Dokumentation der Herstellung bzw. der Auseinzelung ist durchzuführen und fünf Jahre aufzubewahren. Die Vorlage der Bundesapothekerkammer kann als Orientierung oder Druckvorlage genutzt werden (s. hilfreiche Links).

Bei der Dokumentation ist v. a. darauf zu achten, dass die herstellende Person und die Charge des Impfstoffs eingetragen sind. Die Anstichzeit ist unter Berücksichtigung der damit verbundenen begrenzten Haltbarkeit des Impfstoffs ebenfalls dringend zu dokumentieren.

11 Das Impfen
Martina Schiffter-Weinle

Hat der Patient nach dem Aufklärungsgespräch die Einwilligungserklärung unterschrieben (und eine Kopie davon erhalten), kann die Impfung vorbereitet und durchgeführt werden. Die einzelnen Arbeitsschritte bei der Verabreichung des COVID-19-Impfstoffs sollten standardisiert und in einer Standardarbeitsanweisung (SOP) dokumentiert sein (▸ Kap. 19). Den chronologischen Ablauf erläutern wir Ihnen im folgenden Kapitel. Zudem finden Sie in ▸ Kap. 21.2 ein Poster, das dabei hilft, den Impfvorgang selbst immer vor Augen zu haben.

11.1 Impfvorbereitung

11.1.1 Zusammenstellung der benötigten Utensilien

Um einen reibungslosen Ablauf zu ermöglichen, muss im Vorfeld sichergestellt werden, dass alle benötigten Materialien zur Verfügung stehen. Diese kann man beispielsweise in einer desinfizierbaren Instrumentenschale zusammenstellen. Wenn die Vorbereitung des Zubehörs auf einer Arbeitsfläche erfolgt, muss diese vorher wischdesinfiziert werden.

Zusätzlich sollte man in dem Raum, in dem die COVID-19-Schutzimpfung durchgeführt wird, die benötigten Formulare (Anamnesebogen mit Einwilligungserklärung, Formular für die Impfbescheinigung, Dokumentationsbogen) sowie das Aufklärungsmerkblatt, die aktuelle Fachinformation des eingesetzten Impfstoffs und den Impfausweis des Patienten bereithalten.

Sollte in der ärztlichen Schulung zur Qualifizierung des Apothekers auch die intramuskuläre Applikation eines Adrenalin-Autoinjektors zur Behandlung anaphylaktischer Reaktionen gelehrt worden sein, ist vor der Injektion zu prüfen, dass ein solcher Pen griffbereit ist (▸ Kap. 13.1.3).

Materialien, die während der Injektion benötigt werden
- Medizinische Einmalhandschuhe,
- Schutzkittel,
- medizinischer Atemschutz,
- Händedesinfektionsmittel,
- Hautdesinfektionsmittel (Sprühdesinfektion oder Desinfektionstupfer),
- Flächendesinfektionsmittel,
- Zellstofftupfer,
- Wundschnellverband,
- Kanülen-/Spritzenabwurfbehälter (Sicherheitsbehälter).

11.1.2 Entnahme des Impfstoffs aus dem Kühlschrank

Die vorbereiteten Impfspritzen werden erst kurz vor der Anwendung aus dem Kühlschrank genommen. Dabei sollte erneut eine Sichtprüfung der Suspension erfolgen. Bei der Verabreichung sollte der Impfstoff Zimmertemperatur haben, um ein mögliches Brennen im Bereich der Injektionsstelle zu vermeiden. Deshalb sollte man die vorbereitete Spritze vor der Anwendung kurz temperieren lassen.

Lagerung von Impfstoffen

Impfstoffe sind Produkte biologischen Ursprungs, die empfindlich auf äußere Einflüsse reagieren. Sie müssen vor allem vor zu starker Erwärmung und vor Licht geschützt werden. Die COVID-19-Impfstoffe werden im aufgetauten Zustand in die Apotheke geliefert. Dort müssen sie in der Originalverpackung im Medikamentenkühlschrank bei +2 °C bis +8 °C gelagert werden. Dabei sollten sie auf keinen Fall Kontakt zur Rückwand des Kühlschranks haben. Es besteht die Gefahr, dass die Medikamente sonst einfrieren. Das erneute Einfrieren der Impfstoffe kann zu Wirksamkeitsverlust oder schlechterer Verträglichkeit führen. Auch in der Kühlschranktür dürfen Impfstoffe nicht gelagert werden, da sie dort deutlich höheren Temperaturen ausgesetzt sind als im Inneren des Kühlschranks. Eine fortlaufende Kontrolle der Kühlschranktemperatur ist unbedingt notwendig.

Während eines Impftermins in der Apotheke sollten Sie darauf achten, den Impfstoff nicht zu lange dem Licht auszusetzen und ihn nicht in der Nähe einer Heizung oder einer anderen Wärmequelle abzulegen. Impfstoffe, die versehentlich falsch gelagert oder eingefroren wurden, müssen verworfen werden.

11.1.3 Hygienemaßnahmen und persönliche Schutzausrüstung

Nicht nur für den Patienten, sondern auch für den impfenden Apotheker bestehen Gefahren im Umgang mit potenziell infektiösen Flüssigkeiten wie Blut oder benutzten Spritzen. Deshalb müssen vor der Injektion grundlegende Präventionsmaßnahmen entsprechend dem Hygieneplan und der Betriebsanweisung eingehalten werden (▶ Kap. 15, ▶ Kap. 21.5).

Schutzkittel anziehen und schließen

Bei der Durchführung einer Injektion muss ein geschlossener Kittel getragen werden. Gemäß den Empfehlungen der Bundesapothekerkammer zu Arbeitsschutzmaßnahmen bei Tätigkeiten mit Biostoffen sollte der Kittel bei Verschmutzung sofort gewechselt werden. Ansonsten ist die Tragedauer des Kittels abhängig von den individuellen Gegebenheiten bei der Arbeit, einmal wöchentlich sollte er jedoch mindestens gewechselt werden.

Handhygiene

Zum Schutz des Patienten und des Materials vor einer Kontamination mit Krankheitserregern müssen vor der Impfung die Hände gründlich gewaschen werden. Die Reinigung sollte mit angenehm warmem Wasser und einer hautschonenden Waschlotion aus einem Spender erfolgen. Beim Einseifen sollten sowohl Handinnenflächen als auch Handrücken, Fingerspitzen, Fingerzwischenräume und Daumen sowie die Fingernägel berücksichtigt werden. Nach 20 bis 30 Sekunden werden die Hände unter fließendem Wasser abgespült und idealerweise mit einem Einweghandtuch sorgfältig abgetrocknet, auch in den Fingerzwischenräumen.

Praxistipp

Wenn Ihnen in dem Raum, in dem Sie die Impfung durchführen, kein Waschbecken zur Verfügung steht, können Sie die gewaschenen Hände nach Betreten des Raums vor dem Anziehen der Handschuhe auch noch einmal zusätzlich mit einem Handdesinfektionsmittel desinfizieren.

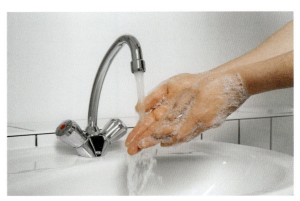

Abb. 11.1 Richtiges Händewaschen

Einmalhandschuhe und Atemschutz anziehen

Zur persönlichen Schutzausrüstung (PSA) bei der Durchführung einer Injektion gehören auch Einmalhandschuhe. Die Bundesapothekerkammer empfiehlt in der Leitlinie „Physiologisch-chemische Untersuchungen – Durchführung der Blutuntersuchungen" flüssigkeitsdichte, ungepuderte und allergenarme medizinische Einmalhandschuhe, die den Anforderungen der DIN EN 455 Teile 1 bis 3 „Medizinische Handschuhe zum einmaligen Gebrauch" entsprechen. Die Handschuhe sind spätestens nach jedem Patientenkontakt zu wechseln und ordnungsgemäß in einem dafür vorgesehenen Müllbehälter zu entsorgen. Kontaminierte Handschuhe sind sofort zu wechseln. Nach dem Ausziehen der Einmalhandschuhe ist eine hygienische Händedesinfektion durchzuführen. Verschmutzte Hände sind danach zusätzlich zu waschen.

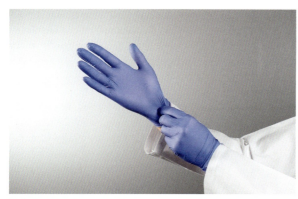

Abb. 11.2 Der korrekte Umgang mit Einmalhandschuhen ist wichtig für die persönliche Sicherheit des Impfenden.

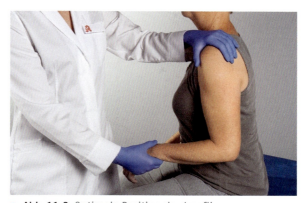

Abb. 11.3 Optimale Position des Impflings

Des Weiteren ist ein Atemschutz zu tragen. Da der Abstand von 1,5 Metern zu den zu impfenden Personen nicht eingehalten werden kann, ist eine FFP2-Maske empfehlenswert.

11.2 Die Durchführung

11.2.1 Patienten in die richtige Impfposition bringen

Alle zugelassenen COVID-19-Impfstoffe werden intramuskulär in den Oberarm injiziert. Dabei sollten die Muskeln unbedingt entspannt sein. Der Patient kann bei der Injektion entweder sitzen (z. B. auf einem Lehnstuhl) oder bequem auf einer Liege liegen. Er sollte die Bekleidung so weit ausziehen, dass der Oberarm gut erreichbar ist. Im Sitzen sollte der Arm, in den injiziert wird, seitlich locker herunterhängen oder entspannt im Schoß des Patienten liegen. Der Arm darf nicht nach außen rotiert sein. Es empfiehlt sich, Injektionen in den „Gebrauchsarm" zu vermeiden, d. h. bei Rechtshändern sollte man in den linken Arm injizieren und bei Linkshändern in den rechten Arm. Bei Patienten mit therapiertem Brustkrebs ist der gegenüberliegende Arm zu wählen. Grundsätzlich rät die Bundesapothekerkammer dazu, bei einer Wahl zwischen einem gesunden und einem kranken Arm in den gesunden Arm zu impfen. Personen, die beim Impfen schon einmal ohnmächtig geworden sind, sollten im Liegen geimpft werden.

Praxistipp
Nehmen Sie die Ängste des Patienten immer ernst! Ist er sehr angespannt, erklären Sie ihm mit ruhiger Stimme das Vorgehen und die Vorteile der Impfung, machen Sie ihm aber keine falschen Versprechungen wie beispielsweise: „Es wird bestimmt nicht wehtun!"

11.2.2 Injektionsstelle bestimmen und desinfizieren

Für intramuskulär zu injizierende Impfstoffe empfiehlt die STIKO bei Jugendlichen und Erwachsenen grundsätzlich die Injektion in den Musculus deltoideus, den großen dreieckigen Muskel des Oberarms. Hier wird etwa 5 cm unterhalb der Schulterhöhe, in die höchste Vorwölbung des Muskels, mittig und ausreichend tief eingestochen. In den M. deltoideus sollten maximal 2 ml Injektionslösung injiziert werden. Wenn der Deltamuskel noch nicht genügend ausgeprägt ist, wie bei kleinen Kindern, oder eine Injektion in beide Oberarme nicht angeraten ist, z. B. bei Brustkrebs auf beiden Seiten, wird eine Injektion in den M. vastus lateralis des Oberschenkels empfohlen. Dieser Muskel befindet sich im äußeren Bereich des mittleren Oberschenkels. In der Apotheke wird ausschließlich i. m. in den M. deltoideus injiziert.

Um die Einstichstelle zu lokalisieren, kann man sich am Akromion (von griech. akromion „Schulterhöhe") orientieren. Das Akromion ist ein Knochenvorsprung, der den höchsten Punkt des Schulterblatts (Scapula) bildet. Der ideale Injektionsort findet sich circa drei Fingerbreit (drei Querfinger) unterhalb des Akromions an der höchsten Stelle der Muskelwölbung des Deltamuskels.

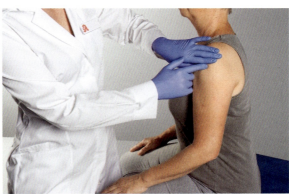

Abb. 11.4 Bestimmung der optimalen Injektionsstelle

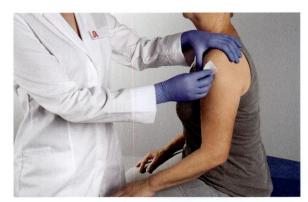

Abb. 11.5 Desinfektion der Injektionsstelle

Injektionen in tätowierte Haut, Narben oder in Muttermale sind zu vermeiden.

Nachdem Sie die Injektionsstelle mit Ihren Fingern ausgemessen haben, muss diese mit einem geeigneten Hautdesinfektionsmittel desinfiziert werden. Die Bundesapothekerkammer empfiehlt die Verwendung eines Desinfektionsmittels, das in der Liste der vom Verbund für Angewandte Hygiene (VAH) geprüften und anerkannten Desinfektionsmittel aufgeführt ist.

> **Exkurs: Die Desinfektionsmittel-Liste des VAH**
>
> Die VAH-Liste ist das Verzeichnis der vom Verbund für Angewandte Hygiene geprüften Desinfektionsmittel und Verfahren. Anwender finden darin alle vom VAH zertifizierten Produkte mit den entsprechenden Gebrauchsinformationen, Anwendungshinweisen sowie Erläuterungen zur Prüfmethodik. Die VAH-Liste ist die Standardreferenz für die Desinfektion im Routinebetrieb bei medizinischen und nichtmedizinischen Einrichtungen. Die aufgelisteten Produkte wurden von akkreditierten Laboratorien und unabhängigen Gutachtern überprüft.

Das Aufbringen des Antiseptikums ist grundsätzlich im Sprüh- oder Wischverfahren möglich. Beim Sprühverfahren empfiehlt es sich, erst zu sprühen, mit einem Zellstofftupfer trocken zu wischen und ein zweites Mal zu sprühen (alternativ kann auch nur einmal gesprüht werden). Dabei ist es wichtig, dass das zu desinfizierende Hautareal vollständig mit dem Antiseptikum benetzt wird. Um eine optimale Verteilung des Hautantiseptikums zu erzielen, wird beim Aufsprühen ein Abstand von ca. 5 cm empfohlen. Der Flüssigkeitsfilm darf nicht abtrocknen bevor die vom Hersteller angegebene Einwirkzeit abgelaufen ist.

Beim Wischverfahren werden häufig vorgetränkte, in der Regel sterile, Alkoholtupfer verwendet. Auch hier sollte auf eine ausreichende Benetzung und die Einhaltung der Einwirkzeit geachtet werden.

Vor der Injektion muss das Hautantiseptikum vollständig abgetrocknet sein. So vermeiden Sie ein Brennen während und nach der Injektion durch nicht getrocknetes Desinfektionsmittel.

> **Praxistipp**
>
> Damit Sie sich auch nach der Desinfektion noch an die ermittelte Injektionsstelle erinnern, können Sie sich beispielsweise an vorhandenen Leberflecken oder anderen Hautveränderungen orientieren. Wenn Sie unsicher sind und keinen Orientierungspunkt finden, können Sie die Stelle vor der Desinfektion auf der Haut mit einem Fingernagel (bevor die Handschuhe angezogen werden) leicht markieren. Nach der Desinfektion sollte die Einstichstelle nicht mehr berührt werden (kein Nachtasten!).

11.2.3 Injektion des Impfstoffs

Nun erfolgt die Injektion des Impfstoffs. Dieser sollte bei Verabreichung Zimmertemperatur haben. Entfernen Sie die Schutzkappe von der Injektionskanüle und stechen Sie die Kanüle zügig und senkrecht (im 90-Grad-Winkel) zur Körperoberfläche circa 2 cm tief bis in den Muskel ein. Zur Stabilisierung können Sie die Punktionshand auf der Patientenhaut oder der eigenen Hand abstützen.

Um eine Injektion ins subkutane Gewebe zu vermeiden, können Sie, vor allem bei Patienten mit dickerer Unterhautfettschicht an den Oberarmen, die Haut mit Daumen und Zeigefinger spannen. Bei sehr schlanken Menschen kann eine Hautfalte zwischen Daumen und Finger genommen und angehoben werden, um zu verhindern, dass die Nadel beim Einstechen auf die Knochenhaut trifft.

Nach dem Einstechen der Kanüle empfiehlt die STIKO bei COVID-19-Schutzimpfungen eine Aspiration. Dabei wird mit der Injektionsspritze kurz angesaugt. Sollte beim Ansaugen Blut in die Spritze gelangen, ist diese zu verwerfen und eine neue Spritze für die Impfung zu verwenden.

Nach der Aspiration wird der Impfstoff vollständig injiziert. Durch eine zügige Injektion können Schmerzen bei der intramuskulären Injektion reduziert werden.

> **Praxistipp**
>
> Vermeiden Sie Sätze wie „Jetzt geht es los!" oder „Vorsicht, jetzt wird es gleich piksen!". Verwickeln Sie den Patienten stattdessen zur Ablenkung in ein Gespräch. So verhindern Sie, dass er den Arm kurz vor dem Einstechen anspannt. Und auch wenn Sie erst seit Kurzem impfen: Versuchen Sie, entspannt zu bleiben und mit ruhiger Stimme zu reden. Je mehr Impferfahrungen Sie sammeln, umso leichter wird es Ihnen fallen.

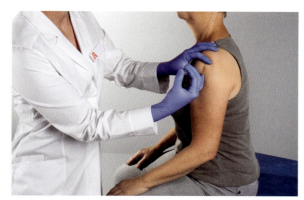

Abb. 11.6 Positionierung der Injektionskanüle

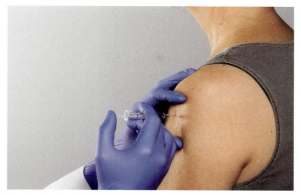

Abb. 11.7 Die Injektion selbst soll zügig erfolgen.

STIKO: Aspiration bei COVID-19-Schutzimpfungen

Entgegen den allgemeinen Empfehlungen für Impfungen rät die Ständige Impfkommission (STIKO) zu einer Aspiration bei der intramuskulären Applikation eines COVID-19-Impfstoffs, weil es im Tiermodell nach direkter intravenöser Injektion eines mRNA-Impfstoffs zum Auftreten von Perimyokarditis (klinisch und histopathologisch) gekommen sei. Durch die Aspiration soll die Impfstoffsicherheit erhöht werden, auch wenn sie für Patienten etwas schmerzhafter sein kann. Ziel der Aspiration ist es, versehentliche Punktionen eines Blutgefäßes zu vermeiden – auch wenn die Blutgefäße an den Körperstellen, die für die Injektion von Impfstoffen empfohlen sind (M. vastus lateralis oder M. deltoideus) und in Reichweite der Nadel liegen, laut STIKO eigentlich zu klein sind, um eine versehentliche intravenöse Gabe zu ermöglichen.

Ansonsten empfiehlt die STIKO bei anderen Impfstoffen weiterhin, generell auf eine Aspiration zu verzichten. Dieser Hinweis basiert auf mehreren evidenzbasierten Empfehlungen für schmerz- und stressreduziertes Impfen, die international publiziert worden sind und Hinweise zu bestimmten Injektionstechniken, altersabhängigen Ablenkungsmethoden und anderen Verhaltensweisen beinhalten. Die STIKO hat diese Hinweise aufgegriffen und 2016 erstmals Hinweise zur Schmerz- und Stressreduktion beim Impfen in ihre Empfehlungen mit aufgenommen (www.rki.de/DE/Content/Infekt/Impfen/Dokumente/Schmerzreduktion.html). Darin weist die STIKO darauf hin, dass eine Aspiration vor der Injektion nicht notwendig sei und bei intramuskulären Injektionen (i. m.) vermieden werden sollte, um Schmerzen zu reduzieren. Berichte über Verletzungen von Patienten aufgrund unterlassener Aspiration gäbe es nicht. Allein für COVID-19-Schutzimpfungen gilt nun eine abweichende Empfehlung.

11.2.4 Nachsorge

Nach Entleerung der Spritze ziehen Sie die Kanüle zügig heraus und drücken einen Zellstofftupfer auf die Einstichstelle. Die Kompression bewirkt, dass der Impfstoff nicht im Stichkanal zurückläuft und dass die Blutung schnell zum Stillstand kommt. Erkundigen Sie sich nach dem Befinden des Patienten.

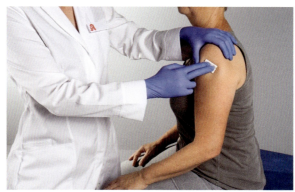

Abb. 11.8 Kompression der Einstichstelle

Kleben Sie anschließend einen Wundschnellverband auf die Einstichstelle, um zu verhindern, dass die Kleidung des Patienten einen Blutfleck bekommt.

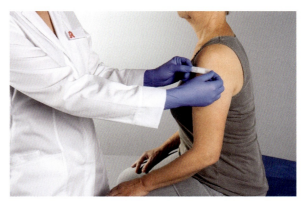

Abb. 11.9 Anbringen des Pflasters an der Einstichstelle

Da kurz nach einer Impfung Kreislaufsynkopen (kurzzeitiger Bewusstseinsverlust) und (äußerst selten) anaphylaktische Reaktionen auftreten können, sollten die Patienten nach der Impfung für 15 Minuten routinemäßig nachbeobachtet werden. Bitten Sie den Patienten, auch wenn er nach der Injektion keine Beschwerden wie Unwohlsein oder Schwindel verspürt, für diesen Zeitraum sitzen oder liegen zu bleiben. Erkundigen Sie sich anschließend erneut nach dem Wohlbefinden des Patienten. Wenn er keine Beschwerden hat, können Sie ihn dann verabschieden.

11.3 Entsorgung der Verbrauchsmaterialien

Entsorgen Sie die benutzte Spritze nach der Entleerung sofort in einer speziell dafür vorgesehenen stich- und bruchfesten Entsorgungsbox für infektiöse Abfälle. Diese muss fest verschließbar, geruchsdicht, feuchtigkeitsbeständig und deutlich gekennzeichnet sein.

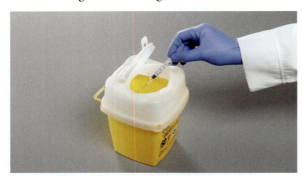

Abb. 11.10 Entsorgungsbox für infektiöse Abfälle

Werfen Sie alle anderen Abfälle, auch wenn sie mit Blut behaftet sind, direkt am Ort ihres Anfallens in einen möglichst geschlossenen Abfallbehälter, der mit einem reißfesten, feuchtigkeitsbeständigen und dichten Müllbeutel ausgestattet ist. Dieser Behälter muss ebenfalls gut beschriftet sein. Hierzu bietet die BAK auf ihrer Homepage eine Arbeitshilfe „Kennzeichnung des Entsorgungsbehälters für potenziell infektiöse Abfälle" an.

Legen Sie die verwendeten Handschuhe kontaminationsfrei ab und entsorgen sie diese ebenfalls in dem Abfallbehälter. Beim kontaminationsfreien Ablegen werden beide Handschuhe gleichzeitig ausgezogen, sodass am Ende beide Handschuhe mit der Innenseite nach außen gestülpt ineinander entsorgt werden können. Eine Anleitung zum sicheren Ausziehen von Schutzhandschuhen finden Sie auf der Homepage des Robert Koch-Instituts (www.rki.de/DE/Content/InfAZ/N/Neuartiges_Coronavirus/PSA_Fachpersonal/Handschuhe_ausziehen.html). Nach dem Ausziehen der Einmalhandschuhe ist eine hygienische Händedesinfektion durchzuführen.

Exkurs: Entsorgung des Verbrauchsmaterials

Die Entsorgung der bei der Impfung verwendeten Verbrauchsmaterialien muss eindeutig geregelt sein. Deshalb ist es wichtig, dass nicht nur diejenigen Mitarbeiter in der Apotheke zum Umgang mit Biostoffen unterwiesen werden, die die Impfungen (und auch Blutuntersuchungen) durchführen, sondern auch die Reinigungskräfte, damit sie ohne Risiko den Abfallbehälter entleeren.

Entsorgung von Lanzetten und Kanülen
Lanzetten oder Kanülen der Impfstoffe, also alle Verbrauchsmaterialien, bei deren Kontakt es versehentlich zu Nadelstichverletzungen kommen kann, werden in der dafür vorgesehenen speziellen Entsorgungsbox gesammelt. Ist diese gefüllt, wird sie nach Angaben des Herstellers korrekt verschlossen und kann dann ohne Gefährdung aller Personen, die damit in Kontakt kommen, über den normalen Hausmüll entsorgt werden.

Entsorgung des Verbrauchsmaterials
Der Abfall wie Tupfer, Pflaster oder Handschuhe, der ganz allgemein im Zusammenhang mit Blutuntersuchungen und nun auch mit Impfungen anfällt, wird in dem am Impfplatz stehenden möglichst geschlossenen Abfallbehälter, in dem sich immer ein Plastikbeutel zur Aufnahme dieser Abfälle befindet, entsorgt. Der Entsorgungsbehälter muss ausreichend gekennzeichnet sein (siehe BAK-Arbeitshilfe „Kennzeichnung des Entsorgungsbehälters für potenziell infektiöse Abfälle"). Die Beutel werden am Ende jedes Arbeitstags mit einem Knoten verschlossen und als Ganzes dem Hausmüll zugeführt. Auf diese Weise besteht kein Infektionsrisiko für die Reinigungskräfte. Das ist auch der Grund, weshalb nach jeder Impfung der Arbeitsplatz mit einem Oberflächendesinfektionsspray unter Beachtung der Einwirkzeit von demjenigen gereinigt wird, der die Impfung durchgeführt hat. Auch das dafür benötigte Einwegwischtuch wird in den Abfallbehälter am Impfplatz gegeben.

Die 6 Schritte der hygienischen Händedesinfektion
Im Folgenden wird die Standard-Einreibemethode für die hygienische Händedesinfektion gemäß EN 1500 beschrieben.
Dabei wird das Händedesinfektionsmittel in die hohlen, trockenen Hände gegeben und über 30 Sekunden nach den unten aufgeführten Schritten bis zu den Handgelenken eingerieben. Die Bewegungen jedes Schritts sind fünfmal durchzuführen. Nach Beendigung des 6. Schritts werden einzelne Schritte bis zur angegebenen Einreibedauer wiederholt. Achten Sie darauf, dass die Hände während der gesamten Einreibezeit feucht bleiben. Im Bedarfsfall entnehmen Sie erneut Händedesinfektionsmittel.

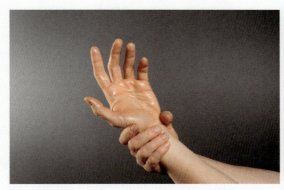

Schritt 1: Desinfektionsmittel zwischen den Handflächen inklusive Handgelenken verreiben

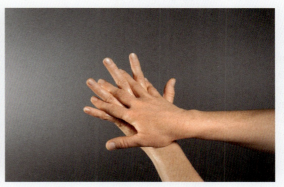

Schritt 2: Rechte Handfläche über den linken Handrücken führen und umgekehrt

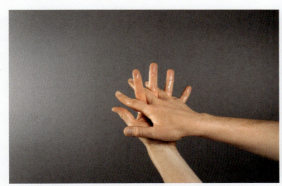

Schritt 3: Mit gespreizten, ineinander verschränkten Fingern Handflächen gegeneinander reiben

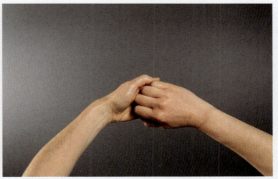

Schritt 4: Außenseite der Finger ineinander verschränkt auf die gegenüberliegende Handfläche legen

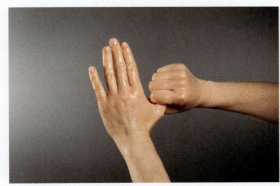

Schritt 5: Kreisendes Reiben des rechten Daumens in der geschlossenen linken Handfläche und umgekehrt

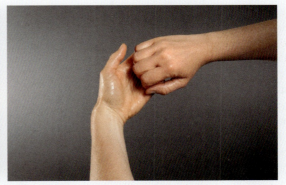

Schritt 6: Kreisendes Reiben mit geschlossenen Fingerspitzen der rechten Hand auf der inken Handfläche und umgekehrt

Abb. 11.11 Die 6 Schritte der hygienischen Händedesinfektion

11.4 Arbeitsbereich säubern und desinfizieren

Säubern Sie den Arbeitsbereich direkt nachdem der Patient den Raum verlassen hat entsprechend Ihrem Hygieneplan (▶ Kap. 15). Überprüfen Sie die Verbrauchsmaterialien und füllen Sie sie gegebenenfalls auf, damit beim nächsten Patienten ein reibungsloser Ablauf garantiert ist.

11.5 Dokumentation

11.5.1 Dokumentation im Impfausweis

Tragen Sie die Impfung gemäß § 22 IfSG unverzüglich in den Impfausweis des Patienten ein. Falls der Impfausweis nicht vorliegt, stellen Sie eine Impfbescheinigung aus.

Die BAK bietet hierzu auf ihrer Homepage eine Arbeitshilfe „Muster für ein Ersatzformular zur Dokumentation der durchgeführten Impfungen (nach Vorlage RKI)" an.

Auf Wunsch des Patienten muss der Apotheker den Inhalt der Impfbescheinigung zu einem späteren Zeitpunkt in den Impfausweis übertragen.

> ■ **MERKE** Im Impfausweis/in der Impfbescheinigung muss Folgendes dokumentiert werden:
> - Name und Geburtsdatum der geimpften Person,
> - Datum der Impfung,
> - Bezeichnung und Chargen-Bezeichnung des Impfstoffs (hier kann der abziehbare Chargenaufkleber auf der vorbereitete Spritze, die sogenannte Vignette, eingeklebt werden),
> - Name der Krankheit, gegen die geimpft wurde,
> - Name und Anschrift der Apotheke (Stempel), Name und Unterschrift des impfenden Apothekers.

Dokumentieren Sie diese Angaben auch in der Apotheke, beispielsweise auf der Rückseite der Einverständniserklärung.

Laut § 22 Abs. 3 und 4 IfSG ist in der Impfdokumentation des Weiteren auf folgende Sachverhalte hinzuweisen:

- Zweckmäßiges Verhalten bei ungewöhnlichen Impfreaktionen,
- sich gegebenenfalls aus §§ 60 bis 64 IfSG ergebende Ansprüche bei Eintritt eines Impfschadens,
- Stellen, bei denen die sich aus einem Impfschaden ergebenden Ansprüche geltend gemacht werden können,
- notwendige Folge- und Auffrischungsimpfungen mit Terminvorschlägen, damit die geimpfte Person diese rechtzeitig wahrnehmen kann.

Die geimpfte Person hat gemäß § 1 Abs. 2 CoronaImpfV Anspruch auf die Erstellung eines COVID-19-Impfzertifikats.

11.5.2 Dokumentation in der Patientenakte

Die Apotheke ist verpflichtet, für jeden Geimpften schriftlich oder digital eine Patientenakte anzulegen (§ 630f BGB). Diese muss mindestens den vom Patienten unterschriebenen Anamnesebogen sowie die unterschriebene Einwilligungserklärung enthalten. Außerdem sollten das Datum der Impfung und die Bezeichnung und Chargennummer des Impfstoffs (Vignette kann eingeklebt werden), der Name der Krankheit, gegen die geimpft wurde, sowie der Name und die Unterschrift des impfenden Apothekers vermerkt sein.

Die Aufzeichnungen sind in der Apotheke gemäß § 630f Abs. 3 BGB 10 Jahre aufzubewahren.

11.6 Impfsurveillance

Die Apotheke muss im Rahmen der Impfsurveillance täglich die in § 4 Abs. 1 CoronaImpfV genannten Daten für das Digitale Impfquoten-Monitoring (DIM) an das RKI melden. Der Deutsche Apothekerverband e. V. (DAV) stellt dazu im Verbändeportal ein elektronisches Meldesystem zur Verfügung (www.mein-apothekenportal.de), das die Apotheke nach § 4 Abs. 4a CoronaImpfV nutzen muss.

Nur wenn diese Meldepflicht erfüllt wird, kann die erbrachte Impfleistung auch abgerechnet werden. Übertragene Daten können direkt zur Erstellung des Impfzertifikats verwendet werden.

12 Abrechnung

Martina Schiffter-Weinle

Für die korrekte Abrechnung der erbrachten Impfleistung steht auf der Homepage der ABDA eine „Handlungsempfehlung für die Abrechnung von Impfstoffen und Leistungen im Zusammenhang mit COVID-19-Schutzimpfungen in der Apotheke" zur Verfügung. Darin wird beschrieben, wie Apotheken die Vergütung für die Beschaffung des COVID-19-Impfstoffs, der in der Apotheke verimpft wird, für die Impfung selbst und für die Ausstellung des COVID-19-Impfzertifikats abrechnen.

Dabei sind folgende Punkte wichtig:

- Es wird bei der Abrechnung nicht zwischen Erst-/Zweit- und Auffrischungsimpfung unterschieden.
- Die Vergütung für die Beschaffung der Impfstoffe für Großhändler und Apotheke und die Vergütung für die Abgabe des vom Großhändler selbst beschafften Impfbestecks/-zubehörs müssen Apotheken unter Angabe der BUND-Pharmazentralnummer zusammen abrechnen.
- Abgerechnet wird monatlich beim jeweiligen ARZ unter Angabe der BUND-PZN. Das muss spätestens bis zum Ende des dritten auf den Abrechnungszeitraum folgenden Monats geschehen.
- Von den Rechenzentren werden die Daten monatlich an das Bundesamt für Soziale Sicherung (BAS) übermittelt, und zwar jeweils der sich für die Apotheken ergebende Gesamtbetrag (inklusive der Großhandelsvergütung). Die Rechenzentren leiten den Gesamtbetrag an die Apotheken weiter und diese wiederum an den Großhandel.
- Die Apotheken rechnen die selbst verimpften Impfstoffe unter Angabe der jeweiligen BUND-PZN über den Beleg „Nacht- und Notdienstfonds des DAV" ab.
- Die rechnungsbegründenden Unterlagen (Beleg „Nacht- und Notdienstfonds des DAV") müssen Sie bis zum 31. Dezember 2024 unverändert speichern oder aufbewahren. Laut ABDA übernimmt dies in der Regel das Apothekenrechenzentrum für die Apotheken.

13 Allergien

Martina Schiffter-Weinle

Allergischen Reaktionen auf die in der EU zugelassenen Corona-Impfstoffe, die über lokale Reaktionen am Impfstoff-Applikationsort hinausgehen, sind sehr selten. Prinzipiell können bei jeder Impfung (nicht nur gegen COVID-19) in sehr seltenen Fällen (1 Fall auf 100 000 bis 1 Million Impfungen) allergische bzw. anaphylaktische Reaktionen auftreten. Sie können entweder durch den Impfstoff selbst oder durch Hilfsstoffe bzw. Zusatzstoffe im Impfstoff hervorgerufen werden.

Bei den mRNA-Impfstoffen traten in den Zulassungsstudien keine anaphylaktischen Reaktionen auf. Erst nach Einführung der Impfstoffe wurde über vereinzelte anaphylaktische Reaktionen bei Geimpften berichtet.

Bisher ist unklar, welche Komponente(n) des Impfstoffs für die gemeldeten anaphylaktischen Reaktionen verantwortlich waren. Adjuvanzien sind in diesen Impfstoffen nicht enthalten, ebenso wenig Konservierungsstoffe oder Hühnereiweiß. Nach Einschätzung des Paul-Ehrlich-Instituts (PEI) kommen als auslösende Agenzien für Hypersensitivitätsreaktionen die im Impfstoff enthaltenen Lipidnanopartikel (LNP) in Betracht – genauer: das darin in gebundener Form enthaltene Polyethylenglykol (PEG). Daneben werden auch andere Inhaltsstoffe wie Phosphocholin oder die mRNA selbst diskutiert.

Die Vektorimpfstoffe enthalten laut PEI auch geringe Mengen Polysorbat 80, das PEG-Anteile im Molekül besitzt. IgE-vermittelte Reaktionen auf Polysorbate in Arzneimitteln seien insgesamt jedoch eine absolute Rarität. Viele andere Impfstoffe – z. B. Grippe-, Hepatitis A- oder HPV-Impfstoffe wie Fluarix®, Havrix®, Gardasil® – enthalten Polysorbat 80 als Stabilisator.

Auch im proteinbasierten Novavax-Impfstoff ist Polysorbat 80 enthalten. Das Impfstoff-Adjuvans Matrix-M™ kann in seltenen Fällen ebenfalls zu Unverträglichkeitsreaktionen führen.

Generell sollte bei allen Impfstofftypen bei bekannten Unverträglichkeiten bzw. Allergien gegen einen der Inhaltsstoffe oder bei einer schweren allergischen Reaktion auf die erste Impfung auf eine (weitere) Impfung mit dem gleichen Impfstoff verzichtet werden (▶ Kap. 5.4). Bei einer Überempfindlichkeit gegen Polysorbate kann auf einen mRNA-Impfstoff ausgewichen werden und bei einer allergischen Reaktion auf PEG kann ein vektor- oder proteinbasierter Impfstoff verabreicht werden.

■ **MERKE** Die BAK-Leitlinie „Durchführung von COVID-19-Schutzimpfungen in öffentlichen Apotheken" empfiehlt, bei allergischen Reaktionen, hohem Fieber oder anderen ungewöhnlichen Reaktionen nach einer früheren Impfung nicht in der Apotheke zu impfen, sondern den Impfwilligen an einen Arzt zu verweisen.

13.1 Anaphylaktische Reaktion (Typ-I-Allergie)

Bei bereits sensibilisierten Personen können akute, potenziell lebensbedrohliche IgE-vermittelte allergische Reaktionen auftreten, wenn sie erneut mit dem auslösenden Antigen, z. B. mit einem Impfstoffbestandteil, in Berührung kommen. Dabei kommt es zu Wechselwirkungen zwischen dem Antigen und IgE-Antikörpern, die sich auf Mastzellen und basophilen Granulozyten befinden, wodurch die Freisetzung von Histamin, Leukotrienen und anderen Mediatoren stimuliert wird. Diese verursachen eine Kontraktion der glatten Muskulatur (Bronchokonstriktion, Erbrechen, Diarrhoe) sowie Vasodilatation mit Plasmaaustritt in das Gewebe (Urtikaria oder Angioödeme).

Die Symptome einer Anaphylaxie beginnen innerhalb von 15 Minuten nach der Exposition und werden deshalb auch als Soforttypreaktionen bezeichnet. Problematisch beim Auftreten einer Anaphylaxie ist, dass das klinische Bild sehr variabel ist und diese dadurch beim Auftreten in der Apotheke vielleicht nicht direkt als solche erkannt wird.

Die S2-Leitlinie „Leitlinie zu Akuttherapie und Management der Anaphylaxie" unterscheidet verschiedene Schweregrade der anaphylaktischen Reaktion, denen entsprechend Ärzte im Akutfall entsprechende Maßnahmen einleiten sollen.

> **MERKE** Der impfende Apotheker sollte die Anzeichen einer anaphylaktischen Reaktion unbedingt kennen und im Notfall sofort entsprechend des für die Apotheke erstellten Notfallplans reagieren.

13.1.1 Einteilung der anaphylaktischen Reaktionen

Grad I ist vor allem durch Hautreaktionen (Juckreiz, Flush, Urtikaria, Angioödem) und subjektive Allgemeinsymptome gekennzeichnet.

Bei Grad II kommen abdominelle Beschwerden (Nausea, Krämpfe, Erbrechen), Störungen des Respirationstrakts (Rhinorrhö, Heiserkeit, Dyspnoe) und Herz-Kreislauf-Störungen (Herzfrequenzanstieg > 20/min, systolischer Blutdruckabfall > 20 mmHg, Arrhythmie) dazu.

Bei Grad III beobachtet man gastrointestinale Zeichen wie Erbrechen, respiratorische Probleme wie Bronchospasmus, Larynxödem und Zyanose sowie einen Herz-Kreislauf-Schock.

Grad IV ist durch Atemstillstand und Kreislaufstillstand gekennzeichnet.

Bei den Notfall-Maßnahmen im Fall einer Anaphylaxie sind die allgemein gültigen Regeln der Reanimation zu beachten. Daher ist es unerlässlich, dass der impfende Apotheker in den letzten zwei Jahren einen Erste-Hilfe-Kurs besucht hat.

13.1.2 Verhalten bei einem anaphylaktischen Schock

Sofern der anaphylaktische Schock so schnell eintritt, dass die Impfung noch nicht beendet wurde, wird die Impfung sofort gestoppt. Es muss umgehend die Notrufnummer gewählt werden (112) – gegebenenfalls wird sofort weiteres Personal zur Unterstützung hinzugezogen.

Bei einem anaphylaktischem Schock ist der Patient in Rückenlage zu bringen, die Extremitäten werden hochgelagert, im Fall von Dyspnoe oder Erbrechen erfolgt die Lagerung auch halbliegend mit erhöht gelagerten Beinen.

In der erforderlichen Erste Hilfe-Schulung zur Qualifikation approbierter Mitarbeiter zur Durchführung von COVID-19-Schutzimpfungen in der Apotheke wird auch die Anwendung eines Adrenalin-Autoinjektors erklärt und geübt. Für den Notfall müssen zwei Adrenalin-Pens in Reichweite zur Verfügung stehen und bei Auftreten einer anaphylaktischen Reaktion auch angewendet werden (▶ Kap. 13.1.3). Der erste Pen wird beim Auftreten von Symptomen einer anaphylaktischen Reaktion angewendet, der zweite findet nur Anwendung, wenn nach der ersten Injektion keine Besserung auftritt.

Bei den Arbeitshilfen findet sich ein Merkblatt zum anaphylaktischen Schock (▶ Kap. 21.3).

13.1.3 Handhabung des Adrenalin-Injektors

Die Handhabung des Adrenalin-Injektors sollte bekannt sein, die wichtigsten Punkte sind:

- Lagerung des Patienten:
    - bei Atemnot: Oberkörper möglichst aufrecht lagern,
    - bei Schwindel oder Schocksymptomatik: Rückenlage mit hochgelagerten Beinen,
    - bei Bewusstlosigkeit mit vorhandener Atmung: stabile Seitenlage,
- Adrenalin verabreichen (nur nach erfolgter Schulung):
    - Adrenalin-Injektor in der dominanten Hand halten und mit der ganzen Hand umschließen,
    - mit der anderen Hand die Sicherheitskappe entfernen (○ Abb. 13.1),

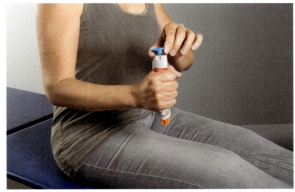

○ **Abb. 13.1** Sicherheitskappe entfernen

- Injektor mit gestrecktem Arm im rechten Winkel an die Außenseite des Oberschenkels halten, Verabreichung durch die Kleidung ist möglich (○ Abb. 13.2),
- Injektor fest an den Oberschenkel drücken und mindestens 3 Sekunden lang (Angaben können je

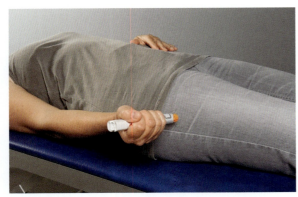

Abb. 13.2 Injektor mit gestrecktem Arm im rechten Winkel an die Außenseite des Oberschenkels halten

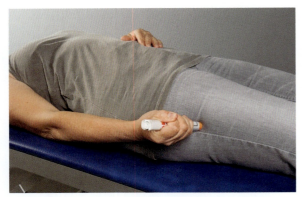

Abb. 13.3 Injektor fest an den Oberschenkel drücken und mindestens 3 Sekunden lang fest gegen den Oberschenkel gepresst halten

nach Art des Autoinjektors variieren) fest gegen den Oberschenkel gepresst halten (o Abb. 13.3),
- Injektor entfernen und sicher entsorgen,
- 5 bis 10 Minuten nach der Adrenalingabe sollte eine eindeutige Besserung eintreten; andernfalls – oder bei erneutem Auftreten der Symptome – muss ein zweiter Adrenalin-Pen verabreicht werden,
- bei Bewusstlosigkeit mit fehlender Atmung: kardiopulmonale Reanimation.

13.2 Subakute allergische Reaktionen

Subakute allergische Reaktionen der Haut und des Unterhautzellgewebes sind sehr selten und können einige Stunden bis drei Tage nach der Impfung auftreten. Sie werden von nachfolgenden Abwehrreaktionen des Immunsystems ausgelöst, wie auch nach Infektionen. Zu den Symptomen gehören insbesondere allergische Reaktionen der Haut wie Rötung, Ausschlag und Nesselsucht.

14 Impfungen bei Allergikern und Personen mit Überempfindlichkeiten

Martina Schiffter-Weinle

Nach derzeitigem Kenntnisstand können sich Allergiker, bzw. Menschen, bei denen schon einmal eine starke allergische Reaktion (Anaphylaxie) aufgetreten ist, mit allen zugelassenen Impfstoffen gegen COVID-19 impfen lassen. Es liegt kein erhöhtes Risiko für schwerwiegende unerwünschte Wirkungen vor.

Lediglich eine bekannte Allergie gegenüber den Inhaltsstoffen des Covid-19-Impfstoffs oder eine schwere Unverträglichkeitsreaktion auf die vorangegangene Gabe dieses Impfstoffs sprechen gegen die Impfung.

Das Robert Koch-Institut hat in enger Zusammenarbeit mit dem Paul-Ehrlich-Institut und den allergologischen Fachgesellschaften Deutschlands ein Flussdiagramm zum empfohlenen Vorgehen bei positiver Allergieanamnese vor einer COVID-19-mRNA-Impfung entwickelt, das auf der Homepage des PEI heruntergeladen werden kann (https://www.pei.de/SharedDocs/Downloads/DE/newsroom/dossiers/flussdiagramm-allergieanamnese-covid-19-impfung.html).

Patienten, die nach der ersten Impfung eine schwere allergische Reaktion hatten sowie diejenigen mit gesicherter Allergie gegenüber Inhaltsstoffen eines COVID-19-Impfstoffs oder Patienten, bei denen in der Vergangenheit eine Anaphylaxie unklarer Ursache aufgetreten ist, sollten sich in einem allergologischen Zentrum vorstellen. Dort wird laut Flussdiagramm überprüft, ob eine IgE-vermittelte allergische Genese bestätigt werden kann. Findet sich kein Anhaltspunkt für eine IgE-vermittelte Genese, kann laut Flussdiagramm nach strenger individueller Risiko-/Nutzen-Abwägung und unter erhöhter Notfallbereitschaft mit einer Nachbeobachtungszeit von 30 Minuten geimpft werden.

Patienten, bei denen in der Vergangenheit Anaphylaxien, beispielsweise nach Gabe von Medikamenten oder anderen Impfstoffen, aufgetreten sind, können laut PEI geimpft werden, wenn die Reaktionen auf nicht in COVID-19-mRNA-Impfstoffen enthaltene Inhaltsstoffe zurückzuführen waren. Die Nachbeobachtungszeit sollte dann von 15 auf 30 Minuten verlängert werden, unter erhöhter Notfallbereitschaft. Dies gilt auch für eine generalisierte Urtikaria oder andere monosymptomatische Allergiemanifestationen nach einer COVID-19-mRNA-Impfung oder bei Mastozytose.

Bei anderen Allergien in der Anamnese wie Rhinokonjunktivitis inklusive Heuschnupfen, Milbenallergie, Nahrungsmittelallergie, Bienen-/Wespengiftallergie, (nicht PEG-assoziierte) Medikamentenallergie und Kontaktallergie (z. B. Duftstoffe, Nickel) wird nur eine Nachbeobachtung von 15 Minuten empfohlen. Dies gilt auch für kontrolliertes Asthma bronchiale und Neurodermitis.

15 Hygiene
Martina Schiffter-Weinle

Hygienevorschriften und -maßnahmen sind in der Apotheke allgegenwärtig. Die Bundesapothekerkammer stellt auf ihrer Homepage eine Arbeitshilfe „Hygieneplan für die Durchführung von COVID-19-Schutzimpfungen in öffentlichen Apotheken" zur Verfügung.

	Was	Wann	Wie	Womit	Wer
	Schutzkittel anziehen und schließen	Vor der Impfung		Separater Arbeitskittel, z. B. aus Baumwolle, mit langen Ärmeln	Impfender Apotheker
	Händedesinfektion		Hände desinfizieren und vollständig abtrocknen lassen	Geeignetes Händedesinfektionsmittel aus Spender	
	Einmalhandschuhe anziehen			Medizinische Einmalhandschuhe	
	Einstichstelle am Oberarm desinfizieren		1. Einstichstelle desinfizieren 2. Mit Tupfer wischen 3. Erneut desinfizieren 4. Trocknen lassen	Geeignetes Hautdesinfektionsmittel Zellstofftupfer	Impfender Apotheker
	Tupfer auf die Einstichstelle drücken	Nach der Impfung		Zellstofftupfer	Impfender Apotheker/ Patient
	Fertigspritze mit Kanüle Tupfer und Einmalhandschuhe		Entsorgen	Gemäß Entsorgungsplan in speziell gekennzeichnete Behälter • in Abwurfbehälter • Behälter für potenziell infektiöse Abfälle	Impfender Apotheker
	Flächen im Arbeitsbereich		Desinfizieren	Geeignetes ausreichend viruzides Flächendesinfektionsmittel	
			Feucht wischen	Wasser mit Allzweckreiniger	
	Händedesinfektion/ -reinigung		Hände desinfizieren bei Unterbrechung und nach Beendigung der Tätigkeit Bei Verschmutzung reinigen	• Geeignetes Händedesinfektionsmittel aus Spender • Hautschonende Waschlotion aus Spender	

Abb. 15.1 Hygieneplan COVID-19-Schutzimpfungen

16 Arbeitsschutz

Martina Schiffter-Weinle

Bei der Durchführung von COVID-19-Schutzimpfungen in der Apotheke müssen das Arbeitsschutzgesetz (ArbSchG), die Vorschriften der Biostoffverordnung (BioStoffV) und der Verordnung zur arbeitsmedizinischen Vorsorge (ArbMedVV), die Technischen Regeln für Biologische Arbeitsstoffe (TRBA) 250, 400 und 500 sowie die Unfallverhütungsvorschriften der Berufsgenossenschaft für Gesundheitsdienst und Wohlfahrtspflege (BGW) beachtet werden.

Das Arbeitsschutzgesetz (ArbSchG) soll Beschäftigte wirksam vor Gefahren und gesundheitlichen Schädigungen schützen. Es verpflichtet den Arbeitgeber, mögliche Risiken und Gesundheitsgefährdungen am Arbeitsplatz zu beurteilen und über notwendige Schutzmaßnahmen zu entscheiden. Dabei weist es auch auf den Schutz vor biologischen Einwirkungen hin und schreibt eine jährliche Unterweisung der Beschäftigten über die Maßnahmen des Arbeitsschutzes vor. Für Schwangere und Stillende sowie Jugendliche gelten zusätzliche Gesetze: das Mutterschutzgesetz und das Jugendarbeitsschutzgesetz.

Für Tätigkeiten mit biologischen Arbeitsstoffen gilt zum Schutz der Arbeitnehmer die Verordnung über Sicherheit und Gesundheitsschutz bei Tätigkeiten mit biologischen Arbeitsstoffen (kurz Biostoffverordnung, BioStoffV). Dabei werden Biostoffe abhängig von dem von ihnen ausgehenden Infektionsrisiko in unterschiedliche Risikogruppen eingeteilt (▶ Kap. 16.1). Abhängig von der Einstufung ergeben sich notwendige Schutzmaßnahmen, für deren Einhaltung der Arbeitgeber zuständig ist. Der Arbeitgeber ist verpflichtet, für die Tätigkeiten eine Gefährdungsbeurteilung zu erstellen, Schutzmaßnahmen festzulegen und Betriebsanweisungen zu schreiben.

16.1 Risikogruppen gemäß TRBA

Nach § 2 BioStoffV sind Biostoffe Mikroorganismen, Zellkulturen und Endoparasiten einschließlich ihrer gentechnisch veränderten Formen oder mit Transmissibler Spongiformer Enzephalopathie (TSE) assoziierte Agenzien, die den Menschen durch Infektionen, infektionsbedingte akute oder chronische Krankheiten, Toxinbildung oder sensibilisierende Wirkungen gefährden können.

Die infektiösen Eigenschaften der Biostoffe sind unterschiedlich ausgeprägt und bergen ein unterschiedliches Gesundheitsrisiko, weshalb die Erreger nach § 3 der Biostoffverordnung in unterschiedliche Risikogruppen eingeteilt werden. Entsprechende Listen sind in verschiedenen TRBA (Technische Regeln für Biologische Arbeitsstoffe) zu finden, die die Berufsgenossenschaft für Gesundheitsdienst und Wohlfahrtspflege (BGW) auf ihrer Homepage kostenlos zum Download zur Verfügung stellt. Dort finden Sie auch den aktuellen Corona-Arbeitsschutzstandard für Apotheken.

Bei der Einstufung (◻ Tab. 16.1) wird das Risiko für einen ansonsten gesunden Menschen beurteilt. Biostoffe der Risikogruppe 1 haben das geringste und Biostoffe der Risikogruppe 4 das höchste Infektionsrisiko. Das Coronavirus SARS-CoV-2 birgt ein hohes Infektionsrisiko, deshalb ist der Erreger der Gruppe 3 zugeordnet. Da das Virus nicht nur durch direkten Kontakt der Schleimhaut, sondern auch über die Luft übertragen werden kann, ist es in der Tabelle nicht mit zwei Sternchen versehen (die zwei Sternchen bedeuten, dass von den Erregern zwar ein hohes Risiko für eine schwerwiegende Erkrankung ausgeht, diese aber aufgrund ihres Übertragungswegs kein Pandemie-Risiko in sich tragen).

Bei einer Nadelstichverletzung können bereits kleine Mengen Blut zu einer Infektion des Impfenden mit Hepatitis B- und C-Viren oder HIV führen. Daher fallen diese Erreger in die Gruppe 3. Gegen Hepatitis B

Tab. 16.1 Risikogruppen nach der Biostoffverordnung (nach TRBA 462)

Risikogruppe	Beschreibung	Beispiele
1	Biostoffe, bei denen es unwahrscheinlich ist, dass es zu einer Infektion kommt	apathogene Erreger
2	Biostoffe, die Infektionen auslösen und eine Gefahr für Beschäftigte darstellen können; eine wirksame Vorbeugung (Prävention) oder Behandlung (Therapie) ist möglich; es besteht kein Risiko für eine Pandemie	MRSA, Noroviren, Mumpsviren, Polioviren, Epstein-Barr-Viren, Herpesviren, Influenzaviren (z. B. H5N1)
3 und 3**	Biostoffe, die eine schwere Erkrankung beim Menschen auslösen und eine ernste Gefahr für Beschäftigte darstellen können; die Gefahr einer Verbreitung in der Bevölkerung kann bestehen, doch ist normalerweise eine wirksame Prävention oder Therapie möglich	Dengue-Viren, FSME-Viren, Hepatitis B-Viren**, Hepatitis C-Viren**, Tbc-Erreger, Influenzaviren (z. B. H1N1, Spanische Grippe), Tollwutviren, HIV**, **SARS-CoV-2**
4	Biostoffe, die eine schwere Krankheit beim Menschen hervorrufen und eine ernste Gefahr für Beschäftigte darstellen; die Gefahr einer Verbreitung in der Bevölkerung ist unter Umständen groß; normalerweise ist eine wirksame Vorbeugung oder Behandlung nicht möglich	Ebola- und Lassaviren

existiert eine Schutzimpfung, die für den impfenden Apotheker empfehlenswert ist.

Die Risikogruppe muss in der Gefährdungsbeurteilung und der Betriebsanweisung berücksichtigt werden.

16.2 Schutzmaßnahmen

Je nach Risikogruppe müssen verschiedene Schutzmaßnahmen ergriffen werden, um die Gesundheit der Beschäftigten zu gewährleisten. Dabei werden entsprechend den Risikogruppen vier Schutzstufen unterschieden. Für Approbierte, die Corona-Schutzimpfungen durchführen, sind die Schutzstufen 1 bis 3 relevant.

Schutzstufe 1 umfasst alltägliche Hygieneregeln wie das Tragen eines Kittels, das Zurverfügungstellen von leicht erreichbaren Handwaschplätzen mit fließend warmem und kaltem Wasser, Spendern für Hautreinigungsmittel und Einmalhandtüchern sowie Desinfektionsmittelspendern für eine hygienische Händedesinfektion. Zudem muss es einen Hygieneplan geben, der Regelungen zu Desinfektion, Reinigung sowie zur Ver- und Entsorgung enthält. Schmuck und künstliche Nägel dürfen nicht getragen werden, da sie als nicht hygienisch eingestuft sind.

Zusätzlich zu diesen Maßnahmen müssen bei Tätigkeiten der Schutzstufe 2 die Oberflächen (z. B. Arbeitsflächen, die mit biologischen Arbeitsstoffen in Kontakt kommen können) beständig gegen Desinfektionsmittel sein. Außerdem müssen Maßnahmen zur Prävention von Nadelstichverletzungen getroffen werden und es muss eine persönliche Schutzausrüstung (PSA) zur Verfügung gestellt werden (z. B. Handschuhe).

Schutzmaßnahmen bei Risikogruppe 3 umfassen zusätzlich einen abgetrennten Platz für die Durchführung der Impfung, eine Einweisung anhand der Arbeitsanweisung sowie gegebenenfalls, in diesem Fall aufgrund der Infektiosität von SARS-CoV-2, das zur Verfügungstellen einer FFP2-Maske.

16.2.1 Gefährdungsbeurteilung

Vor Beginn der Tätigkeiten mit Biostoffen hat der Arbeitgeber gemäß § 4 BioStoffV (im Rahmen der Gefährdungsbeurteilung nach § 5 des Arbeitsschutzgesetzes) eine Gefährdungsbeurteilung durchzuführen und die Ergebnisse zu dokumentieren. Im Falle der COVID-19-Schutzimpfungen muss also eine fachkundige Person die Arbeitsbedingungen und die damit verbundenen Gefahren abschätzen, bevor die Impfung in der Apotheke angeboten werden kann. Dabei müssen folgende Aspekte berücksichtigt werden:

- Identität, Risikogruppeneinstufung und Übertragungswege der Biostoffe,
- mögliche sensibilisierende, toxische Wirkungen,
- Aufnahmepfad,
- Art, Dauer und Häufigkeit der Tätigkeit,
- Schutzstufe,
- Vorbeugemöglichkeiten,
- Substitutionsprüfung – gibt es Alternativen zu den eingesetzten Biostoffen?

Bei der Durchführung von SARS-CoV-2-Impfungen handelt es sich um eine nicht gezielte Tätigkeit, für die eine tätigkeitsbezogene Gesamtbeurteilung erfolgt. Auf Grundlage dieser Gesamtbeurteilung werden entsprechende Schutzmaßnahmen festgelegt.

Die Gefährdungsbeurteilung ist laut § 4 BioStoffV mindestens jedes zweite Jahr zu überprüfen und gegebenenfalls zu aktualisieren. Eine Aktualisierung ist auch dann notwendig, wenn Veränderungen, die die Sicherheit der Beschäftigten beeinträchtigen können, oder neue Informationen über Gefährdungen dies erfordern. Jede Überprüfung muss dokumentiert werden, auch wenn sich keine Änderungen ergeben.

Bei Schwangeren und Stillenden müssen zusätzliche Beschäftigungsbeschränkungen beachtet werden. Gemäß § 11 Abs. 2 und § 12 Abs. 2 Mutterschutzgesetz (MuSchG) darf der Arbeitgeber schwangere und stillende Frauen keine Tätigkeiten ausüben lassen und sie keinen Arbeitsbedingungen aussetzen, bei denen sie in einem Maß mit Biostoffen der Risikogruppe 2, 3 oder 4 in Kontakt kommen oder kommen können, das für sie oder für ihr Kind eine unverantwortbare Gefährdung darstellt.

Ein Muster für eine Gefährdungsbeurteilung findet sich in (▶ Kap. 21.4).

16.2.2 Betriebsanweisung

Laut § 14 Abs.1 BioStoffV ist der Arbeitgeber verpflichtet, die Mitarbeiter mit Betriebsanweisungen an den einzelnen Arbeitsplätzen zu unterweisen. Diese weisen auf potenzielle Gefahren und vorgesehene Schutzmaßnahmen hin. Betriebsanweisungen sind für alle Risikogruppen festzulegen, es sei denn, es werden nur Tätigkeiten der Risikogruppe 1, z. B. Blutdruckmessungen, durchgeführt. Folgende Inhalte sollten erfasst werden:

- auftretende Gefährdungen,
- verwendete/möglicherweise auftretende biologische Arbeitsstoffe inklusive Risikogruppe und relevante Übertragungswege,
- Schutzmaßnahmen (z. B. Verwendung der persönlichen Schutzausrüstung, arbeitsmedizinische Prävention) und Verhaltensregeln,
- Maßnahmen zur Expositionsverhütung,
- Hinweis auf Hygienevorgaben (Hygieneplan),
- Verhalten im Notfall, bei Unfällen und Betriebsstörungen
- Hinweise zur Postexpositionsprophylaxe (PEP),
- Entsorgungskonzept.

Betriebsanweisungen müssen mindestens alle zwei Jahre (bei Bedarf auch eher) überprüft werden. Die Überprüfung muss dokumentiert werden, auch wenn sich keine Änderungen ergeben. Für alle Mitarbeitenden sollte die Betriebsanweisung stets zugänglich sein.

16.3 Erste Hilfe bei Nadelstichverletzungen

Sollten trotz aller Präventionsmaßnahmen Stichverletzungen auftreten, ist es wichtig, zügig und sachgerecht zu handeln, um die Wahrscheinlichkeit einer Infektion zu minimieren. Dazu muss eine Betriebsanweisung für Tätigkeiten mit Infektionsrisiko durch Stichverletzungen der Haut oder direkten Kontakt mit potenziell infektiösem Material erstellt werden, die genau beschreibt, wie im Falle einer Nadelstichverletzung vorgegangen werden soll und wie diese verhindert werden kann (▶ Kap. 16.3). Die Betriebsanweisung muss allen Mitarbeitenden in der Apotheke bekannt sein, die möglicherweise Kontakt zu kontaminierten Nadeln haben können (dazu gehört zum Beispiel auch das Reinigungspersonal und unterstützende PKA oder PTA).

Die Berufsgenossenschaft für Gesundheitsdienst und Wohlfahrtspflege (BGW) hat einen Leitfaden zum Vorgehen bei potenziell infektiösen Verletzungen oder Kontaminationen erstellt, der auf ihrer Homepage heruntergeladen und im Impfbereich ausgehangen werden kann. Darin sind folgende **Sofortmaßnahmen** empfohlen:

- Bei Verletzungen mit offener Wunde sollte der Blutfluss durch Druck auf das umliegende Gewebe und Auspressen der Wunde gefördert werden (mindestens eine Minute). Im Anschluss muss die Wunde intensiv desinfiziert werden. Dabei lässt man ein als Biozid mit dem Wirkspektrum gegen HBV, HCV und HIV zugelassenes Hautdesinfektionsmittel auf die betroffene Stelle einwirken. Das erfolgt am besten mit einem durchtränkten Tupfer, der für zehn Minuten aufgelegt wird. Der Vorfall muss im Beschäftigtenverzeichnis und im Verbandbuch der Berufsgenossenschaft dokumentiert werden.
- Bei Kontamination der Haut muss eine intensive zehnminütige Desinfektion durchgeführt werden.
- Bei Kontamination der Schleimhäute oder des Auges muss eine intensive Spülung mit nächstmöglich erreichbarem Wasser oder isotonischer Kochsalzlösung erfolgen.

Unverzüglich folgende Maßnahmen: Im Anschluss an die Sofortmaßnahmen sollte der Verletzte umgehend den Durchgangsarzt/Betriebsarzt aufsuchen, der das Infektionsrisiko für Hepatitis B und C sowie HIV ermittelt. Er beurteilt den aktuellen Immunstatus des Verletzten (anhand von Impfdokumenten, Anamnesebefunden und/oder einer Blutkontrolle auf HIV, HCV und HBV). Gegebenenfalls bestimmt er auch den Infektionsstatus der Indexperson, wenn diese ihr Einverständnis für die serologische Untersuchung gibt. Im Anschluss kann eine Impfung gegen Hepatitis B oder

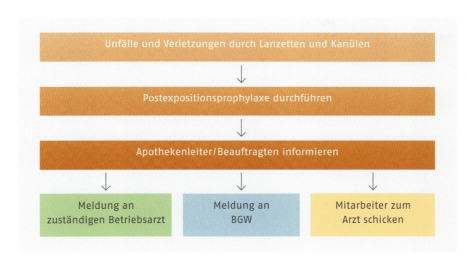

Abb. 16.1 Vorgehen bei Lanzettenstich- und Nadelstichverletzung (nach Schäfer)

eine HIV-Postexpositionsprophylaxe (HIV-PEP) vorgenommen werden.

Weitere Maßnahmen: Des Weiteren muss der Apothekenleiter (bzw. sein Beauftragter) über den Unfallhergang informiert werden. Der Unfallhergang ist auch zu protokollieren. Zudem muss der Vorfall an die BGW oder Unfallkasse gemeldet werden. Dies kann durch den behandelnden Arzt oder durch den Arbeitgeber erfolgen. Auch eine medizinische Nachsorge durch den Betriebsarzt oder Durchgangsarzt muss gewährleistet werden, bei der beispielsweise eine Nachkontrolle über den Erfolg der Postexpositionskontrolle erfolgt. Das Ergebnis ist ebenfalls zu dokumentieren.

Zusätzlich sollten nach Verletzungen oder Unfällen die Betriebsanweisungen nochmals einer kritischen Überprüfung unterzogen und eventuell angepasst werden. Auch eine Nachschulung sollte vorgenommen und protokolliert werden.

> **Nadelstichverletzungen vermeiden**
> Stichgefahr droht nicht allein vor bzw. nach der Anwendung der Kanülen. Vorsicht ist auch im Zusammenhang mit der richtigen Entsorgung geboten.
> Dabei ist zu beachten:
> - Die Kanüle muss unmittelbar nach Gebrauch in einem dafür geeigneten Abfallbehälter entsorgt werden.
> - Der Kanülenabwurfbehälter muss rechtzeitig ausgetauscht werden, um eine Überfüllung zu vermeiden.
> - Keinesfalls darf die Schutzkappe auf die Kanüle zurückgesteckt werden (Recapping).

17 Pharmakovigilanz
Martina Schiffter-Weinle

Vor der Zulassung eines Arzneimittels finden umfangreiche Studien zu dessen Wirksamkeit und Sicherheit statt. Dennoch werden seltene oder sehr seltene unerwünschte Wirkungen, Wechselwirkungen oder andere Risiken im Zusammenhang mit der Arzneimittelanwendung in der Regel erst vollständig erkannt, wenn die Wirksamkeit und Sicherheit des neuen Arzneimittels in einer großen Patientengruppe sowie in verschiedenen Untergruppen (beispielsweise in verschiedenen Alters- oder Bevölkerungsgruppen) und unter Alltagsbedingungen untersucht wird. Deshalb müssen unerwünschte Ereignisse (UE) nach der Anwendung von Arzneimitteln durch Behörden, Inhaber von Zulassungen und Registrierungen und Angehörige der Heilberufe systematisch erfasst und bewertet werden.

> **DEFINITION** Die WHO definiert Pharmakovigilanz als alle Aktivitäten, die sich mit der Aufdeckung, Bewertung, dem Verstehen und der Prävention von Nebenwirkungen oder von anderen arzneimittelbezogenen Problemen befassen.

Die zentralen Stellen für die Erfassung und Auswertung von Meldungen über Arzneimittelrisiken und die Koordination von Maßnahmen zur Risikoabwehr auf nationaler Ebene sind das Bundesinstitut für Arzneimittel und Medizinprodukte (BfArM), das Paul-Ehrlich-Institut (PEI) und für Tierarzneimittel das Bundesamt für Verbraucherschutz und Lebensmittelsicherheit (BVL). Sie arbeiten mit den entsprechenden Behörden der anderen EU-Mitgliedstaaten sowie mit der Europäischen Arzneimittelagentur (EMA) zusammen und leiten vollständige Meldungen an das europäische Pharmakovigilanzsystem der EMA, genannt EudraVigilance, weiter.

Apotheker sind dazu verpflichtet, Arzneimittelrisiken an die Arzneimittelkommission der Deutschen Apotheker (AMK) zu melden (Meldebogen „Bericht über unerwünschte Arzneimittelwirkungen"; Formular unter www.arzneimittelkommission.de) – diese Pflicht ist in den jeweiligen Berufsordnungen der Apothekerkammern verankert. Bei der Meldung von Verdachtsfällen muss nicht nachgewiesen werden, ob das beobachtete Symptom tatsächlich mit der Anwendung eines Arzneimittels/Impfstoffs in Verbindung steht. Es genügt, dass ein zeitlicher Zusammenhang zur Arzneimitteleinnahme/Impfung besteht und dass keine weiteren oder anderen Ursachen für den Patienten erkennbar sind.

Zudem gibt es die Möglichkeit, Verdachtsfälle unerwünschter Arzneimittelwirkungen oder Impfkomplikationen direkt an das Bundesinstitut für Arzneimittel und Medizinprodukte (BfArM) und an das Paul Ehrlich-Institut (PEI) zu melden, wobei das PEI im Bereich der Human-Arzneimittel für Impfstoffe, Sera, Blut-, Knochenmark- und Gewebezubereitungen, Allergene, Arzneimittel für neuartige Therapien und gentechnisch hergestellte Blutbestandteile zuständig ist. Für Nebenwirkungen im Zusammenhang mit einem COVID-19-Impfstoff steht unter der URL www.nebenwirkungen.bund.de ein gesondertes COVID-19-Meldeformular zur Verfügung. Von dieser Möglichkeit sollten jedoch nur Patienten Gebrauch machen. Eine Doppelmeldung der Apotheke an die AMK und das PEI/BfArM sollte nicht erfolgen, um Ressourcen im Bereich der Pharmakovigilanz zu schonen.

> **MERKE** Apotheken sollten unerwünschte Arzneimittelwirkungen ausschließlich an die AMK melden.

Auf die verschiedenen Möglichkeiten der Meldung unerwünschter Arzneimittelwirkungen (Meldung beim Arzt, in der Apotheke oder online über www.nebenwirkungen.bund.de) sollte der Impfling beim Aufklärungsgespräch hingewiesen werden.

Ärzte sind darüber hinaus gemäß § 6 Abs. 1 Infektionsschutzgesetz (IfSG) zur Meldung von Verdachtsfällen von Impfkomplikationen (Verdacht einer über das übliche Ausmaß einer Impfreaktion hinausgehenden gesundheitlichen Schädigung) an das Gesundheitsamt verpflichtet, das den gemeldeten Verdacht an die zuständige Landesbehörde übermittelt.

> ■ **MERKE** Berichtsbögen bzw. die Möglichkeit zur Online-Meldung von Arzneimittelrisiken an die AMK finden Sie auf der ABDA-Homepage unter https://www.abda.de/fuer-apotheker/arzneimittelkommission/berichtsbogen-formulare/.
> Ausgefüllte Bögen sollten in der Apotheke in Kopie zur Dokumentation verbleiben, u. a. auch für eventuelle Nachfragen der Behörden oder des pharmazeutischen Unternehmers.

18 Dokumentation beim Patienten und in der Apotheke

Martina Schiffter-Weinle

In § 22 Abs. 1 Infektionsschutzgesetz (IfSG) ist vorgeschrieben, dass jede Schutzimpfung im Impfausweis bzw. bei dessen Nichtverfügbarkeit in einer von der impfenden Person auszustellenden Impfbescheinigung zu dokumentieren ist (▶ Kap. 11.5). Die Inhalte der Dokumentation sind genau definiert. Der Inhalt einer Impfbescheinigung sollte sobald wie möglich entsprechend dem Wunsch des Patienten vom Hausarzt oder auch vom Apotheker in den Impfausweis übertragen werden.

Folgende Angaben müssen entsprechend § 22 Abs. 2 IfSG in Impfausweis oder Impfbescheinigung dokumentiert sein:

- Datum der Schutzimpfung,
- Bezeichnung und Chargenbezeichnung des Impfstoffs,
- Name der Krankheit, gegen die geimpft wird (COVID-19),
- Name der geimpften Person sowie deren Geburtsdatum,
- Name des impfenden Apothekers und Name und Anschrift der Apotheke (Apothekenstempel),
- Unterschrift des impfenden Apothekers.

Des Weiteren schreibt § 22 Abs. 3 IfSG vor, dass in der Impfdokumentation hinzuweisen ist auf:

- das zweckmäßige Verhalten bei ungewöhnlichen Impfreaktionen,
- die sich gegebenenfalls aus den §§ 60 bis 64 ergebenden Ansprüche bei Eintritt eines Impfschadens,
- Stellen, bei denen die sich aus einem Impfschaden ergebenden Ansprüche geltend gemacht werden können,
- notwendige Folge- und Auffrischungsimpfungen mit Terminvorschlägen, damit die geimpfte Person diese rechtzeitig wahrnehmen kann.

Digitales Impfzertifikat: Zusätzlich zu der Impfdokumentation ist auf Wunsch der geimpften Person die Durchführung einer Schutzimpfung gegen das Coronavirus SARS-CoV-2 in einem digitalen Zertifikat (COVID-19-Impfzertifikat) zu bescheinigen (§ 22 Abs. 5 IfSG). Dazu nutzen die Apotheken den Impfzertifikatsservice des RKI (https://www.digitaler-impfnachweis-app.de/impfzertifikatsservice/). Das Zertifikat ist direkt in der CovPass-App und der Corona-Warn-App speicherbar.

Dokumentation in der Patientenakte: Der impfende Approbierte ist verpflichtet, den unterschriebenen Anamnesebogen sowie die unterschriebene Einwilligungserklärung in der Patientenakte zu dokumentieren (§ 630f Abs. 2 S. 1 BGB). Die Aufzeichnungen sind gemäß § 630f Abs. 3 BGB 10 Jahre in der Apotheke aufzubewahren.

19 Impf-SOP
Martina Schiffter-Weinle

Für die COVID-19-Schutzimpfung in der Apotheke muss eine SOP erstellt werden. Die BAK stellt dazu die Arbeitshilfen „Beurteilung der Eignung des Patienten in Bezug auf die COVID-19-Schutzimpfung gemäß STIKO-Empfehlung" sowie „Verabreichung des COVID-19-Impfstoffs in der öffentlichen Apotheke" zur Verfügung. Letztere kann an die spezifischen Bedingungen der jeweiligen Apotheke angepasst werden (https://www.abda.de/fuer-apotheker/qualitaetssicherung/leitlinien/leitlinien-und-arbeitshilfen/).

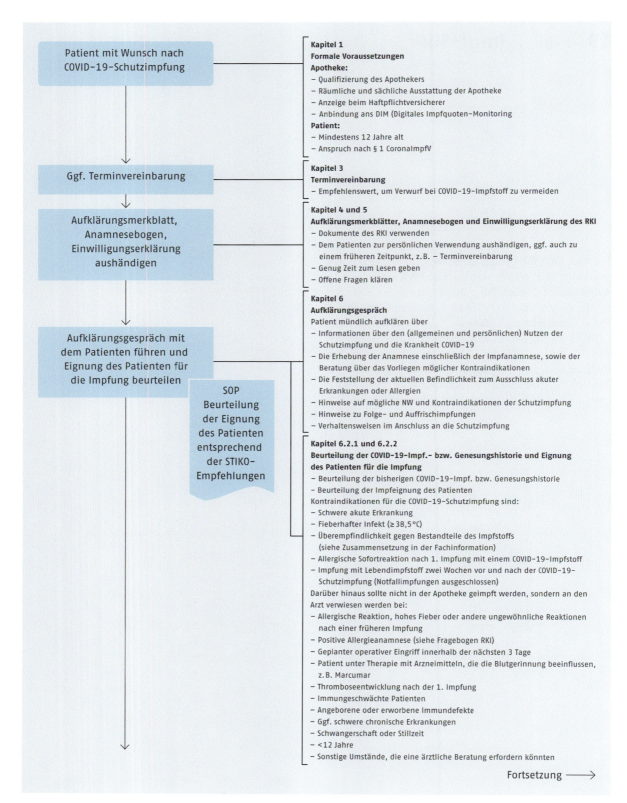

Abb. 19.1 Flussdiagramm zur Beurteilung der Eignung des Patienten in Bezug auf die COVID-19-Schutzimpfung gemäß STIKO-Empfehlung. In Anlehnung an die Arbeitshilfe der Bundesapothekerkammer, modifiziert für: Deutscher Apotheker Verlag

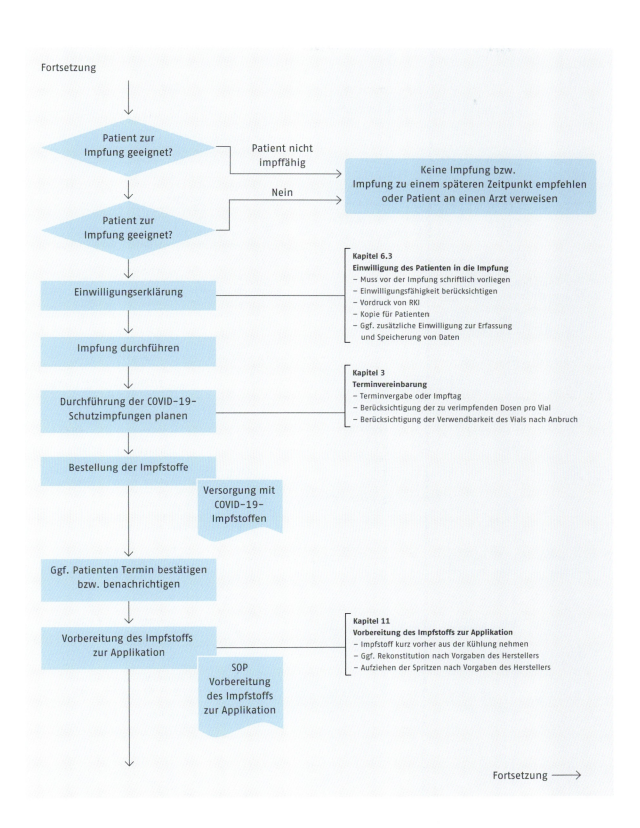

19 Impf-SOP

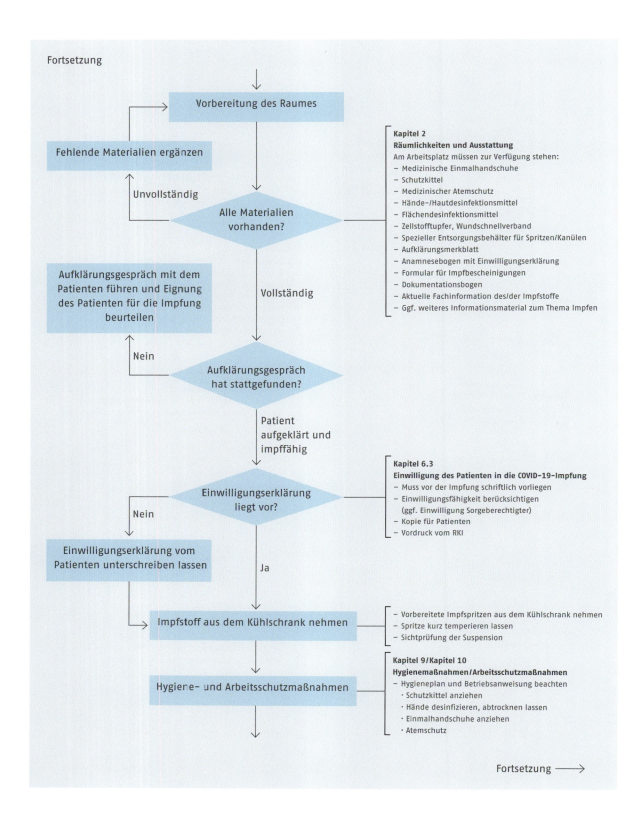

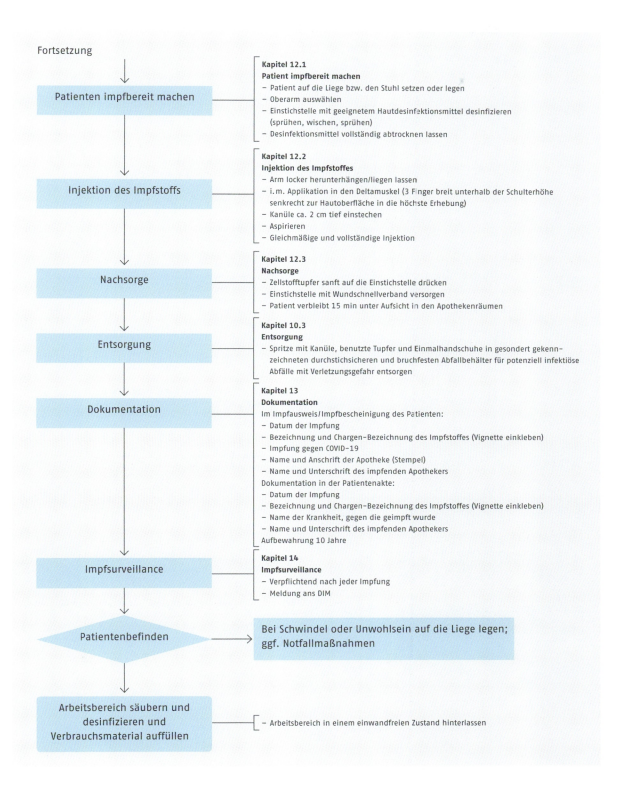

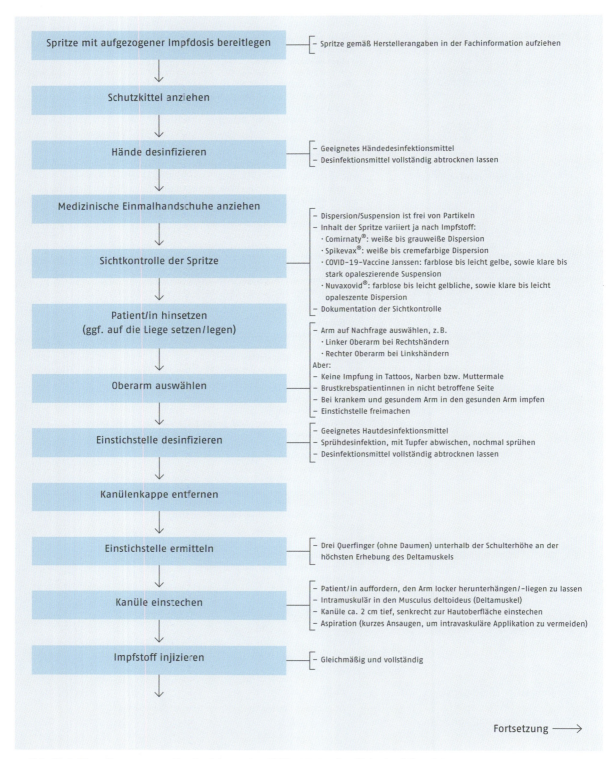

Abb. 19.2 Flussdiagramm zur Verabreichung des COVID-19-Impfstoffs in der öffentlichen Apotheke. In Anlehnung an die Arbeitshilfe der Bundesapothekerkammer, modifiziert für: Deutscher Apotheker Verlag

Fortsetzung

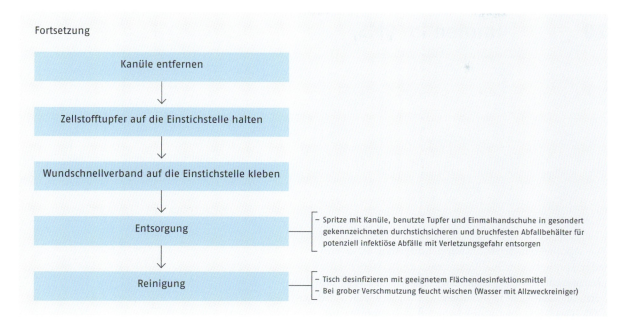

20 Impfen im QMS
Martina Schiffter-Weinle

Die Apothekenbetriebsordnung fordert in §2 a von jeder Apotheke ein Qualitätsmanagementsystem für die pharmazeutischen Tätigkeiten. Darin müssen die betrieblichen Abläufe dokumentiert werden. Auch die COVID-19-Schutzimpfung muss in das apothekeninterne QMS aufgenommen werden. Ein Grundmuster für die Abbildung des Prozesses, das Sie entsprechend an Ihre Apotheke anpassen können, ist hier abgebildet. Die Datei finden Sie auch auf Online-PlusBase.

Qualitätsmanagementsystem	QMD
	Kapitel ___
Qualitätsmanagementsystem	Datum:
Prozess: COVID-19-Schutzimpfung	

Apothekenstempel

Was? (Titel des Prozesses/Gliederungsnummer)

COVID-19-Schutzimpfung in der öffentlichen Apotheke

Warum? (Ziel und Zweck)

COVID-19 ist eine Krankheit, deren Verlauf harmlos, aber auch schwerwiegend, lang andauernd und mit Spätfolgen verbunden sein kann – auch bei Personen, die nicht zu einer Risikogruppe gehören. Um den großen Bedarf an COVID-19-Impfungen bestmöglich zu decken, wurden die Apotheken in die nationale Impfkampagne einbezogen. Ziel der Durchführung von COVID-19-Schutzimpfungen in öffentlichen Apotheken ist die Verbesserung der Impfquote, um einer Ausbreitung des Virus entgegenzuwirken und mögliche gesundheitliche Folgen einer Erkrankung zu vermindern.

Wer? (Verantwortlichkeit und Ausführung)

Durchführung der Injektion: geschulter Approbierter (nach absolvierter Schulung zur COVID-19-Schutzimpfung)
Vorbereitung: gegebenenfalls durch pharmazeutisches Personal
Einhaltung Hygieneplan: Apothekenpersonal/Reinigungskräfte
Impfling: Jugendliche ab 12 Jahren und Erwachsene

Wo? (Wo wird der Prozess am besten erledigt?)

diskreter Beratungsraum/Räumlichkeit mit geeigneter Sitzmöglichkeit für den Patienten sowie einer Liege

Wann? (Welcher Zeitpunkt / welcher Turnus?)

auf Patientenwunsch mit vorheriger Terminvergabe (ggf. auch ohne Termin)

Wie? (Art der Ausführung/Tätigkeit)

Laut separater SOP (immer angepasst an die gültigen Leitlinien der Bundesapothekerkammer)

Voraussetzungen für den Patienten:
- Mindestalter 12 Jahre,
- Anspruch auf Impfung nach §1 Corona-Impfverordnung (CoronaImpfV), d. h.
  - Personen, die in der Bundesrepublik Deutschland in der gesetzlichen oder privaten Krankenversicherung versichert sind,
  - Personen, die ihren Wohnsitz oder gewöhnlichen Aufenthaltsort in der Bundesrepublik Deutschland haben,
  - Personen die in der Bundesrepublik Deutschland in medizinischen Einrichtungen regelmäßig behandelt, betreut oder gepflegt werden bzw. selbst tätig sind,
  - in der Bundesrepublik Deutschland Beschäftigte einschließlich Seeleute, die an Bord eines Schiffes beschäftigt sind, das nicht in einem deutschen Seehafen liegt oder in deutschen Binnengewässern oder auf deutschen Binnenwasserstraßen verkehrt,
  - Personen, die nach §1 Absatz 1 Satz 2 Nummer 3 bis 5 CoronaImpfV in der bis zum 6. Juni 2021 geltenden Fassung anspruchsberechtigt waren,
  - deutsche Staatsangehörige mit Wohnsitz außerhalb der Bundesrepublik Deutschland im Rahmen der Verfügbarkeit der vorhandenen Impfstoffe,
- nach den Empfehlungen der STIKO, sofern keine Kontraindikation vorliegt.

○ **Abb. 20.1** Musterprozess COVID-19-Schutzimpfung

Anforderungen an impfende Apotheker:
- Nachweis über erfolgreich absolvierte ärztliche Schulung,
- aktuelles Erste-Hilfe-Zertifikat,
- qualifiziert für Notfallmaßnahmen,
- vorgeschriebene und empfohlene Impfungen für Apotheker (COVID-19, Masern, Hepatitis).

Anforderungen an Infrastruktur und Ausstattung:
- Separater, diskreter, hygienischer Raum,
- Sitzmöglichkeiten, Liege,
- Wartemöglichkeit außerhalb des Raums,
- Handwaschgelegenheit in der Nähe,
- benötigte Ausstattung entsprechend der BAK-Leitlinie:
    - medizinische Einmalhandschuhe, Schutzkittel, medizinischer Atemschutz,
    - Hände-/Hautdesinfektionsmittel,
    - Flächendesinfektionsmittel,
    - Zellstofftupfer, Wundschnellverband,
    - spezielle Entsorgungsbehälter für Spritzen/Kanülen,
    - Aufklärungsmerkblatt Anamnesebogen mit Einwilligungserklärung,
    - Formular für Impfbescheinigung,
    - Dokumentationsbogen,
    - aktuelle Fachinformation von Comirnaty®, Spikevax®; COVID-19-Vaccine Janssen®, Nuvaxovid®.

Patientengespräch
Unter Zuhilfenahme des Aufklärungsmerkblatts, des Anamnesebogens und der Einwilligungserklärung des RKI Aufklärung über:
- die Erkrankung COVID-19,
- die COVID-19-Schutzimpfung allgemein, inklusive dem allgemeinen und persönlichen Nutzen der Impfung,
- die Art des verwendeten Impfstoffs,
- den Ablauf der Impfung,
- mögliche Impfreaktionen und Impfkomplikationen sowie erforderliche Maßnahmen,
- den Eintritt und die Dauer der Schutzwirkung der Impfung sowie Hinweise zu Folge- und Auffrischimpfungen,
- Verhaltensmaßnahmen im Anschluss an die Impfung,
- die nach §4 Abs. 1 Satz 1 CoronaImpfV vorgeschriebene pseudonymisierte Übermittlung der Daten an das Robert Koch-Institut über das digitale Impfquotenmonitoring (DIM).

Außerdem:
- Erhebung der Anamnese einschließlich der Impfanamnese,
- Abklärung von Kontraindikationen,
- Feststellung der aktuellen Befindlichkeit zum Ausschluss akuter Erkrankungen oder Allergien,
- Einwilligungserklärung vor der Impfung unterschreiben lassen (Kopie an Patienten aushändigen).

Durchführen der Impfung:
Gemäß SOP
Wichtige Eckpunkte:
- Spritze mit aufgezogener Impfdosis wird bereit gelegt,
- Hände werden gewaschen/desinfiziert,
- geschlossener Kittel und Einmalhandschuhe werden getragen,
- Sichtkontrolle der Spritze wird durchgeführt,
- Patient wird in Impfposition gebracht,
- Einstichstelle wird ermittelt und desinfiziert,
- Kanülenkappe wird entfernt,
- Kanüle wird im 90-Grad-Winkel zur Haut in den Deltamuskel eingestochen,
- Impfstoff wird vollständig injiziert,
- Kanüle wird entfernt und Einstichstelle mit Zellstofftupfer komprimiert,
- Wundschnellverband wird aufgebracht,
- Patient wird für 15 Minuten überwacht,
- fachgerechte Entsorgung der Verbrauchsmaterialien,
- Reinigung entsprechend dem Hygieneplan.

Apothekenstempel	Qualitätsmanagementsystem	QMD Kapitel ___
	Qualitätsmanagementsystem Prozess: COVID-19-Schutzimpfung	Datum:

Sicherheit
- Ablauf definiert für Notfälle und Stichverletzungen,
- Hygienevorschriften.

Dokumentation
- Anamnesebogen und Einwilligungserklärung des Patienten (Aufbewahrung mindestens 10 Jahre),
- Aufklärungsmerkblatt zur Impfung (ggf. mit Notizen zum Aufklärungsgespräch),
- Impfdokumentation (Patient und Apotheke),
- Ausstellung eines digitalen Impfnachweises,
- tägliche Übermittlung der Impfdaten mittels DIM an das Robert Koch-Institut,
- Abrechnung mit der Krankenkasse.

Externe Verweise:	- BAK-Leitlinie „Durchführung von COVID-19-Schutzimpfungen in öffentlichen Apotheken" sowie Kommentar zur Leitlinie - Robert Koch-Institut - Deutsches Grünes Kreuz - Arbeitshilfe Coronaschutzimpfung, Deutscher Apotheker Verlag 2022
Mitgeltende Unterlagen:	- Hygieneplan - Hygienedokumentation - SOP: Impfprozess in der Apotheke - Gefährdungsbeurteilung, Betriebsanweisung - DGUV Vorschrift 1/BGV A1 Unfallverhütungsvorschrift – Grundsätze der Prävention - Fachinformation des verwendeten Impfstoffs
Interne Verbindungsstelle:	- Hygienemanagement - Reinigungsplan - Datenschutz - Pharmazeutische Dienstleistungen

Version	Änderung	Gültig ab
01	Neuerstellung Dokument	
02		
03		

Kürzel Mitarbeiter				
Unterschrift				

21 Arbeitshilfen
Martina Schiffter-Weinle

Die Bundesapothekerkammer (BAK) hat verschiedene Arbeitshilfen erarbeitet, die auf der Homepage der ABDA unter Leitlinien und Arbeitshilfen zu finden sind (https://www.abda.de/fuer-apotheker/qualitaetssicherung/leitlinien/leitlinien-und-arbeitshilfen/).

Dazu gehören:

- Arbeitshilfe Hygieneplan für die Durchführung von COVID-19-Schutzimpfungen in öffentlichen Apotheken,
- Arbeitshilfe Impfbescheinigung COVID-19-Schutzimpfung,
- Arbeitshilfe Vorlage für die Dokumentation der Durchführung der COVID-19-Schutzimpfung in der Apotheke,
- Arbeitshilfe Kennzeichnung des Entsorgungsbehälters für infektionsverdächtige Abfälle,
- Arbeitshilfe Muster für eine Datenschutzinformation für Patienten in der Apotheke: COVID-19-Schutzimpfungen,
- Arbeitshilfe SOP Verabreichung des COVID-19-Impfstoffs in der öffentlichen Apotheke,
- Arbeitshilfe Herstellungsprotokoll zur Vorbereitung der COVID-19-Impfstoffdosen zur Applikation,
- Arbeitshilfe Notfallplan – Anaphylaxie,
- Arbeitshilfe SOP Beurteilung der Eignung des Patienten in Bezug auf die COVID-19-Schutzimpfung gemäß STIKO-Empfehlung.

Um Ihnen den Impftag in der Apotheke zu erleichtern, haben wir Ihnen nachfolgend weitere Arbeitshilfen und Musterbeispiele für eine Gefährdungsbeurteilung sowie für eine Betriebsanweisung zusammengestellt.

21.1 Aufklärungsmerkblatt und Anamnese- und Einwilligungsbogen zur COVID-19-Schutzimpfung

Das Robert Koch-Institut stellt auf seiner Homepage für die verschiedenen Impfstofftypen Aufklärungsmerkblätter zur Schutzimpfung gegen COVID-19 zur Verfügung, die es in Kooperation mit dem Deutschen Grünen Kreuz e. V., Marburg, erstellt hat. Dort finden Sie auch einen Anamnese- und Einwilligungsbogen, dessen Verwendung die BAK im Kommentar zur Leitlinie „Durchführung von COVID-19-Schutzimpfungen in öffentlichen Apotheken" dringend empfiehlt:

- Impfung mit mRNA-Impfstoff: https://www.rki.de/DE/Content/Infekt/Impfen/Materialien/COVID-19-Aufklaerungsbogen-Tab.html
- Impfung mit Vektorimpfstoff: https://www.rki.de/DE/Content/Infekt/Impfen/Materialien/COVID-19-Vektorimpfstoff-Tab.html
- Impfung mit proteinbasiertem Impfstoff: https://www.rki.de/DE/Content/Infekt/Impfen/Materialien/COVID-19-Proteinimpfstoff-Tab.html

Es sollte immer die aktualisierte Version der Formulare verwendet werden.

AUFKLÄRUNGSMERKBLATT

Zur Schutzimpfung gegen
COVID-19 (Corona Virus Disease 2019)
(Grundimmunisierung und Auffrischimpfungen)
– mit mRNA-Impfstoffen –

(Comirnaty® 10 µg bzw. 30 µg von BioNTech/Pfizer und Spikevax® von Moderna)

Diese Informationen liegen in leichter Sprache und Fremdsprachen vor:
www.rki.de/DE/Content/Infekt/Impfen/Materialien/COVID-19-Aufklaerungsbogen-Tab.html

mRNA

Stand: 24. Februar 2022

(dieses Aufklärungsmerkblatt wird laufend aktualisiert)

Was sind die Symptome von COVID-19?

Zu den häufigen Krankheitszeichen von COVID-19 zählen trockener Husten, Fieber, Atemnot sowie ein vorübergehender Verlust des Geruchs- und Geschmackssinnes. Auch ein allgemeines Krankheitsgefühl mit Kopf- und Gliederschmerzen, Halsschmerzen und Schnupfen wird beschrieben. Seltener wird über Magen-Darm-Beschwerden, Bindehautentzündung und Lymphknotenschwellungen berichtet. Folgeschäden am Nerven- oder Herz-Kreislaufsystem sowie langanhaltende Krankheitsverläufe sind möglich. Obwohl ein milder Verlauf der Krankheit häufig ist und die meisten Erkrankten vollständig genesen, kommen auch schwere Verläufe beispielsweise mit Lungenentzündung vor, die zum Tod führen können. Insbesondere Kinder und Jugendliche haben zumeist milde Krankheitsverläufe; schwere Verläufe sind bei ihnen selten und kommen meist bei bestehenden Vorerkrankungen vor. Bei Schwangeren sind schwere COVID-19-Verläufe und Komplikationen insgesamt selten, jedoch stellt die Schwangerschaft an sich einen relevanten Risikofaktor für schwere Verläufe dar. Personen mit Immunschwäche können einen schwereren Krankheitsverlauf und ein höheres Risiko für einen tödlichen Verlauf haben.

Was sind mRNA-COVID-19-Impfstoffe?

Bei den derzeit zugelassenen Impfstoffen Comirnaty® 10 µg (für Kinder zwischen 5 und 11 Jahren) und Comirnaty® 30 µg (für Personen ab 12 Jahren) von BioNTech/Pfizer sowie Spikevax® von Moderna handelt es sich um mRNA-basierte Impfstoffe, die auf der gleichen Technologie beruhen.

Die mRNA-Impfstoffe enthalten eine „Bauanleitung" für einen einzigen Baustein des Virus (das sogenannte Spikeprotein), aber keine vermehrungsfähigen Impfviren. Deshalb können die Impfstoffe die Erkrankung beim Geimpften nicht auslösen. Geimpfte können auch keine Impfviren auf andere Personen übertragen.

Die in den Impfstoffen enthaltene mRNA wird nach der Impfung nicht ins menschliche Erbgut eingebaut, sondern nach Eintritt in die Zellen „abgelesen", woraufhin diese Zellen dann das Spikeprotein selbst herstellen. Die so vom Körper des Geimpften gebildeten Spikeproteine werden vom Immunsystem als Fremdeiweße erkannt; in der Folge werden Antikörper und Abwehrzellen gegen das Spikeprotein des Virus gebildet. So entsteht eine schützende Immunantwort. Die im Impfstoff enthaltene mRNA wird im Körper nach einigen Tagen abgebaut. Dann wird auch kein Viruseiweiß (Spikeprotein) mehr hergestellt.

Wie wird welcher Impfstoff im Rahmen der Grundimmunisierung verabreicht?

Der Impfstoff wird in den Oberarmmuskel gespritzt. Zur Grundimmunisierung muss der Impfstoff 2-mal im Abstand von 3 bis 6 Wochen (Comirnaty®) bzw. 4 bis 6 Wochen (Spikevax®) verabreicht werden. Bei allen Impfungen der Grundimmunisierung mit einem mRNA-Impfstoff sollte der gleiche Impfstoff desselben Herstellers verwendet werden. Eine Ausnahme besteht jedoch bei Personen unter 30 Jahren und bei Schwangeren, die bei der 1. Impfung Spikevax® erhalten haben. Die noch ausstehenden Impfungen sollen laut STIKO mit Comirnaty® erfolgen. Darüber hinaus kann, wenn der für die 1. Impfstoffdosis verwendete mRNA-Impfstoff nicht verfügbar ist, unter Berücksichtigung der Alterseinschränkung und bei Nichtschwangeren auch der jeweils andere mRNA-Impfstoff eingesetzt werden.

<u>Grundimmunisierung nach nachgewiesener Infektion:</u>
Ungeimpfte Personen mit nachgewiesener SARS-CoV-2-Infektion erhalten zur Grundimmunisierung entsprechend der Empfehlung der STIKO lediglich eine Impfstoffdosis mit einem Abstand von mindestens 3 Monaten zur Infektion (sofern bei ihnen keine Immunschwäche vorliegt. In diesen Fällen wird im Einzelfall entschieden, ob die 1-malige Impfung ausreichend ist.).

Personen, die nach der 1. Impfstoffdosis eine gesicherte SARS-CoV-2-Infektion im Abstand von unter 4 Wochen zur vorangegangenen Impfung hatten, erhalten eine 2. Impfstoffdosis mit einem Abstand von mindestens 3 Monaten zur Infektion. Ist die SARS-CoV-2-Infektion in einem Abstand von 4 oder mehr Wochen zur vorangegangenen 1-maligen

○ **Abb. 21.1** Aufklärungsbogen (Auszug) und auf der Folgeseite Anamnesebogen (Auszug) zur COVID-19-Schutzimpfung mit mRNA-Impfstoff

ANAMNESE

mRNA

Schutzimpfung gegen COVID-19 (Corona Virus Disease 2019) (Grundimmunisierung und Auffrischimpfungen) mit mRNA-Impfstoff

(Comirnaty® 10 µg bzw. 30 µg von BioNTech / Pfizer und Spikevax® von Moderna)

Stand: 15. Februar 2022

Diese Informationen liegen in leichter Sprache und Fremdsprachen vor:
www.rki.de/DE/Content/Infekt/Impfen/Materialien/COVID-19-Aufklaerungsbogen-Tab.html

Name der zu impfenden Person (Name, Vorname) _____

Geburtsdatum _____

Anschrift _____

1. Besteht bei Ihnen[1] derzeit eine akute Erkrankung mit Fieber?
   ☐ ja   ☐ nein

2. Sind Sie[1] in den letzten 14 Tagen geimpft worden?
   ☐ ja   ☐ nein

3. Wurden Sie[1] bereits gegen COVID-19 geimpft?
   ☐ ja   ☐ nein
   Wenn ja, wann und mit welchem Impfstoff?   Datum: _____ Impfstoff: _____
   Datum: _____ Impfstoff: _____
   Datum: _____ Impfstoff: _____
   (Bitte bringen Sie Ihren Impfausweis oder anderen Impfnachweis zum Impftermin mit.)

4. Falls Sie[1] bereits eine COVID-19-Impfung erhalten haben: Haben Sie[1] danach eine allergische Reaktion entwickelt?
   ☐ ja   ☐ nein
   Sind bei Ihnen andere ungewöhnliche Reaktionen nach der Impfung aufgetreten?
   ☐ ja   ☐ nein
   Wenn ja, welche _____

5. Wurde bei Ihnen[1] in der Vergangenheit eine Infektion mit dem Coronavirus (SARS-CoV-2) sicher nachgewiesen?
   ☐ ja   ☐ nein
   Wenn ja, wann _____
   (Nach einer Infektion mit SARS-CoV-2 wird empfohlen, die Impfung 3 Monate nach Diagnosestellung durchzuführen. Bitte bringen Sie den Nachweis zum Impftermin mit.)

6. Haben Sie[1] chronische Erkrankungen oder leiden Sie[1] an einer Immunschwäche (z. B. durch eine Chemotherapie, immunsupprimierende Therapie oder andere Medikamente)?
   ☐ ja   ☐ nein
   Wenn ja, welche _____

7. Leiden Sie[1] an einer Blutgerinnungsstörung oder nehmen Sie blutverdünnende Medikamente ein?
   ☐ ja   ☐ nein

8. Ist bei Ihnen[1] eine Allergie bekannt?
   ☐ ja   ☐ nein
   Wenn ja, welche _____

9. Traten bei Ihnen[1] nach einer früheren, anderen Impfung allergische Erscheinungen, hohes Fieber, Ohnmachtsanfälle oder andere ungewöhnliche Reaktionen auf?
   ☐ ja   ☐ nein
   Wenn ja, welche _____

10. Sind Sie schwanger[1]? (Eine Impfung mit dem Impfstoff Comirnaty® wird ab dem 2. Schwangerschaftsdrittel empfohlen.)
    Wenn ja, in welcher Schwangerschaftswoche (SSW)?
    ☐ ja   SSW _____   ☐ nein

[1] ggf. wird dies von der gesetzlichen Vertretungsperson beantwortet

21.2 Poster „Der Impfvorgang"

Um den Impfvorgang immer vor Augen zu haben, können Sie das Poster im Impfraum aufhängen.

Denken Sie vor der Impfung unbedingt an die notwendigen Hygienemaßnahmen. Tragen Sie einen Schutzkittel und Einmalhandschuhe. Die vorbereitete Spritze muss vor der Anwendung einer Sichtprüfung unterzogen werden.

Wichtig: Die Impfung darf nur nach erfolgter mündlicher Aufklärung durch den Impfenden und nach schriftlicher Einwilligung des Impflings durchgeführt werden.

Im Anschluss an die Impfung muss diese unverzüglich in den Impfausweis des Patienten eingetragen werden. Falls der Impfausweis nicht vorliegt, stellen Sie eine Impfbescheinigung aus. Säubern Sie den Arbeitsbereich direkt nachdem der Patient den Raum verlassen hat entsprechend Ihrem Hygieneplan und füllen Sie ggf. die Verbrauchsmaterialien auf.

21.3 Merkblatt „Notfallplan Anaphylaxie"

Sollten sich bei einem Patienten während oder nach dem Impfen in der Apotheke Anzeichen einer allergischen Reaktion zeigen, sind umgehende Maßnahmen einzuleiten. Je nach Lage der Apotheke (z. B. in einem Ärztehaus) können die Notfallmaßnahmen bei leichten Symptomen individuell variieren. Festgelegt werden sollte, bei welchen Symptomen umgehend der Notruf (112) abzusetzen ist. Im Zweifel sollte dies eher frühzeitig erfolgen, um bei einem Fortschreiten der Symptome mit eventuell lebensbedrohlicher Entwicklung keine Zeit zu verlieren.

Im Folgenden finden Sie ein Muster für einen Notfallplan nach der S2-Leitlinie zu Akuttherapie und Management der Anaphylaxie (adaptiert auf die Befugnisse impfender Apotheker). Dieser Notfallplan sollte allen Mitarbeitern der Apotheke bekannt sein. Auch die Bundesapothekerkammer bietet auf der ABDA-Homepage unter Leitlinien und Arbeitshilfen eine Arbeitshilfe Notfallplan – Anaphylaxie zum Download an, die als Grundlage für die Erstellung individueller Arbeitsanweisungen genutzt werden kann.

Intramuskuläre Injektion in den Musculus deltoideus

Wichtig! Die Impfung darf nur nach erfolgter mündlicher Aufklärung durch den Impfenden und schriftlicher Einwilligung des Impflings durchgeführt werden.

1 Vorbereitung:

Schutzkittel anziehen. Hände gründlich waschen bzw. desinfizieren und medizinische Einmalhandschuhe anziehen.
Sichtprüfung der Spritze vornehmen.
Patienten in die richtige Impfposition – im Sitzen oder Liegen – bringen. Dabei sollte der Impfarm entspannt sein, im Sitzen z. B. seitlich locker herunter hängen oder im Schoß des Patienten liegen. Der Arm darf nicht nach außen rotiert sein.

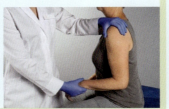

2 Injektionsstelle am Oberarm finden:

Die Einstichstelle findet sich drei Querfinger breit unterhalb der Schulterhöhe an der höchsten Vorwölbung des Deltamuskels.

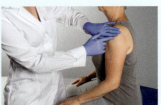

3 Hautdesinfektion:

Die Punktionsstelle mit einem geeigneten Hautdesinfektionsmittel im Wisch- oder Sprühverfahren desinfizieren.
Bei der Wischdesinfektion wird die Hautpartie mit einem mit Desinfektionsmittel getränkten Tupfer abgewischt.
Beim Sprühverfahren wird erst gesprüht, die Hautstelle mit einem Zellstofftupfer trocken gewischt und ein zweites Mal gesprüht. Die Hautpartie dabei vollständig benetzen und während der vorgeschriebenen Einwirkzeit feucht halten.
Vor der Injektion muss das Hautantiseptikum vollständig abgetrocknet sein.

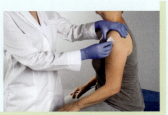

4 Injektion des Impfstoffs:

Spritze entsprechend den Herstellerangaben gebrauchsfertig machen (ggf. Kanüle aufschrauben). Schutzkappe von der Kanüle entfernen. Zügig und senkrecht (im 90-Grad-Winkel) zur Körperoberfläche circa 2 cm tief bis in den Muskel einstechen. Zur Stabilisierung kann die Punktionshand auf dem Arm des Patienten oder der eigenen Hand abgestützt werden.

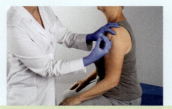

Den Impfstoff vollständig injizieren und anschließend die Kanüle zügig aus dem Arm herausziehen.

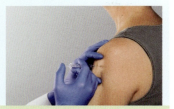

5 Nachsorge:

Zellstofftupfer auf die Einstichstelle drücken und nach dem Befinden des Patienten fragen.

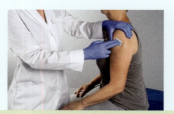

Einen Wundschnellverband auf die Einstichstelle kleben.
Der Patient sollte nach der Injektion für 15 Minuten sitzen oder liegen bleiben.
Treten in dieser Zeit keine Beschwerden auf, kann der Patient verabschiedet werden.

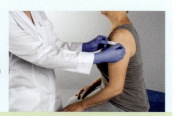

6 Entsorgung:

Benutzte Spritze sofort in einen stich- und bruchfesten Entsorgungsbehälter für Kanülen werfen.
Alle anderen Abfälle (z.B. Tupfer, Handschuhe) unmittelbar am Anfallort in einem speziell gekennzeichneten Abfallbehälter für infektiöse Abfälle entsorgen.
Hände nach dem Ablegen der Handschuhe desinfizieren.

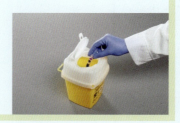

© Deutscher Apotheker Verlag 03/2022

Abb. 21.2 Poster „Der Impfvorgang"

Notfallplan bei anaphylaktischen Reaktionen

Beginnende Reaktion

Anzeichen/Beschwerden
→ Kratzen in Hals und Rachen
→ Jucken an Handflächen, Fußsohlen oder im Genitalbereich
→ Hautrötung
→ Quaddeln, Nesselausschlag, Schwellung von Lippen und Gesicht
→ Übelkeit, Erbrechen
→ Unbestimmtes Angstgefühl

Erste-Hilfe-Maßnahmen
1. Notarzt verständigen: **112 anrufen!** (alternativ kann bei leichten Symptomen sofort ein Arzt in der Nähe hinzugezogen werden, z.B. wenn die Apotheke in einem Ärztehaus ist)
2. Apothekenteam informieren, damit Anwesende bei Bedarf helfen können
3. Beim Patient bleiben und beobachten, Ruhe bewahren und die betroffene Person beruhigen
4. **Nur bei** entsprechender ärztlicher Schulung im Rahmen der Impf-Qualifikation: Adrenalin-Autoinjektor bereit halten und Patienten auf weitere Anaphylaxie-Anzeichen hin beobachten

Schwere Reaktion

Anzeichen/Beschwerden
→ Plötzliche Heiserkeit
→ Pfeifende Atmung
→ Husten
→ Atemnot
→ Blutdruckabfall
→ Bewusstlosigkeit
→ Gleichzeitiges Auftreten von mindestens zwei Symptomen an unterschiedlichen Organen (Haut, Darm, Atemwege, Kreislauf) z.B. Bauchkrämpfe und Hautreaktion

Erste-Hilfe-Maßnahmen
1. Notarzt verständigen: **112 anrufen!** und anwesendes Apothekenteam informieren
2. **Nur bei** entsprechender ärztlicher Schulung im Rahmen der Impf-Qualifikation: Adrenalin-Autoinjektor in seitlichen Oberschenkelmuskel injizieren
3. Symptomorientierte Patientenlagerung
   → bei Atemnot: hinsetzen
   → bei Kreislaufbeschwerden: hinlegen, Schocklagerung (Kopf und Oberkörper flach liegend und Beine erhöht)
   → bei Bewusstlosigkeit: stabile Seitenlage

Der Notruf 112

Wer: Eigenen Namen und Name der Apotheke angeben
Warum: Vermutlich anaphylaktische Reaktion/anaphylaktischer Schock nach COVID-19-Schutzimpfung in der Apotheke
Was: Notarzt benötigt (ggf. verabreichte Medikamente nennen)
Wo: Ort, Straße, Besonderheiten der Anfahrt zur Apotheke
Erreichbar: Telefonnummer der Apotheke angeben, telefonische Erreichbarkeit sicherstellen
Warten: Nicht auflegen bis zur Bestätigung

© Deutscher Apotheker Verlag 03/2022

Abb. 21.3 Notfallplan bei anaphylaktischen Reaktionen

21.4 Gefährdungsbeurteilung Tätigkeit mit Biostoffen

Beim Umgang mit Blut, sei es auf benutzten Kanülen oder auf mit Patientenblut kontaminierten Tupfern oder Pflastern bzw. Arbeitsoberflächen, muss immer damit gerechnet werden, dass diese möglicherweise infektiös sind. Um die Sicherheit der Mitarbeiter zu gewährleisten, muss deshalb eine Gefährdungsbeurteilung erstellt werden. Auf den folgenden Seiten haben wir Ihnen ein Muster für eine solche Gefährdungsbeurteilung erstellt.

21.5 Betriebsanweisung

Auf der Grundlage der Gefährdungsbeurteilungen nach BioStoffV hat der Apothekenleiter für die Durchführung der COVID-19-Schutzimpfung eine tätigkeitsbezogene Betriebsanweisung schriftlich zu erstellen (▸ Kap. 21.4). Auf den folgenden Seiten finden Sie ein Muster für eine solche Betriebsanweisung.

Tab. 21.1 Gefährdungsbeurteilung Nadelstichverletzungen und Kontakt mit viruskontaminiertem Material

Apotheke	Musterapotheke, Musterstadt
Apothekenleiter oder Apotheker/in	Max Mustermann
Gefährdungsbeurteilung durchgeführt durch	Beauftragte Apothekerin Anna Musterfrau
Arbeitsplatz	Beratungsraum
Tätigkeit	Arbeiten mit und Entsorgung von stechenden Instrumenten sowie potenziell kontaminierten Arbeitsmitteln im Rahmen der Durchführung der COVID-19-Schutzimpfung (i. m.) bei Jugendlichen ab 12 Jahren und Erwachsenen: ■ Einstechen der Kanüle und Injektion, ■ Herausziehen und anschließende Entsorgung der Kanüle, ■ Entsorgung von mit Patientenblut kontaminierten Tupfern oder Pflastern, ■ Reinigung der Arbeitsfläche.
Apotheker, die die Impfung durchführen	Sandra Musterfrau, Lisa Musterfrau, Anna Musterfrau
Identität	Blut, eventuell mit HBV, HBC oder HIV kontaminiert
Risikogruppeneinstufung (gemäß § 3 Abs. 1 BioStoffV):	3**
sensibilisierende, toxische Wirkung	nein
Aufnahmepfad	parenteral oder perkutan
Infektionspotenzial	Infektionsgefahr durch Mikroorganismen und Viren durch ■ Stichverletzungen mit Kanüle nach der Impfung, ■ Blut und Blutbestandteile, die auf kleinste Hautdefekte gelangen, ■ Spritzer des viruskontaminierten Materials auf die Augenschleimhaut, ■ Kontakt viruskontaminierter Finger mit Augen, Mund oder Nase.
Häufigkeit und Art der Tätigkeit	mehrmals täglich, abhängig von Kundenanfrage; nicht gezielte Tätigkeit
Dauer der Tätigkeit	Ca. 2 Minuten (reiner Impfvorgang)
Substitution	nicht möglich

◘ **Tab. 21.1** Gefährdungsbeurteilung Nadelstichverletzungen und Kontakt mit viruskontaminiertem Material (Fortsetzung)

Schutzstufe	3
Vorbeugemaßnahmen	Schutzmaßnahmen zum sicheren Umgang mit Kanülen beachten; mindestens einmal jährlich Unterweisung über die Maßnahmen zur Vermeidung von Nadelstichverletzungen und die Erstversorgung bei Stichverletzungen; HBV-Impfung
Schutzmaßnahmen	Einhaltung der allgemeinen Maßnahmen zur Hygiene und zum Arbeitsschutz entsprechend BioStoffV, TRBA 250, TRBA 500 und Hygieneplan; Tätigkeit nur von Approbierten, Durchführungsverbot für Schwangere und Stillende; Arbeitsmedizinische Vorsorge mit Impfangebot (Immunisierung gegen Masern und HBV); Vergabe fester Termine, um Zeitdruck zu verhindern; keine Störung während der Injektion; Tür zum Beratungsraum bleibt geschlossen; sicherer Umgang mit der Kanüle bei der Vorbereitung, aber besonders nach der Impfung und bei der Entsorgung; Recapping ist verboten; persönliche Schutzausrüstung tragen (Schutzkittel, Schutzhandschuhe in geeigneter Größe); benötigte Utensilien bis hin zum Abwurfbehälter griffbereit halten und sinnvoll anordnen; Spritze nach Injektion sofort in einem geeigneten Kanülenabwurfbehälter entsorgen; separater, gekennzeichneter Abfallbehälter für potenziell infektiöses Material; Abfälle fachgerecht entsorgen
Überprüfung	Einhaltung der organisatorischen und persönlichen Schutzmaßnahmen; Funktion und Wirksamkeit der technischen Schutzausrüstung; Funktion und Wirksamkeit weiterer Schutzmaßnahmen, z. B. Desinfektionsmittel, persönliche Schutzausrüstung (mindestens alle 2 Jahre)
Beurteilung des Apothekenleiters der Gefährdung für die Gesundheit und Sicherheit der Approbierten	
Überprüfung der Gefährdungsbeurteilung (gemäß § 4 BioStoffV)	

Apotheke: Arbeitsplatz: Tätigkeitsbereich: COVID-19-Schutzimpfung in der Apotheke	**Betriebsanweisung** gemäß § 14 BiostoffV Maßnahmen bei Arbeitsunfällen mit Infektionsrisiko bei Nadelstichverletzungen	Nummer: Bearbeitungsstand:

Tätigkeitsbezeichnung

Tätigkeiten mit Infektionsrisiko durch Stichverletzungen der Haut durch Kanülen, die mit Blut oder anderen Körperflüssigkeiten verunreinigt sind, einschließlich des direkten Kontaktes von potenziell infektiösem Material (Blut) mit der Schleimhaut von Mund, Nase und Augen sowie verletzter oder ekzematöser Haut.

1. Anwendungsbereich

Infektionsgefahren bei der Durchführung der COVID-19-Schutzimpfung in der Apotheke

2. Gefahren für den Menschen

- Risikogruppe 3**, parenteral, perkutan
- Blut, evtl. kontaminiert mit HBV, HCV und HIV
- Kontakt mit viruskontaminierten Fingern und Hautflächen
- Stichverletzung durch Injektionsnadeln

3. Schutzmaßnahmen und Verhaltensregeln

- Vorschriften zur hygienischen Händedesinfektion Hygienevorgaben beachten
- Einmalhandschuhe, Kittel
- Richtiger Umgang mit Kanülen

4. Erste-Hilfe-Maßnahmen

Stichverletzung:
Ausbluten – Blutfluss fördern durch Druck auf die Gefäße /das Gewebe oberhalb der Verletzung über ca. 1 min, ggf. Spreizen der Wunde
Desinfektion – Abreiben der Haut mit Wunddesinfektionsmittel getränktem Tupfer

Kontamination geschädigter Haut:
Entfernen des potenziell infektiösen Materials mit Wunddesinfektion getränktem Tupfer
Desinfektion – Abreiben der Haut mit Wunddesinfektionsmittel getränktem Tupfer und über 10 Minuten feucht halten

Kontamination des Auges
Entfernen des potenziell infektiösen Materials durch Spülen mit dem nächstmöglich erreichbaren Wasser (Wasserhahn, Augendusche, Augenspülflasche) bei gleichzeitigem Zusammendrücken der Tränennasengänge, Auge nicht reiben
Desinfektion – Spülen des Auges mit _____®

Kontamination der Mundschleimhaut
Entfernen des potenziell infektiösen Materials durch sofortiges Ausspeien, nicht schlucken
Desinfektion durch mehrfaches Spülen der Mundhöhle mit _____® über mindestens 1 Minute

○ **Abb. 21.4** Betriebsanweisung zur Vermeidung von Infektionen beim Durchführen von COVID-19-Schutzimpfungen

Kontamination der Nase

Entfernen des potenziell infektiösen Materials durch wiederholtes Ausschnauben
(in ein Taschentuch oder Zellstoff)

Einatmen durch den Mund

Desinfektion durch wiederholtes Einstreichen von _____® mit Wattestäbchen in die Nase
(wenn möglich)

Schlucken vermeiden, zusätzlich Mundspülung mit _____®

5. Weiterführende Erste-Hilfe-Maßnahmen   Notruf: 112

Ersthelfer:

Unfallarzt:

Meldung an den Vorgesetzten:

Nach der Notfallversorgung muss sich die verletzte Person umgehend beim Betriebsarzt oder Durchgangsarzt vorstellen, um eine eventuelle notwendige Postexpositionsprophylaxe (PEP) zeitnah zu beginnen und den Arbeitsunfall zu dokumentieren. Dieser ist in der Dokumentation der Apotheke zu arbeitsmedizinischen Umständen zu vermerken.
Wenn möglich beim Patienten Blutentnahme und Bestimmung von AntiHIV, AntiHCV, AntiHBc, AntiHBs, HBsAg veranlassen.

6. Entsorgung – Dekontamination

A

Entsorgung von Abfällen (Entsorgungsbehälter) für infektiöse Abfälle
Durchführung von weitergehenden Flächendesinfektionsmaßnahmen

Datum:

Nächster Überprüfungstermin:

Unterschrift Apothekenleiter:

22 Fallbeispiele
Dr. Dennis A. Effertz

Um Ihnen die bisher dargestellte Theorie praxisnah demonstrieren zu können, haben wir einige Fallbeispiele mit Lösungsvorschlägen konstruiert. Dabei wurden insbesondere auch unterschiedliche „Geschäftsideen" und Streitpunkte aus vergangenen Fachartikeln verarbeitet. Wichtig ist, dass es im Kern darum geht, auf potenzielle Risiken hinzuweisen. Damit soll keineswegs beabsichtigt werden, Ihre Teilnahme an der Pandemiebekämpfung und die damit verbundenen Ertragschancen zu minimieren. Das Motto lautet vielmehr: nur wer die Risiken kennt, kann diese abwägen.

Wenn Sie in Ihrer Apotheke Fälle haben, die hier nicht behandelt werden, würden sich die Autoren über eine Zusendung an lektorat@dav-medien freuen.

Praxisbeispiel
Ein Patient kommt mit einem Rezept über die COVID-19-Schutzimpfung vom Arzt in die Apotheke und möchte in der Apotheke geimpft werden. Besteht ein Kontrahierungszwang?

Hier ist doppelte Vorsicht geboten. Zum einen ist eine Impfung als „Leistung" – im Gegensatz zu dem Arzneimittel – bisweilen nicht im klassischen Sinne verordnungsfähig. Auch erscheint es verdächtig, dass ein Arzt die Leistung und Vergütung freiwillig abgibt. Damit würde es sich bereits um eine unklare Verordnung gemäß § 17 Abs. 5 ApBetrO handeln, die einen Kontrahierungszwang gemäß § 17 Abs. 4 ApBetrO temporär außer Kraft setzen würde. Sofern der Arzt bei der Rücksprache konkretisierte, dass es sich um den reinen Impfstoff als Arzneimittel handeln würde, so bestünde selbstverständlich ein Kontrahierungszwang für die Abgabe (keine Applikation!). Sollte der Arzt die Impfung als Leistung bestätigen, so kann sich allenfalls eine dem „klassischen" Kontrahierungszwang vergleichbare Situation ergeben, wenn Sie die entsprechenden Qualifikationen besitzen und grundsätzlich Impfungen als Dienstleistung anbieten. Denn anderenfalls wären Sie weder berechtigt, die Impfung leistungsrechtlich zu erbringen und abzurechnen, noch sie haftungs- und strafrechtlich unbeschadet durchzuführen. Vergleichbar mit einem Kontrahierungszwang wird die Situation allerdings deswegen, weil Sie keinen Impfling diskriminieren dürfen. Es müssten nun fachliche Gründe gegen eine Impfung sprechen, um ihm diese zu verwehren. So dürfte es sich im Übrigen auch verhalten, sofern ein Impfling eine grundsätzlich mögliche Erstimpfung von Ihnen fordert. Bedenkt man, welche Klientel zum Zeitpunkt der Einbindung der Apotheken in die Impfkampagne in Frage kommt, müssten insbesondere medizinische Bedenken gegen eine Impfung ausgeschlossen werden. Dies dürfte lediglich über die Anamnese nicht möglich sein, sodass ein Verweis an den Arzt ratsam erscheint – und damit auch keine unzulässige Ablehnung darstellte.

Praxisbeispiel
Ein Patient möchte nicht, dass seine Dokumentation aufbewahrt wird, und möchte die Datenschutzerklärung nicht unterschreiben.

In diesem Fall ist Ihr Kommunikationstalent gefragt. Eine Dokumentation ist gemäß § 630f BGB verpflichtend und Sie können zudem auf Art. 6 Abs. 1 lit. b DSGVO verweisen. Sie müssen und dürfen die Daten speichern und zur Vertragserfüllung nutzen. Sollte der Patient unter diesen Bedingungen nicht einwilligen, so muss von einer Durchführung abgeraten werden. Weder wäre Ihr Vergütungsanspruch in einem solchen Fall sicher noch stünden Ihnen im Schadens- bzw. Klagefall die erforderlichen Beweise zur Aufklärung und Einwilligung zur Verfügung. Im Übrigen ist in diesen Fällen äußerste Skepsis geboten, da während der Pandemie kaum ein „Corona-Ausweispapier" nicht gefälscht wurde. Die hier benannte Verweigerungshaltung wirkt in diesem Zusammenhang jedenfalls verdächtig.

Praxisbeispiel
Ein Patient möchte in der Apotheke von Ihnen geimpft werden. Während des Beratungsgespräches merken Sie, dass der Patient keine genauen Angaben zu seiner Medikation machen kann. Außerdem haben Sie das Gefühl, dass er Ihren Ausführungen nicht folgen kann.

Die Verpflichtung zur Information und Beratung des Patienten ergibt sich im Regelfall der Arzneimittelabgabe aus § 20 ApBetrO. Danach hat der Apothekenleiter sicherzustellen, dass Patienten hinreichend über Arzneimittel informiert und beraten werden, insbesondere über Aspekte der Arzneimittelsicherheit. Die Beratung muss die notwendigen Informationen über die sachgerechte Anwendung des Arzneimittels umfassen, soweit erforderlich, auch über eventuelle Nebenwirkungen oder Wechselwirkungen bzw. mögliche Kontraindikationen beim Patienten. Vorliegend werden allerdings die Informations- und Aufklärungspflichten gemäß §§ 630 c und e BGB einschlägig, da Sie kein Arzneimittel abgeben, sondern einen Behandlungseingriff durchführen wollen. Die ordnungsgemäße und patientenindividuelle Aufklärung, insbesondere die Abklärung der Impftauglichkeit, ergibt sich aus den Angaben des Patienten.

Sofern ein Patient keine oder nur ungenaue Angaben über eventuelle Erkrankungen oder seine Arzneimitteleinnahme machen kann oder der Apotheker zu dem Schluss kommt, dass die Urteilsfähigkeit des Patienten nicht ausreicht, um ihn über Nutzen und Risiken der Impfung aufzuklären, sollte die Impfung nicht durchgeführt und der Patient an einen Arzt verwiesen werden, da hier die Sicherheit des Patienten nicht gewährleistet werden kann. Auch droht die Unwirksamkeit der Einwilligung, sodass Sie sich der Körperverletzung schuldig machen könnten.

Grundsätzlich sollte man sich folgende Fragen stellen:

- Hat der Patient die Information über die Impfung und die damit verbundenen Risiken verstanden?
- Weiß der Patient, was er will, und kann er seinen eigenen Willen äußern?

Wenn Sie während des Gesprächs die Urteilsfähigkeit des Patienten anzweifeln, ist von einer fehlenden Einwilligungsfähigkeit auszugehen. Somit ist die Impfung nach eindeutiger Beurteilung der Gesamtumstände im Sinne der Arzneimittelsicherheit und der Selbstbestimmung zu verweigern. Dem Patienten gegenüber könnte man die Entscheidung gegebenenfalls so begründen, dass eine sichere Impfung nicht gewährleistet ist, da wichtige Informationen zur eingenommenen Medikation und Vorerkrankungen nicht erfasst werden können.

Praxisbeispiel
Ein Patient möchte von Ihnen geimpft werden. Anhand des Impfpasses sehen Sie, dass er vor drei Tagen gegen Pneumokokken geimpft wurde.

Hier sind die Informationen der Zulassungsbehörde der einzelnen auf dem Markt befindlichen Impfstoffe maßgeblich, die in den Fachinformationen aufgeführt sind.

Eine Verabreichung einige Tage später stellt kein Problem dar. Bestehen noch lokale Nebenwirkungen, sollten verschiedene Injektionsstellen gewählt werden. Hat der Patient jedoch noch systemische Nebenwirkungen (wie Fieber) oder großflächige Hautreaktionen, sollte der Impftermin verschoben werden. Auch die jeweilige Immunantwort ist bei gleichzeitiger oder zeitlich getrennter (aber in kurzem Abstand) Applikation gleich gut.

Das RKI empfiehlt Kindern in den ersten beiden Lebensjahren, älteren Menschen und Personen, die an chronischen Krankheiten der Lunge oder des Herzens, an einem behandlungsbedürftigen Diabetes oder an bestimmten neurologischen Krankheiten leiden, sich gegen Pneumokokken impfen zu lassen. Dies gilt auch für Patienten mit einer Immunschwäche oder einer immunsuppressiven Therapie.

Praxisbeispiel
Ein Patient hat bei Ihnen vor 2 Wochen einen Termin zum Impfen gemacht. Er kommt in die Apotheke und berichtet, dass er sich etwas schlapp fühlt und denkt, dass er Fieber hat. Ansonsten ist er symptomfrei.

Patienten mit einer fieberhaften Erkrankung ($\geq 38{,}5\,°C$) oder einer akuten Infektion sollten den Impftermin verschieben. Mit einem Stirn- oder Ohrthermometer können Sie die Temperatur in der Apotheke bestimmen. Bei der beschriebenen Symptomatik sollte die Impfung erst nach erfolgter Genesung nachgeholt werden.

Praxisbeispiel
Sowohl das von Ihnen belieferte Pflegeheim als auch der mobile Pflegedienst des Ortes klopfen an. Sie möchten daher in einem Pflegeheim oder bei Hausbesuchen impfen. Wie gehen Sie vor?

Hier gibt es einige rechtliche Hindernisse zu überwinden; und vorab: die Erfolgsaussicht ist unklar und abhängig von der Freigabe durch die zuständige Behörde sowie der Versicherung. Aber warum ist das so?

Gemäß CoronaImpfV ist der Leistungserbringer „die Apotheke" und nicht der „Apotheker". Insofern haben wir es mit einer Institutionsbindung zu tun, die zum Impfstoffbezug und zur Abrechnung der Impfung berechtigt. Die Apotheke wiederrum ist an den Ort der Betriebsräume gebunden (▶ Kap. 3.3.2). Hausbesuche unterscheiden sich allerdings deutlich von einer möglichen Ausnahme für externe Betriebsräume. Vielmehr scheinen diese nicht möglich, da eine Impfung im „Umherziehen" selbst unter organisatorischer Gewährleistung der Präsenzpflicht in der Apotheke vermutlich nur schwer in eine Betriebshaftpflichtversicherung „hineinverhandelt" werden kann und die Vorschrift des Nachweises „geeigneter Räumlichkeiten" gemäß CoronaImpfV als Voraussetzung, Impfstoff beziehen zu können, ad absurdum geführt würde. Auch inhaltlich wäre dies kaum zu rechtfertigen, da diese Patienten regelmäßig bereits unter ärztlicher Versorgung stehen, sodass das Angebot der Apotheke nicht auf das Ziel der Ausweitung des Impfangebotes einzahlen würde – standespolitischer Sprengstoff einmal ausgeblendet. Weiterhin spricht das Haftungsrisiko gegen ein solches Vorhaben. Denn der impfende Apotheker im Hausbesuch dürfte abermals im Schadensfall keiner Überprüfung des Fachstandards der Berufsgruppe standhalten und damit einen Behandlungsfehler darstellen. Die höhere Vergütung gemäß § 3 Abs. 1 CoronaImpfV sowie der Hinweis in der amtlichen Begründung[150] leiten in dieser Hinsicht in eine falsche Sicherheit.

Auch die Alternative des Betreibens von externen Räumlichkeiten in einer Pflegeeinrichtung scheint wenig mit gängigen apothekenrechtlichen Grundsätzen vereinbar, da deren Betrieb in zu versorgenden Einrichtungen gemäß § 4 Abs. 4 S. 2 ApBetrO explizit untersagt ist. Insofern scheidet eine Einrichtung eines fachlich adäquaten Impfraums vor Ort aller Voraussicht nach aus.

Sie merken: in „normalen" Zeiten stünden die Chancen für ein solches Vorhaben denkbar schlecht. Aber Pandemiezeiten sind eben keine normalen Zeiten. Insofern lautet die Empfehlung, das Vorhaben möglichst genau zu beschreiben und sowohl von Versicherung als auch von der Aufsicht im Sinne einer Einzelfallentscheidung „abknicken" zu lassen. Erst dann sollten Sie loslegen.

Praxisbeispiel
Der Andrang in Ihrer Apotheke in Bezug auf die Schutzimpfungen ist groß. Sie suchen Unterstützung und ein pensionierter Arzt (a) bzw. eine MFA (B) bieten an, sich von Ihnen anstellen zu lassen. Was tun Sie?

Die Antwort scheint klar, da die amtliche Begründung zur CoronaImpfV ausdrücklich auf diese Möglichkeit hinweist, auch Ärzte zwecks Durchführung von Impfungen in der Apotheke heranzuziehen.[151] Doch auch ein solches Vorhaben ist risikobehaftet. Im Übrigen sei bereits angemerkt, dass (pensionierte) Ärzte in Impfzentren und mobilen Impfteams Stundenlöhne zwischen 120 und 130 Euro erhalten. In wirtschaftlicher Hinsicht erscheint es daher wohl nur in Ausnahmesituationen attraktiv darüber nachzudenken, sich einen Arzt für die Impftätigkeit einzustellen. Denn die Hauptaufgabe einer Apotheke, die Arzneimittelversorgung, darf durch andere Leistungen nicht negativ beeinflusst werden. Eine ausreichend hohe Auslastung der apothekeninternen „Impfstraße" scheint aufgrund der Wartezeiten vor und nach der Impfung jedenfalls fraglich.

Bedenken Sie, dass wir uns mit Durchführung der Impfung in der Apotheke gedanklich wieder mit dem Apothekenrecht auseinandersetzen müssen. Wer in einer Apotheke was darf, ist dort genau geregelt, wobei das Personal im Kern in zwei Kategorien eingeteilt wird: pharmazeutisches und nicht-pharmazeutisches Personal. Beide „Bewerber" sind unzweifelhaft nicht-pharmazeutisch und dürfen faktisch kaum etwas in der Apotheke tun, insbesondere ist es Ihnen verboten, pharmazeutische Tätigkeiten durchzuführen. Namentlich problematisch könnte in diesem Zusammenhang sein, dass das eingesetzte medizinische Personal in den Räumlichkeiten nicht zu den eingesetzten Vakzinen als Arzneimittel informieren oder beraten dürfte (vgl. § 1a Abs. 3 Nr. 4 ApBetrO). Dieses Phänomen, dass hierfür qualifiziertes Personal entsprechende Tätigkeiten zwar außerhalb der Apotheke, aber nicht innerhalb dieser Struktur durchführen darf, wäre keineswegs neu. Bekanntermaßen dürfen PKA im Einzelhandel (vgl. § 50 AMG) über Arzneimittel informieren und diese abgeben, nicht jedoch in der Apotheke. Vorliegend würde dieses Verbot für den Arzt zu einer Kollision mit den behandlungsrechtlichen Informations- und Aufklärungspflichten des Impfenden führen. Man könnte sich damit die Frage stellen, ob der Gesetzgeber mit der Ausnahmeregelung in § 20b IfSG die Impfung gegen Coronavirus-SARS-CoV-2 zu einer dem Apotheker vorbehaltenen pharmazeutischen Tätigkeit gemacht hat. Dann wäre die Durchführung als Ganzes durch

---
150 2-VO_CoronaImpfV-TestV-AEndV_RefE, S. 17.

151 2-VO_CoronaImpfV-TestV-AEndV_RefE, S. 15.

Arzt/MTA in der räumlichen Struktur der Apotheke in jedem Fall unzulässig.

Wahrscheinlicher ist allerdings, dass man Impfungen seit Einführung der Modellvorhaben zur Grippeschutzimpfung sowie der COVID-19-Schutzimpfungen in der Apotheke in Ermangelung eines Warencharakters im Zweifel als „apothekenübliche" Dienstleistung i. S. d. § 1a Abs. 11 ApBetrO ansehen sollte.[152] Da sich die behandlungs- und apothekenrechtlichen Informations- und Beratungspflichten zu Arzneimitteln zwar ähneln, nicht aber zwingend identisch sind, könnte die unzulässige Ausübung einer pharmazeutischen Tätigkeit zudem entbehrlich sein. Doch auch die solitäre Zuordnung der Impfung zu den apothekenüblichen Dienstleistungen dürfte andere Berufsgruppen aus der Perspektive der Apothekenaufsicht ausschließen. Denn ein Arzt der Dienstleistungen in einem arbeitsrechtlichen Über-Unterordnungs-Verhältnis zum Apotheker erbringt, ist zunächst einmal alles andere als „üblich". Ganz im Gegenteil: dies würde die seit den Konstitutionen von Melfi geschaffene Trennung der Berufsbilder samt der seither etablierten strickten (wirtschaftlichen) Kooperationsverbote aufheben. Insbesondere relevant sind hier das Apothekenrecht sowie das ärztliche Berufsrecht.

Gemäß § 11 Abs. 1 ApoG ist es dem Erlaubnisinhaber der Apotheke untersagt, Rechtsgeschäfte mit anderen Personen[153], die sich mit der Behandlung von Krankheiten befassen, vorzunehmen, welche auf die Zuführung von Patienten abzielen. Doch eben dies wäre offenkundig der Zweck der einzugehenden Zusammenarbeit. Der angestellte Arzt stellte die „Impfkapazität" des Inhabers dar oder vergrößert diese, sodass mehr Impflinge die vergütungsauslösende Impfung in der Apotheke erhalten könnten. Auch findet eine Zuführung innerhalb der apothekerlichen Struktur in Richtung des Arztes statt, da der Zuführungsbegriff auch vertragliche Kooperationen erfasst.[154] Verwoben damit kommen zudem wettbewerbsrechtliche Fragen auf, da die wahrgenommene Qualität der Leistung mit Anstellung eines Arztes im Empfängerhorizont des Patienten ansteigen könnte.

Eine Ausnahme von den strengen apothekenrechtlichen Kooperationsverboten obläge der Verantwortung des Gesetzgebers (vgl. § 11 Abs. 1 S. 1 ApoG). Doch nicht einmal die SARS-CoV-2-Arzneimittelversorgungsverordnung beinhaltet eine entsprechende Abweichung. Insofern dürften die Aufsichten argwöhnisch reagieren, da es nur schwer zu überwachen wäre, ob nicht auch andere Behandlungsleistungen durch den Arzt vor Ort erbracht würden – ggf. inklusive einer unzulässigen Rezeptzuweisung. Spätestens an diesem Punkt droht nicht nur ein Verstoß gegen das Apothekengesetz, sondern zudem gegen die Strafnormen §§ 299a/b StGB.

Von der ärztlichen Seite aus betrachtet, wäre eine Zusammenarbeit gemäß § 29a Abs. 2 der Musterberufsordnung für Ärzte möglicherweise gestattet, sofern die Zuständigkeiten klar voneinander getrennt wären. Die Leistung der Apotheke bestünde insofern darin, eine überwiegend eigenständige ärztliche Leistung anzubieten. Dies scheint möglich, wäre allerdings im Zweifel nachzuweisen, und abermals wenig „apothekenüblich", da die Überwachung und Unterweisung in Bezug auf die erforderliche Sorgfalt gemäß § 3 Abs. 1 ApBetrO dem Inhaber obliegen. Einer solchen Kontrollfunktion könnte er in Bezug auf den Arzt (fachlich) kaum gerecht werden.

Auch auf dem Wege der teleologischen Auslegung erhält man kein abweichendes Ergebnis. Denn das Ziel, die Apotheken in die Impfkampagne einzubeziehen, ist die zahlenmäßige Vergrößerung des Impfangebotes. Ärzte – auch bereits pensionierte – konnten und sollten bereits zuvor in Impfzentren, Impfteams, etc. aushelfen. Diese Ärzte nun in der Apotheke anzustellen, würde das Angebot daher kaum positiv beeinflussen. Sofern die amtliche Begründung dennoch ausdrücklich auf diese Möglichkeit hinweist,[155] so ist darauf hinzuweisen, dass eine solche Gestaltung der Versorgungsstrukturen kaum von der Verordnungsermächtigung getragen scheint, und dass die Umsetzung dessen lediglich zu einem Vergütungsanspruch gegenüber dem Bund führte. Nicht garantiert ist hingegen, dass die apothekenrechtliche Aufsicht oder die Ärztekammern das Vorhaben (dauerhaft) tolerieren. Eine amtliche Begründung wirkt äußerst schwach gegenüber den zuvor benannten Gesetzes- und Verordnungsnormen sowie deren etablierten Auslegung.

Die Einstellung der MFA scheitert im beschriebenen Gedankengang am Fehlen eines Arztes in der Apotheke. Denn während ein Arzt Impfungen an MFA delegieren darf (vgl. ▸ Kap. 3.2.1), so ist eine Delegationsmöglichkeit der Kernleistungen der Impfung für Apotheker im Gesetz nicht vorgesehen – egal an wen (▸ Kap. 3.4.5).

---

152 Für pharmazeutische Dienstleistungen, die ggf. eine weite Auslegung von § 1a Abs. 11 ApBetrO erfordern, vgl. Pfeil/Pieck, ApBetrO, 15. EL, § 1a, Rn. 185b.

153 Insbesondere, aber nicht ausschließlich sind damit Ärzte gemeint. Vielmehr fallen aufgrund der Formulierung auch Zahn-/Tierärzte oder Heilpraktiker hierunter.

154 Vgl. Schloßer, in: Rieger/Dahm/Katzenmeier/Stellpflug/Ziegler, Arztrecht, Krankenhausrecht, Medizinrecht, 85. Update 3/2021, cc) Bevorzugung bei der Abgabe oder der Verordnung, Rn. 42.

---

155 2-VO_CoronaImpfV-TestV-AEndV_RefE, S. 15.

Aber auch im Falle der gegenständlichen Frage gilt: im Zweifel versuchen Sie sich Ihr Vorhaben von der Aufsicht genehmigen zu lassen. In Pandemiezeiten scheint fast alles zu gehen. Denn hinderlich ist hier im Wesentlichen das Apothekenrecht. Aber auch der Arzt sollte zwingend mit seiner Kammer die berufsrechtlichen Aspekte klären.

Alternativ überlegen Sie, ob es nicht eine Möglichkeit wäre, dem Arzt Räumlichkeiten z. B. außerhalb der Öffnungszeiten der Apotheke zu vermieten. Dieser agiert dann als selbständiger Arzt. Dieses Modell erscheint weitestgehend unproblematisch.

Praxisbeispiel
Ein Patient, den Sie soeben gegen Corona geimpft haben, fragt Sie, ob Sie nicht direkt einen Termin für die anstehende Grippeschutzimpfung vereinbaren können. Bisher nehmen Sie nicht an einem entsprechenden Modellvorhaben teil, aber impfen können Sie ja nun. Genügt diese Qualifikation?

Hier ist Vorsicht geboten. Während § 20b Abs. 2 S. 3 IfSG klar zum Ausdruck bringt, dass eine Qualifikation gemäß § 132j SGB V (Grippeimpfung) anerkannt wird und damit in straf- bzw. verwaltungsrechtlicher Sicht ausreicht, um gegen Coronavirus-SARS-CoV-2 zu impfen, so findet sich eine entsprechende Regelung in § 132j SGB V nicht. Die Zulässigkeit eines Umkehrschlusses scheint nicht gegeben, denn der Grund für die Anerkennung der Grippe-Qualifikation dürfte der gebotenen Geschwindigkeit und zu bewältigenden Massenimpfungen in der Pandemie geschuldet sein. Dies verhält sich im Bereich der Grippeschutzimpfungen anders, weshalb man nicht nur in verwaltungsrechtlicher Hinsicht vorsichtig sein sollte. Denn zu beachten ist, dass die Qualifikation gemäß § 132j SGB V nicht bloß Voraussetzung für die Durchführung, sondern auch für den sozialrechtlichen Vergütungsanspruch ist. Damit drohen finanzielle Einbußen.

23   Impfmythen und Erklärungen in leichter Sprache

Christine Gitter, Martina Schiffter-Weinle

Sicher werden auch Ihnen in der Apotheke häufig Fragen zur Sicherheit der COVID-19-Impfstoffe gestellt: Wie kann es sein, dass die Impfstoffe so schnell zugelassen wurden, wo man doch überall liest, dass es mehr als zehn Jahre dauern kann, bis ein neues Medikament auf den Markt kommt? Wie sieht es mit Spätfolgen aus? Und können die Impfstoffe mein Erbgut verändern?

Die Skepsis gegenüber den neuartigen mRNA- und Vektorimpfstoffen ist groß. Bei einer Impfung wird ein effektvolles Mittel in einen gesunden Körper befördert und wer vorher noch quietschfidel war kann anschließend durchaus Beschwerden bekommen. Das ist vorhersehbar, macht aber ein ungutes Gefühl und dieses ist rational nicht immer beherrschbar. Zu den statistisch zu erwartenden Impfreaktionen, wie Kopf- und Gliederschmerzen, Fieber, Schüttelfrost, allgemeines Unwohlsein und Muskelschmerzen, gesellt sich also gewiss noch der Nocebo-Effekt. Und der existiert nun mal und ist mit Einbildung bitte nicht abzutun! Für die Beratung in der Apotheke bedeutet das, dass wir ängstlichen Kunden sicher nicht das komplette Nebenwirkungsprofil aufzählen müssen. Warten Sie die Fragen ab und gehen Sie bei diesem Kundentypus eher in kleinen, überschaubaren Schritten vor. Aber seien Sie ehrlich, wenn Sie mit Aussagen oder Fragen, wie den folgenden konfrontiert werden.

„Man hört von so schlimmen Nebenwirkungen!"

Manche Menschen spüren nach der Impfung so gut wie gar nichts. Andere fühlen sich ein bis zwei Tage richtig krank. Woher diese Unterschiede kommen, ist nicht bekannt. Diese Begleiterscheinungen sind aber nicht gefährlich. Symptome wie Fieber, Gliederschmerzen und Kopfschmerzen zeigen lediglich, dass das Immunsystem fleißig arbeitet und lernt, den Erreger abzuwehren. Man kann das ein wenig mit einem Muskelkater durch ungewohntes Training vergleichen. Schließlich trainiert das Immunsystem gerade intensiv. Manchmal kann es auch zu Durchfall und Erbrechen kommen.

„Was bedeutet RNA?"

In der RNA von SARS-CoV-2 („ribonucleic acid") steckt normalerweise der Bauplan für das komplette Coronavirus. Bei einer Infektion übernehmen unsere körperzelleneigenen „Proteinfabriken" (Ribosomen) die Produktion unzähliger neuer Virusbestandteile nach genau diesem Bauplan.

„Wo ist der Unterschied zu herkömmlichen Impfstoffen?"

Impfungen stimulieren den Körper zur Produktion von spezifischen Antikörpern gegen spezielle Erkrankungen. Ein herkömmlicher Impfstoff enthält abgeschwächte oder abgetötete Erreger dieser Krankheiten, ein mRNA-Impfstoff dagegen nur den Bauplan für einen kleinen ungefährlichen Teil der Viren. Deshalb birgt ein mRNA-Impfstoff auch kein Infektionsrisiko. Die mRNA („Boten-RNA") im Impfstoff enthält den Bauplan für das sogenannte Spike-Protein. Die Spikes sitzen auf der Virusoberfläche. Da sie wie Zacken einer Krone aussehen, heißt das Virus Coronavirus: Corona (lateinisch) heißt auf Deutsch „Krone". Mit den Spikes dockt das Virus an seine Wirtszelle an.

„Wie funktioniert die Impfung mit einem mRNA-Impfstoff?"

Der Impfstoff bringt unsere Körperzellen dazu, Spike-Proteine herzustellen. Die Produktion ist auf die Einstichstelle der Impfung begrenzt, wird also von den Muskelzellen am Oberarm übernommen. Deshalb kann die Einstichstelle einige Stunden nach der Impfung wehtun. Anschließend übernimmt das Immunsystem und bildet Antikörper, ganz so, als wären „echte" Coronaviren in den Körper gelangt. Außerdem speichert unser Immunsystem den Steckbrief des Coronavirus ab. Kommt es später zu einer Infektion, ist die Abwehr gut vorbereitet.

„Die Entwicklung der mRNA-Impfstoffe ging sehr schnell. Sind sie sicher?"

Manche Menschen machen sich Sorgen, weil die Corona-Impfstoffe sehr schnell zugelassen wurden. Die Zulassungen wurden jedoch sehr sorgfältig von den Behörden geprüft. Das Tempo wurde z. B. durch enorme finanzielle Zuschüsse möglich. Außerdem konzentrierten sich die zulassenden Behörden auf die Impfstoffe und stellten andere Zulassungen zurück. Entscheidend ist aber die große Anzahl an freiwilligen Probanden: Vor seiner Zulassung wurde der erste mRNA-Impfstoff an circa 40 000 Personen getestet (üblicherweise sind das nur 10 000 bis 15 000), unter ihnen auch Ältere und Risikopatienten.

Andere Menschen haben Angst, dass das Viruserbgut in der Impfung in das eigene Erbgut eingebaut werden könnte. Die „Virusgene" veranlassen unser Immunsystem aber lediglich zur Produktion von Antikörpern. Die mRNA aus dem Impfstoff kann nicht in unser Erbgut (DNA im Zellkern) gelangen, das ist chemisch gar nicht möglich.

„Was ist ein Vektorimpfstoff?"

Dieser Impfstoff bringt unsere Körperzellen dazu, die sogenannten Spike-Proteine des Coronavirus herzustellen. Der dazugehörige Bauplan wird mittels eines Trägers (lateinisch: vector) in die Zelle geschickt. Als „Trägerrakete" nutzt man harmlose Viren, wie etwa das Adenovirus, das normalerweise nur leichte Erkältungssymptome verursacht. Damit diese Trägerviren uns aber wirklich nicht schaden können, werden sie vorher umgebaut. Dabei werden die krankmachenden Gene und die, die für die Vermehrung des Virus zuständig sind, entfernt. In die nun ziemlich leere Virushülle wird dann der Bauplan für die Spikes eingesetzt.

„Wie funktioniert die Impfung mit einem Vektorimpfstoff?"

Bei der Impfung werden die Muskelzellen am Oberarm angeregt, Spike-Proteine herzustellen. Allerdings liegt der Bauplan für die Spikes in Vektorimpfstoffen in einer für unsere „Eiweißfabriken" unleserlichen Sprache (DNA) vor, und muss erst in sogenannte mRNA übersetzt werden. Das entsprechende Übersetzungsbüro befindet sich im Zellkern unserer Muskelzellen. Im Unterschied zu den mRNA-Impfstoffen muss der Impfstoff also erst einmal dort hinein. Nach erfolgter Übersetzung kann die Herstellung der Spikes beginnen. Anschließend übernimmt das Immunsystem und bildet Antikörper.

„Verändert eine Impfung mit einem Vektorimpfstoff unser Erbgut?"

Nein, die virale DNA kann nicht in unser Erbgut eingebaut werden. Dafür wäre ein spezielles Werkzeug notwendig, die sogenannte Integrase. Dieses Enzym ist in den Trägerviren (Adenoviren) aber gar nicht enthalten.

Wenn Ihnen ein Kunde jetzt dennoch „Aber die Gene!" entgegenruft? Abgesehen von der Tatsache, dass sowieso schon ungefähr acht Prozent unseres Genoms aus unterschiedlichster Viren-DNA besteht – was für die meisten Menschen jedoch ein ähnlich verunsichernder Gedanke ist, wie der Umstand, dass das Gewicht der im menschlichen Körper lebenden Mikroben stattliche zwei Kilogramm zählen kann – könnten Sie folgenden Gedanken mit auf den Weg geben: Durch die Impfung gelangt ein kleiner, ungefährlicher Teil des Virus in unsere Zellen. Bei einer Infektion mit SARS-CoV-2 hat das Virus seine gesamte RNA im Schlepptau – pathogen und vermehrungsfähig!

„Und was ist mit den gefürchteten Langzeitschäden?"

Langzeitschäden sind bei der Impfung ebenfalls nicht zu erwarten. Die mRNA wird von unseren Zellen nämlich nach kurzer Zeit abgebaut. Danach hält auch das Immunsystem die Füße still, bis der „echte" Erreger auftaucht. Der Impfstoff kann im Körper auch nicht zu einem gefährlichen Stoff umgebaut werden oder sich anreichern. Nebenwirkungen sind demnach sehr bald – nach Stunden oder Tagen – sichtbar, selbst in den seltenen Fällen von Autoimmunerkrankungen nach nur einigen Wochen.

Wir brauchen Langzeitdaten dennoch, um sehr seltene Nebenwirkungen erkennen zu können, die vielleicht nur bei einem von 50 000 Menschen auftreten. Und diese erkennt man erst, wenn bereits sehr viele Menschen geimpft sind.

„Die COVID-19-Schutzimpfung wirkt doch sowieso nicht. Ich kenne viele Personen, die sich trotz Impfung mit Corona infiziert haben."

Das bedeutet nicht, dass die Impfung nicht wirkt. Eine COVID-19-Schutzimpfung verringert das Risiko, schwer an COVID-19 zu erkranken oder daran zu versterben. In den meisten Fällen verlaufen COVID-19-Infektionen bei Geimpften viel milder und es kommt zu weniger Komplikationen und Todesfällen.

„Ich möchte mich nicht impfen lassen, weil ich Rheuma habe."

Entzündlich-rheumatische Erkrankungen sind keine Kontraindikation für eine COVID-19-Schutzimpfung. Auch die Deutsche Gesellschaft für Rheumatologie (DGRh) weist darauf hin, dass es sich bei allen derzeit zugelassenen Impfstoffen gegen SARS-CoV-2 nicht um Lebendimpfstoffe handelt und dass sie bei Patienten mit entzündlich-rheumatischen Erkrankungen und bei Patienten unter immunsuppressiver/immunmodulierender Therapie uneingeschränkt einsetzbar sind.

Es zeigt sich im persönlichen Gespräch, wo die Stolperfallen der Informationsvermittlung liegen. Kann man von einem „Protein" sprechen oder ist „Eiweißbaustein" besser verständlich? Oder muss ich diesen Begriff gar ganz streichen? „One fits all" funktioniert bei unserer Beratung nicht, zumal jeder ganz eigene Fragen und eine ganz individuelle Vorbildung hat. Es erfordert daher eine Menge Fingerspitzengefühl, Ratsuchende nicht mit zu vielen Details zu überfordern. Und bekanntlich ist Rat wie Schnee: je leiser er fällt, desto länger bleibt er liegen.

24 Anhang

24.1 Wichtige Adressen und Links

Weitere Informationen erhalten Sie, aber auch Ihre Patienten, bei folgenden Einrichtungen und Organisationen

24.1.1 Adressen

Bundesinstitut für Arzneimittel und Medizinprodukte (BfArM)
Kurt-Georg-Kiesinger-Allee 3
53175 Bonn
Telefon: 0228 99 307–0
E-Mail: poststelle@bfarm.de

Bundeszentrale für Gesundheitliche Aufklärung
Maarweg 149–161
50825 Köln
Telefon: 0221 8992–0
E-Mail: poststelle@bzga.de

Deutsches Grünes Kreuz
Biegenstraße 6
35037 Marburg
Telefon: 0 64 21 / 2 93–0
E-Mail: dgk@dgk.de

Paul-Ehrlich-Institut
Bundesinstitut für Impfstoffe und biomedizinische Arzneimittel
Paul-Ehrlich-Straße 51–59
63225 Langen
Telefon: 06103 77 0
E-Mail: pei@pei.de

Robert Koch-Institut
Nordufer 20
13353 Berlin
Telefon: 030 18754 0

24.1.2 Links

Bundesinstitut für Arzneimittel und Medizinprodukte (BfArM)
www.bfarm.de/DE/Aktuelles/Schwerpunktthemen/Coronavirus/_node.html
www.bfarm.de/SharedDocs/Formulare/DE/Arzneimittel/Pharmakovigilanz/aa-uaw-melde-bogen.html

Bundeszentrale für Gesundheitliche Aufklärung
www.bzga.de
www.impfen-info.de
www.infektionsschutz.de/coronavirus/

Paul-Ehrlich-Institut:
www.pei.de/DE/newsroom/dossier/coronavirus/coronavirus-inhalt.html;jsessionid=8A7A7CE7E859086B342498B109299A07.intranet221
www.pei.de/DE/arzneimittelsicherheit/pharmakovigilanz/meldeformulare-online-meldung/meldeformulare-online-meldung-node.html
www.pei.de/DE/arzneimittel/impfstoffe/lieferengpaesse/lieferengpaesse-node.html

Robert Koch-Institut
www.rki.de/DE/Content/InfAZ/N/Neuartiges_Coronavirus/nCoV_node.html
www.rki.de/DE/Content/Infekt/Impfen/Stichwortliste/Stichwortliste_node.html

Weltgesundheitsorganisation (WHO)
www.who.int/emergencies/diseases/novel-coronavirus-2019

24.2 Literatur

Kapitel 2

Paul-Ehrlich-Institut. Impfstoffe für Menschen. https://www.pei.de/DE/arzneimittel/impfstoffe/impfstoffe-inhalt.html;jsessionid=FE1E0F1B1687B8C8A4C23E19D0A764E1.intranet211 (Zugriff 24.02.2022)

RKI. Ständige Impfkommission (STIKO). https://www.rki.de/DE/Content/Kommissionen/STIKO/stiko_node.html;jsessionid=7B3140ED13AF905232BC2CC60DD292A8.internet051 (Zugriff 24.02.2022)

vfa. Die forschenden Pharma-Unternehmen, Herdenimmunität: Mit Impfungen sich selbst und andere schützen. www.vfa.de/de/arzneimittel-forschung/impfen/herdenimmunitaet (Zugriff 24.02.2022)

vfa. Die forschenden Pharma-Unternehmen, Impfstoffe – Wie sie wirken und wovor sie schützen. https://www.vfa.de/de/arzneimittel-forschung/impfen/impfstoffe (Zugriff 24.02.2022)

Zündorf I. Die besondere Immunisierung mit mRNA-Impfstoffen, Webinar: COVID-19-Impfstoffe für Apotheker. Deutscher Apotheker Verlag, Veranstaltung vom 26.1.2022

Kapitel 3

ABDA. Selbstmedikation als integraler Bestandteil einer umfassenden Arzneimittelversorgung. Positionspapier, Berlin 2020. https://www.abda.de/fileadmin/user_upload/assets/Selbstmedikation/Selbstmedikation_Positionspapier_ABDA_Mai_2020.pdf (Zugriff 27.1.2021)

ABDA. Stellungnahme zum Referentenentwurf einer Zweiten Verordnung zur Änderung der Corona-Impfverordnung und der Coronavirus-Testverordnung vom 30. Dezember 2021. https://www.abda.de/fileadmin/user_upload/assets/Stellungnahmen/2021/2021-12-30-ABDA-Stellungn-Impfverordnung-Entw.pdf (Zugriff 3.2.2022)

BAK. Curriculum „Durchführung von Schutzimpfungen gegen das Coronavirus SARS-CoV-2 durch Apothekerinnen und Apotheker". Version 1.0, 6.1.2022.

BAK. Curriculum „Grippeschutzimpfungen in öffentlichen Apotheken – Theorie und Praxis". Version 2.0, 16.7.2021.

BAK. Leitlinie: Durchführung von Grippeschutzimpfungen in öffentlichen Apotheken, 25.8.2021.

BAK. Kommentar zur Leitlinie: Durchführung von Grippeschutzimpfungen in öffentlichen Apotheken, 25.8.2021.

BAK. Leitlinie: Durchführung von COVID-19-Schutzimpfungen in öffentlichen Apotheken, 25.1.2022.

BAK. Kommentar zur Leitlinie Durchführung von COVID-19-Schutzimpfungen in öffentlichen Apotheken, 25.1.2022.

Bundesärztekammer. Persönliche Leistungserbringung – Möglichkeiten und Grenzen der Delegation ärztlicher Leistungen, 29.8.2008. https://www.bundesaerztekammer.de/richtlinien/thematische-uebersicht/delegation/ (Zugriff 3.2.2022)

Bundesärztekammer. Stellungnahme zum Entwurf eines Gesetzes zur Stärkung der Impfprävention gegen COVID19 und zur Änderung weiterer Vorschriften im Zusammenhang mit der COVID-19-Pandemie der Fraktionen SPD, BÜNDNIS 90/DIE GRÜNEN (BT-Drucksache 20/188), 8.12.2021. https://www.bundestag.de/resource/blob/870668/8126874f713666e21aa428da64d4e49b/Stellungnahme-Bundesaerztekammer-data.pdf (Zugriff 3.2.2022)

Clausen T, Schroeder-Printzen, J (Hrsg.). Münchener Anwaltshandbuch Medizinrecht, 3. Aufl., München, 2020

Cyran W, Rotta, C (Hrsg.). Apothekenbetriebsordnung Kommentar, Gesamtwerk mit 3. Aktualisierungslieferung zur 5. Aufl., Stuttgart 2020

Effertz D. Der Apotheker als Behandelnder ohne Behandlungsbefugnis, GesR 2019, S. 15–21

Effertz D. Impfen in der Apotheke – ein Fall für den Behandlungsvertrag?, A&R 2020, S. 251–255

Effertz D. Rechtliche Rahmenbedingungen und juristische Einordnung. In: Schiffter-Weinle M, Effertz D, Frohn L. Grippeimpfung – Arbeitshilfe für die Apotheke. Stuttgart, 2020, S. 6–36

Effertz D. Sichtbezug von Substitutionsarzneimitteln in der Apotheke – Rückkehr zur dextra manus medici? A&R 2021, S. 115–122

Effertz D. Wirklich nur ein kleiner Piks? Juristische Fragen rund um das Impfen in den Apotheken. DAZ 44/2019, S. 24–26

Erman BGB, Handkommentar mit AGG, EGBGB, ErbbauRG, LPartG, ProdhaftG, VBVG, VersAusglG, WEG und ausgewählten Rechtsquellen des IPR. In 2 Bänden, Westermann, Peter (Hrsg.), 15. Aufl., Köln, 2017

Eufinger A. COVID-19-Impfpflicht für medizinisches Fachpersonal?, GesR 2021, S. 69–76

Frohn, L. Pille danach. Beratungshilfe Notfallverhütung. Stuttgart, 2015

Heller H. Arzt – Kranker – Krankheit. München, 1970

Hofer C. Die Haftung des Apothekers – Haftungsrisiken im Apotheker-Patienten-Verhältnis. Marburg, 2012

Hollmann A. Das ärztliche Gespräch. NJW 1973, S. 1393 ff

Kassenärztliche Vereinigung Bayerns. Impfen im beruflichen Umfeld. München, 2014

Kubella K. Patientenrechtegesetz. Heidelberg, 2011

Laufs A (Begr.), Kern B, Rehborn M (Hrsg.). Handbuch des Arztrechts, 5. Aufl., München, 2019

Ley-Köllstadt S, Arndt U, Grüber A, Quast, U. Schwierige Impffragen – kompetent beantwortet. Marburg, 2013

Madea B, Brinkmann, B. Handbuch gerichtliche Medizin 2. Berlin/Heidelberg, 2003

Makoski K, Netzer-Nawrocki J. Die Impfpflicht nach dem Masernschutzgesetz. GesR, 2020, S. 432–435

Pfeil D, Pieck J (Begr.). Apothekenbetriebsordnung Kommentar. Stand 15. Ergänzungslieferung 2021, Eschborn, 2019

Prütting J. Grobe Pflichtverletzungen und Kausalitätsnachweis. NJW 2019, S. 2661–2665

Rieger et al (Hrsg.). Heidelberger Kommentar Arztrecht, Krankenhausrecht, Medizinrecht. 85. Update 3/2021, Heidelberg, 2021

Saalfrank V (Hrsg.). Handbuch des Medizin- und Gesundheitsrechts. 8. EL Januar 2019, Stuttgart, 2019

Säcker F et al. (Hrsg.). Münchener Kommentar zum Bürgerlichen Gesetzbuch, Bd. 5. Schuldrecht – Besonderer Teil II, §§ 535–630h, BetrKV, HeizkostenV, WärmeLV, EFZG, TzBfG, KSchG, MiLoG. 8. Aufl., 2020

Spickhoff A (Hrsg.). Beck'sche Kurz-Kommentare. Bd. 64, Medizinrecht, 3. Aufl., Heidelberg, 2018

Kapitel 4

Blasius H. Gefürchteter Zytokinsturm. Wie überschießende Immunreaktionen bei COVID-19 verhindert werden sollen. Deutsche Apotheker Zeitung 2020; 25:34–41

Blasius H. Warten auf Evidenz -Ein Update zur Forschung an COVID-19-Therapeutika. Deutsche Apotheker Zeitung 2020; 21:31–37

Crook H, Raza S, Nowell J et al. Long-COVID-mechanisms, risk factors, and management. BMJ 2021;374:n1648, dx.doi.org/10.1136/bmj.n1648

Dingermann T, Kreis W, Nieber K, Rimpler H, Zündorf I. Reinhard Pharmazeutische Biologie, 8. Aufl., Deutscher Apotheker Verlag Stuttgart, 2016

Fürst R, Zündorf I. Eigentlich ja nur ein Piks!? Wie die Immunantwort bei einer Impfung abläuft und was sie stören kann. Deutsche Apotheker Zeitung 2021; 23:16–19

Fürst R, Zündorf I. Müssen wir Angst vor dem „Killer-Virus" haben? Die Mutationen des SARS-CoV-2 – ein Thema mit Variationen. Deutsche Apotheker Zeitung 2020; 19:36–37

Fürst R, Zündorf I. Schon wieder ein Coronavirus! Warum gibt es bisher keinen Impfstoff?. Deutsche Apotheker Zeitung 2020; 5:38–40

Kusnick C, Müller C. Fortschritte bei oraler COVID-19-Therapie. Deutsche Apotheker Zeitung 2021; 45:40

Müller C. Corona-Antikörper – wo stehen wir? Ein Blick auf die Kandidaten in klinischer Prüfung. Deutsche Apotheker Zeitung 2021; 46:36–37

Müller C. Grünes Licht für zwei Antikörperpräparate. Casirivimab/Imdevimab und Regdanvimab einen Tag nach der Empfehlung in der EU zugelassen. Deutsche Apotheker Zeitung 2021; 46:44–45

NN. Mutationen verändern Pathogenität von SARS-CoV-2. Deutsches Ärzteblatt vom 23. April 2020, www.aerzteblatt.de/nachrichten/112219/Mutationen-veraendern-Pathogenitaet-von-SARS-CoV-2

RKI. Bericht zu Virusvarianten von SARS-CoV-2 in Deutschland, https://www.rki.de/DE/Content/InfAZ/N/Neuartiges_Coronavirus/DESH/Bericht_VOC_2021-07-14.pdf?__blob=publicationFile (Zugriff 18.02.2022)

RKI. Epidemiologischer Steckbrief zu SARS-CoV-2 und COVID-19, https://www.rki.de/DE/Content/InfAZ/N/Neuartiges_Coronavirus/Steckbrief.html (Zugriff 18.02.2022)

RKI. Neuartiges Coronavirus (2019-nCoV). www.rki.de

Schächinger V. Eine Herzmuskelentzündung erkennen: Welche Symptome deuten auf die Myokarditis hin? Informationen der Deutschen Herzstiftung, www.herzstiftung.de/infos-zu-herzerkrankungen/herzmuskelentzuendung/symptome (Zugriff 18.03.2022)

Schlenger R. Kaum zu fassen – Long-COVID ist rätselhafter als die Erkrankung selbst. Deutsche Apotheker Zeitung 2021; 41:44–47

Stahl V. Diagnostik am Anschlag. Eine Übersicht über SARS-CoV-2-Testverfahren. Deutsche Apotheker Zeitung 2020; 13:60–64

Stahl V. Warten auf die Welle. COVID-19-Patienten auf Intensivstation – eine Übersicht. Deutsche Apotheker Zeitung 2020; 17:30–35

World Health Organizaion (WHO). Novel Coronavirus (2019-nCoV). www.who.int

Zündorf I. Die besondere Immunisierung mit mRNA-Impfstoffen, Webinar: COVID-19-Impfstoffe für Apotheker, Deutscher Apotheker Verlag, Veranstaltung vom 26.1.2022

Kapitel 5

BAK. Kommentar zur Leitlinie: Durchführung von COVID-19-Schutzimpfungen in Apotheken, https://www.abda.de/fuer-apotheker/qualitaetssicherung/leitlinien/leitlinien-und-arbeitshilfen/ (Zugriff 18.02.2022)

BAK. Leitlinie der Bundesapothekerkammer zur Qualitätssicherung. Durchführung von COVID-19-Schutzimpfungen in öffentlichen Apotheken, Stand: 25.01.2022, https://www.abda.de/fuer-apotheker/qualitaetssicherung/leitlinien/leitlinien-und-arbeitshilfen/ (Zugriff 18.02.2022)

Blasius H. Warten auf den Novavax-Impfstoff. Deutsche Apotheker Zeitung 2021; 25:30–31

Buchheit M. Auf der Zielgeraden – Nuvaxovid®. Was man über den Protein-basierten COVID-19-Impfstoff wissen sollte. Deutsche Apotheker Zeitung 2022; 7:28–31

Bundeszentrale für gesundheitliche Aufklärung. Impfstoffe gegen COVID-19, 16.2.2022. https://www.infektionsschutz.de/coronavirus/schutzimpfung/impfstoffe-gegen-covid-19/ (Zugriff 21.2.2022)

Bundeszentrale für gesundheitliche Aufklärung (BZgA). Schutz vor Infektionskrankheiten, http://www.infektionsschutz.de (Zugriff 18.02.2022)

Dingermann T. Protein-basierte Impfstoffe und VLP. In: Pharmazeutische Zeitung online, 1.7.2020. https://www.

pharmazeutische-zeitung.de/protein-basierte-impfstoffe-und-vlp-118565/ (Zugriff 14.2.2022)

European Medicines Agency (2022): Comirnaty, INN-COVID-19 mRNA Vaccine (nucleoside-modified). https://www.ema.europa.eu/en/documents/product-information/comirnaty-epar-product-information_de.pdf (Zugriff 22.2.2022)

European Medicines Agency (2022): COVID-19 Vaccine Janssen, INN-Ad26.COV2-S, recombinant. https://www.ema.europa.eu/en/documents/product-information/covid-19-vaccine-janssen-epar-product-information_de.pdf (Zugriff 22.2.2022)

European Medicines Agency (2022): Nuvaxovid, INN-COVID-19 Vaccine (recombinant, adjuvanted). https://www.ema.europa.eu/en/documents/product-information/nuvaxovid-epar-product-information_de.pdf (Zugriff 22.2.2022)

European Medicines Agency (2022): Spikevax, INN-COVID-19 mRNA Vaccine (nucleoside modified). https://www.ema.europa.eu/en/documents/product-information/spikevax-previously-covid-19-vaccine-moderna-epar-product-information_de.pdf (Zugriff 22.2.2022)

Hart D. Zur Konkurrenz der Impfstoffe gegen COVID-19: Aufklärung und Auswahl. In: Springer Nature Switzerland AG. https://rd.springer.com/content/pdf/10.1007%2Fs00350-021-5845-7.pdf (Zugriff 14.2.2022)

HB. Impfstoff Nummer vier. EU-Kommission genehmigt COVID-19-Vektorvakzine von Johnson & Johnson. Deutsche Apotheker Zeitung 2021; 11:22–23

Jötten F. Die Novavax-Vakzine, der ewige Hoffnungsträger. Warten auf einen „nicht genbasierten" Impfstoff, der viele Fragen aufwirft. Deutsche Apotheker Zeitung 2021; 38:42–45

Kassenärztliche Bundesvereinigung. Coronavirus. https://www.kbv.de/html/covid-19-impfung.php (Zugriff 21.2.2022)

Morais P, Adachi H, Yu Y. The Critical Contribution of Pseudouridine to mRNA COVID-19 Vaccines. In: Frontiers Media S. A., 4.11.2021. https://www.frontiersin.org/articles/10.3389/fcell.2021.789427/full (Zugriff 22.2.2022)

Oetzel S. Lichtblick mRNA-Impfstoffe? Mit Erbinformationen gegen Corona. Deutsche Apotheker Zeitung 2020; 22:30–36

Rat der EU und Europäischer Rat: Covid-19: Forschung und Impfstoffe, 21.12.2021. https://www.consilium.europa.eu/de/policies/coronavirus/covid-19-research-and-vaccines/ (Zugriff 22.2.2022)

RKI. Informationen zu COVID-19 und Impfen, https://www.rki.de/DE/Content/Infekt/Impfen/ImpfungenAZ/COVID-19/COVID-19.html;jsessionid=2CB2F050122E391D57B2F5D03530C4E6.internet061 (Zugriff 18.02.2022)

Spielberg P. Katalin Karikó. Grundstein für mRNA-basierte Vakzine. In: Deutsches Ärzteblatt, 2021, 118(11):A-589/B-493. https://www.aerzteblatt.de/archiv/218328/Katalin-Kariko-Grundstein-fuer-mRNA-basierte-Vakzine (Zugriff 22.2.2022)

Uhl D. Ein Jahr Impfen gegen Corona. Aktueller Sicherheitsbericht untermauert positives Nutzen-Risiko-Verhältnis der Impfstoffe. Deutsche Apotheker Zeitung 2022; 1:44–45

Yu T. How Scientists Drew Weissman (MED´87, GRS´87) and Katalin Karikó developed the revolutionary mRNA Technology inside COVID Vaccines. In: Bostonia, 18.11.2021. https://www.bu.edu/articles/2021/how-drew-weissman-and-katalin-kariko-developed-mrna-technology-inside-covid-vaccines/ (Zugriff 22.2.2022)

Kapitel 6

BAK. Arbeitshilfe: SOP Beurteilung der Eignung des Patienten in Bezug auf die COVID-19-Schutzimpfung gemäß STIKO-Empfehlung, https://www.abda.de/fuer-apotheker/qualitaetssicherung/leitlinien/leitlinien-und-arbeitshilfen/ (Zugriff 18.02.2022)

BAK. Kommentar zur Leitlinie: Durchführung von COVID-19-Schutzimpfungen in Apotheken, https://www.abda.de/fuer-apotheker/qualitaetssicherung/leitlinien/leitlinien-und-arbeitshilfen/ (Zugriff 18.02.2022)

BAK. Leitlinie der Bundesapothekerkammer zur Qualitätssicherung. Durchführung von COVID-19-Schutzimpfungen in öffentlichen Apotheken, Stand: 25.01.2022, https://www.abda.de/fuer-apotheker/qualitaetssicherung/leitlinien/leitlinien-und-arbeitshilfen/ (Zugriff 18.02.2022)

RKI. Aufklärungsmerkblatt sowie Anamnese- und Einwilligungsbogen zur COVID-19-Impfung mit mRNA-Impfstoff, https://www.rki.de/DE/Content/Infekt/Impfen/Materialien/COVID-19-Aufklaerungsbogen-Tab.html (Zugriff 02.03.2022)

RKI. Aufklärungsmerkblatt sowie Anamnese- und Einwilligungsbogen zur COVID-19-Impfung mit proteinbasiertem Impfstoff, https://www.rki.de/DE/Content/Infekt/Impfen/Materialien/COVID-19-Proteinimpfstoff-Tab.html (Zugriff 02.03.2022)

RKI. Aufklärungsmerkblatt sowie Anamnese- und Einwilligungsbogen zur COVID-19-Impfung mit Vektorimpfstoff, https://www.rki.de/DE/Content/Infekt/Impfen/Materialien/COVID-19-Vektorimpfstoff-Tab.html (Zugriff 02.03.2022)

Kapitel 7

BAK. Kommentar zur Leitlinie: Durchführung von COVID-19-Schutzimpfungen in Apotheken, https://www.abda.de/fuer-apotheker/qualitaetssicherung/leitlinien/leitlinien-und-arbeitshilfen/ (Zugriff 18.02.2022)

BAK. Leitlinie der Bundesapothekerkammer zur Qualitätssicherung. Durchführung von COVID-19-Schutzimpfungen in öffentlichen Apotheken, Stand: 25.01.2022, https://www.abda.de/fuer-apotheker/qualitaetssicherung/leitlinien/leitlinien-und-arbeitshilfen/ (Zugriff 18.02.2022)

Kapitel 8

Apothekerkammer Westfalen-Lippe. Haltbarkeiten – Übersicht, 3.2.2022. https://www.akwl.de/download/akwl/Haltbarkeit_Impfstoffe.pdf (Zugriff 22.2.2022)

Bundeszentrale für gesundheitliche Aufklärung. Impfstoffe gegen COVID-19, 16.2.2022. https://www.infektionsschutz.de/coronavirus/schutzimpfung/impfstoffe-gegen-covid-19/ (Zugriff 21.2.2022)

European Medicines Agency (2022): Comirnaty, INN-COVID-19 mRNA Vaccine (nucleoside-modified). https://www.ema.europa.eu/en/documents/product-information/comirnaty-epar-product-information_de.pdf (Zugriff 22.2.2022)

European Medicines Agency (2022): COVID-19 Vaccine Janssen, INN-Ad26.COV2-S, recombinant. https://www.ema.europa.eu/en/documents/product-information/covid-19-vaccine-janssen-epar-product-information_de.pdf (Zugriff 22.2.2022)

European Medicines Agency (2022): Nuvaxovid, INN-COVID-19 Vaccine (recombinant, adjuvanted). https://www.ema.europa.eu/en/documents/product-information/nuvaxovid-epar-product-information_de.pdf (Zugriff 22.2.2022)

European Medicines Agency (2022): Spikevax, INN-COVID-19 mRNA Vaccine (nucleoside modified). https://www.ema.europa.eu/en/documents/product-information/spikevax-previously-covid-19-vaccine-moderna-epar-product-information_de.pdf (Zugriff 22.2.2022)

Kassenärztliche Bundesvereinigung. Coronavirus. https://www.kbv.de/html/covid-19-impfung.php (Zugriff 21.2.2022)

Kassenärztliche Bundesvereinigung. Impfungen gegen SARS-COV-2, 17.02.2022. https://www.kbv.de/html/50986.php (Zugriff 22.2.2022)

Kassenärztliche Bundesvereinigung. Steckbrief Impfstoff Comirnaty® von Biontech/Pfizer, 25.1.2022. https://www.kbv.de/media/sp/COVID-19-Schutzimpfung_Steckbrief_Impfstoff_Comirnaty.pdf (Zugriff 22.2.2022)

Kapitel 9

Rundschreiben des Deutsche Apothekerverbands (DAV) vom 28.01.2022. Meldung auf DAZ.online vom 28.01.2022 unter https://www.deutsche-apotheker-zeitung.de/news/artikel/2022/01/28/covid-impfung-in-den-apotheken-so-laeuft-die-bestellung (Zugriff 18.02.2022)

Kapitel 10

ABDA. COVID-19-Schutzimpfung: Übersicht Impfzubehör, 21.1.2022. https://www.aknr.de/download/apotheker/mitglieder/covid-19_comirnaty_grau_22_01_21_gfi_abda_anl03_bersicht_impfzubehr.pdf (Zugriff 22.2.2022)

Apothekerkammer Nordrhein. Vorbereitung/Rekonstitution. https://www.aknr.de/apotheker/inhalt.php?id=395 (Zugriff 22.2.2022)

Bundesapothekerkammer. Begleitdokumentation COVID-19-Impfstoffe, 21.1.2022. https://www.aknr.de/download/apotheker/mitglieder/covid-19_comirnaty_grau_22_01_21_gfi_abda_anl02_begleitdoku.pdf (Zugriff 22.2.2022)

European Medicines Agency (2022): Comirnaty, INN-COVID-19 mRNA Vaccine (nucleoside-modified). https://www.ema.europa.eu/en/documents/product-information/comirnaty-epar-product-information_de.pdf (Zugriff 22.2.2022)

European Medicines Agency (2022): COVID-19 Vaccine Janssen, INN-Ad26.COV2-S, recombinant. https://www.ema.europa.eu/en/documents/product-information/covid-19-vaccine-janssen-epar-product-information_de.pdf (Zugriff 22.2.2022)

European Medicines Agency (2022): Nuvaxovid, INN-COVID-19 Vaccine (recombinant, adjuvanted). https://www.ema.europa.eu/en/documents/product-information/nuvaxovid-epar-product-information_de.pdf (Zugriff 22.2.2022)

European Medicines Agency (2022): Spikevax, INN-COVID-19 mRNA Vaccine (nucleoside modified). https://www.ema.europa.eu/en/documents/product-information/spikevax-previously-covid-19-vaccine-moderna-epar-product-information_de.pdf (Zugriff 22.2.2022)

Kassenärztliche Bundesvereinigung. Coronavirus. https://www.kbv.de/html/covid-19-impfung.php (Zugriff 21.2.2022)

Kassenärztliche Bundesvereinigung. Impfungen gegen SARS-COV-2, 17.02.2022. https://www.kbv.de/html/50986.php (Zugriff 22.2.2022)

Kassenärztliche Bundesvereinigung. Steckbrief Impfstoff Comirnaty® von Biontech/Pfizer, 25.1.2022. https://www.kbv.de/media/sp/COVID-19-Schutzimpfung_Steckbrief_Impfstoff_Comirnaty.pdf (Zugriff 22.2.2022)

Kapitel 11

BAK. Arbeitshilfe: SOP Verabreichung des COVID-19-Impfstoffes in der öffentlichen Apotheke. https://www.abda.de/fuer-apotheker/qualitaetssicherung/leitlinien/leitlinien-und-arbeitshilfen/ (Zugriff 18.02.2022)

BAK. Arbeitshilfe: Vorlage für die Dokumentation der Durchführung der COVID-19-Schutzimpfung in der Apoheke. https://www.abda.de/fuer-apotheker/qualitaetssicherung/leitlinien/leitlinien-und-arbeitshilfen/ (Zugriff 18.02.2022)

BAK. Kommentar zur Leitlinie: Durchführung von COVID-19-Schutzimpfungen in Apotheken. https://www.abda.de/fuer-apotheker/qualitaetssicherung/leitlinien/leitlinien-und-arbeitshilfen/ (Zugriff 18.02.2022)

BAK. Leitfaden für die Apotheke: Handlungsempfehlung für die Abrechnung von Impfstoffen und Leistungen im Zusammenhang mit COVID-19-Impfungen in der Apotheke. https://www.abda.de/themen/informationen-zu-covid-19/covid-19-impfungen-durch-apotheker/ (Zugriff 18.02.2022)

BAK. Leitlinie der Bundesapothekerkammer zur Qualitätssicherung. Durchführung von COVID-19-Schutzimpfungen in öffentlichen Apotheken, Stand: 25.01.2022. https://www.abda.de/fuer-apotheker/qualitaetssicherung/leitlinien/leitlinien-und-arbeitshilfen/ (Zugriff 18.02.2022)

Schiffter-Weinle M, Effertz D, Frohn L. Grippeimpfung: Arbeitshilfe für die Apotheke. Deutscher Apotheker Verlag, Stuttgart, 2020

Kapitel 12

COVID-19-Impfungen in Apotheken: So wird abgerechnet, Meldung auf DAZ.online vom 18.02.2022

Kapitel 13

BAK. Leitlinie der Bundesapothekerkammer zur Qualitätssicherung. Durchführung von COVID-19-Schutzimpfungen in öffentlichen Apotheken, Stand: 25.01.2022. https://www.abda.de/fuer-apotheker/qualitaetssicherung/leitlinien/leitlinien-und-arbeitshilfen/ (Zugriff 18.02.2022)

Fachinformationen der Hersteller

RKI. Aufklärungsmerkblatt zur COVID-19-Impfung mit mRNA-Impfstoff, https://www.rki.de/DE/Content/Infekt/Impfen/Materialien/COVID-19-Aufklaerungsbogen-Tab.html (Zugriff 02.03.2022)

RKI. Aufklärungsmerkblatt zur COVID-19-Impfung mit proteinbasiertem Impfstoff, https://www.rki.de/DE/Content/Infekt/Impfen/Materialien/COVID-19-Proteinimpfstoff-Tab.html (Zugriff 02.03.2022)

RKI. Aufklärungsmerkblatt zur COVID-19-Impfung mit Vektorimpfstoff, https://www.rki.de/DE/Content/Infekt/Impfen/Materialien/COVID-19-Vektorimpfstoff-Tab.html (Zugriff 02.03.2022)

RKI. Was ist bei Patient:innen mit bekannten Allergien vor einer Impfung gegen COVID-19 mit einem mRNA-Impfstoff zu beachten?, https://www.rki.de/SharedDocs/FAQ/COVID-Impfen/FAQ_Anaphylaxie.html (Zugriff 02.03.2022)

Schiffter-Weinle M, Effertz D, Frohn L. Grippeimpfung: Arbeitshilfe für die Apotheke. Deutscher Apotheker Verlag, Stuttgart, 2020

S2k-Leitlinie Akuttherapie und Management der Anaphylaxie, AWMF-LeitlinienRegister-Nummer 061–025, Stand: 2021

Kapitel 14

Ärzteverband Deutscher Allergologen e. V. Leitfaden Allergien auf COVID-19 Impfstoffe. Information für Ärzte, https://www.aeda.de/fileadmin/user_upload/AeDA_Impfreaktionen_Web.pdf (Zugriff 02.03.2022)

PEI. Coronaimpfung bei Allergikerinnen und Allergikern. https://www.pei.de/DE/newsroom/positionen/covid-19-impfstoffe/stellungnahme-allergiker.html;jsessionid=E31B608BBD1FD37F5C5A3DC7BFACA7BD.intranet211?nn=169730 (Zugriff 02.03.2022)

PEI. Flussdiagramm – Vorgehen bei positiver Allergieanamnese vor COVID-19-Impfung – mRNA–Impfstoffe. https://www.pei.de/SharedDocs/Downloads/DE/newsroom/dossiers/flussdiagramm-allergieanamnese-covid-19-impfung.html (Zugriff 02.03.2022)

RKI. Was ist bei Patient:innen mit bekannten Allergien vor einer Impfung gegen COVID-19 mit einem mRNA-Impfstoff zu beachten? https://www.rki.de/SharedDocs/FAQ/COVID-Impfen/FAQ_Anaphylaxie.html (Zugriff 02.03.2022)

Kapitel 15

BAK. Arbeitshilfe: Hygieneplan für die Durchführung von COVID-19-Schutzimpfungen in öffentlichen Apotheken. https://www.abda.de/fuer-apotheker/qualitaetssicherung/leitlinien/leitlinien-und-arbeitshilfen/ (Zugriff 02.03.2022)

Kapitel 16

BGW. Risiko Nadelstich. Blutübertragbaren Infektionen wirksam vorbeugen , Stand 09/2021. https://www.bgw-online.de/bgw-online-de/service/medien-arbeitshilfen/medien-center/risiko-nadelstich-infektionen-wirksam-vorbeugen-18152 (Zugriff 02.03.2022)

BGW. Stich- oder Schnittverletzungen. Leitfaden zum Vorgehen bei potenziell infektiösen Verletzungen oder Kontaminationen, Stand 03/2021. https://www.bgw-online.de/bgw-online-de/service/medien-arbeitshilfen/medien-center/nadelstichverletzungen-leitfaden-zum-vorgehen-bei-potenziell-18154 (Zugriff 02.03.2022)

Bundesanstalt für Arbeitsschutz und Arbeitsmedizin (BAuA). Handlungsanleitung zur Gefährdungsbeurteilung und für die Unterrichtung der Beschäftigten bei Tätigkeiten mit biologischen Arbeitsstoffen (TRBA 400). www.baua.de/DE/Angebote/Rechtstexte-und-Technische-Regeln/Regelwerk/TRBA/TRBA-400.html. GMBl 2017, Nr. 10–11 vom 31.03.2017

Bundesapothekerkammer. Empfehlungen der Bundesapothekerkammer zu Arbeitsschutzmaßnahmen bei Tätigkeiten mit Biostoffen – Formulare nach BioStoffV für die Durchführung der Blutuntersuchungen in der Apotheke, Stand: 26.11.2020. https://www.abda.de/fileadmin/user_upload/assets/Praktische_Hilfen/Arbeitsschutz/Empfehlungen_der_BAK/Arbeitsschutz_Blutuntersuchungen_Formulare.docx (Zugriff 02.03.2022)

Schäfer C. Pflichtschulung Blutuntersuchungen. nach § 14 BioStoffV. 2. Aufl., Deutscher Apotheker Verlag, Stuttgart, 2022,

Schiffter-Weinle M, Effertz D, Frohn L. Grippeimpfung: Arbeitshilfe für die Apotheke. Deutscher Apotheker Verlag, Stuttgart, 2020

Kapitel 17

BfArM und PEI. Bulletin zur Arzneimittelsicherheit. Informationen aus BfArM und PEI, Ausgabe 4/2018, https://www.bfarm.de/SharedDocs/Downloads/DE/Arzneimittel/Pharmakovigilanz/Bulletin/2018/4–2018.pdf;jsessionid=D51B21E942784B97D5F86A18F40E9363.intranet381?__blob=publicationFile (Zugriff 05.03.2022)

PEI. Pharmakovigilanz. https://www.pei.de/DE/arzneimittelsicherheit/pharmakovigilanz/pharmakovigilanz-node.html (Zugriff 05.03.2022)

Schiffter-Weinle M, Effertz D, Frohn L. Grippeimpfung: Arbeitshilfe für die Apotheke. Deutscher Apotheker Verlag, Stuttgart, 2020

Kapitel 18

Bundesamt für Justiz. Bürgerliches Gesetzbuch in der Fassung der Bekanntmachung vom 2. Januar 2002 (BGBl. I S. 42, 2909; 2003 I S. 738), das zuletzt durch Artikel 2 des Gesetzes vom 21. Dezember 2021 (BGBl. I S. 5252) geändert worden ist. https://www.gesetze-im-internet.de/bgb/BGB.pdf (Zugriff 18.02.2022)

Bundesamt für Justiz. Infektionsschutzgesetz vom 20. Juli 2000 (BGBl. I S. 1045), das zuletzt durch Artikel 4 des Gesetzes vom 18. März 2022 (BGBl. I S. 473) geändert worden ist. https://www.gesetze-im-internet.de/ifsg/__22a.html (Zugriff 18.02.2022)

Kapitel 19

BAK. Arbeitshilfe: SOP Beurteilung der Eignung des Patienten in Bezug auf die COVID-19-Schutzimpfung gemäß STIKO-Empfehlung. https://www.abda.de/fuer-apotheker/qualitaetssicherung/leitlinien/leitlinien-und-arbeitshilfen/ (Zugriff 18.02.2022)

BAK. Arbeitshilfe: SOP Verabreichung des COVID-19-Impfstoffes in der öffentlichen Apotheke. https://www.abda.de/fuer-apotheker/qualitaetssicherung/leitlinien/leitlinien-und-arbeitshilfen/ (Zugriff 18.02.2022)

Kapitel 20

BAK. Kommentar zur Leitlinie: Durchführung von COVID-19-Schutzimpfungen in Apotheken. https://www.abda.de/fuer-apotheker/qualitaetssicherung/leitlinien/leitlinien-und-arbeitshilfen/ (Zugriff 18.02.2022)

BAK. Leitlinie der Bundesapothekerkammer zur Qualitätssicherung. Durchführung von COVID-19-Schutzimpfungen in öffentlichen Apotheken, Stand: 25.01.2022. https://www.abda.de/fuer-apotheker/qualitaetssicherung/leitlinien/leitlinien-und-arbeitshilfen/ (Zugriff 18.02.2022)

Schiffter-Weinle M, Effertz D, Frohn L. Grippeimpfung: Arbeitshilfe für die Apotheke. Deutscher Apotheker Verlag, Stuttgart, 2020

Kapitel 21

ABDA. Empfehlungen der BAK zu Arbeitsschutzmaßnahmen. https://www.abda.de/fuer-apotheker/arbeitsschutz/arbeitsschutzmassnahmen/ (Zugriff 18.03.2022)

Deutsche Gesetzliche Unfallversicherung (DGUV). Betriebsanweisungen nach der Biostoffverordnung, Stand: April 2020. https://publikationen.dguv.de/widgets/pdf/download/article/830 (Zugriff 02.03.2022)

Deutscher Allergie- und Asthmabund e. V. Anaphylaxie-Notfallplan. https://www.daab.de/fileadmin/images/Anaphylaxie/Im_Alltag/Plakat-Anaphylaxie-Notfallplan-.pdf (Zugriff 02.03.2022)

Schiffter-Weinle M, Effertz D, Frohn L. Grippeimpfung: Arbeitshilfe für die Apotheke. Deutscher Apotheker Verlag, Stuttgart 2020

Kapitel 22

Pfeil D, Pieck J (Begr.). Apothekenbetriebsordnung Kommentar. Stand 15. Ergänzungslieferung 2021, Eschborn, 2019

Rieger et al (Hrsg). Heidelberger Kommentar Arztrecht, Krankenhausrecht, Medizinrecht. 85. Update 3/2021, Heidelberg, 2021

Kapitel 23

Bundesministerium für Gesundheit. Zusammen gegen Corona. Corona-Schutzimpfung/Basiswissen zum Impfen/Impfmythen. https://www.zusammengegencorona.de/impfen/basiswissen-zum-impfen/impfmythen/ (Zugriff 10.03.2022)

Gitter C. mRNA-Impfungen leicht erklärt. Wie man Apothekenkunden zur Corona-Impfung motiviert – Teil 2. Deutsche Apotheker Zeitung 2021; 11:30–33

Gitter C. Vektorimpfungen leicht erklärt. Wie man Apothekenkunden zur Corona-Impfung motiviert – Teil 1. Deutsche Apotheker Zeitung 2021; 10:26–28

Bildnachweis

Abb. 4.1	© DAZ/Hammelehle	Abb. 11.9	Telles/Ulrike Manestar; © Deutscher Apotheker Verlag
Abb. 4.2	© DAZ/Hammelehle	Abb. 11.10	Telles/Ulrike Manestare; © Deutscher Apotheker Verlag
Abb. 4.3	Deutsche Gesellschaft für Pneumologie und Beatmungsmedizin e. V./© DAZ/Hammelehle	Abb. 11.11	Telles/Ulrike Manestar; © Deutscher Apotheker Verlag
Abb. 4.4	© DAZ/Hammelehle	Abb. 13.1	Telles/Ulrike Manestar; © Deutscher Apotheker Verlag
Abb. 5.1	© DAZ/Hammelehle	Abb. 13.2	Telles/Ulrike Manestar; © Deutscher Apotheker Verlag
Abb. 5.2	© DAZ/Hammelehle	Abb. 13.3	Telles/Ulrike Manestar; © Deutscher Apotheker Verlag
Abb. 11.1	Telles/Ulrike Manestar; © Deutscher Apotheker Verlag	Abb. 15.1	© Bundesapothekerkammer
Abb. 11.2	Telles/Ulrike Manestar; © Deutscher Apotheker Verlag	Abb. 16.1	Nach Schäfer, Pflichtschulung Blutuntersuchungen, © Deutscher Apotheker Verlag
Abb. 11.3	Telles/Ulrike Manestar; © Deutscher Apotheker Verlag	Abb. 19.1	© Bundesapothekerkammer
Abb. 11.4	Telles/Ulrike Manestar; © Deutscher Apotheker Verlag	Abb. 19.2	© Bundesapothekerkammer
Abb. 11.5	Telles/Ulrike Manestar; © Deutscher Apotheker Verlag	Abb. 20.1	© Deutscher Apotheker Verlag
Abb. 11.6	Telles/Ulrike Manestar; © Deutscher Apotheker Verlag	Abb. 21.1	© Robert Koch-Institut
Abb. 11.7	Telles/Ulrike Manestar; © Deutscher Apotheker Verlag	Abb. 21.2	© Deutscher Apotheker Verlag
		Abb. 21.3	© Deutscher Apotheker Verlag
Abb. 11.8	Telles/Ulrike Manestar; © Deutscher Apotheker Verlag	Abb. 21.4	© Deutscher Apotheker Verlag

Sachregister

A

Abrechnung der Impfleistung
– Abrechnungszeitraum 75
– Beleg Nacht- und Notdienstfonds 75
– Datenübermittlung 75
Abstrich
– nasopharyngeal 43
– oropharyngeal 43
ACE2 (angiotensin-converting enzyme 2) 35–36, 43
Adenovirus 47
Adjuvanzien 76
Adrenalin-Injektor
– Applikation aus rechtlicher Sicht 33–34, 77
– Handhabung 77–78
– Lagerung 77
Aerosole 37
Akromion 69
Allergie 76–78
– anaphylaktische Reaktionen 76–78
– lokale Reaktionen 76, 78
– Polyethylenglykol 76
Alpha-Variante 1, 37
– Wirksamkeit Impfstoff 49
Amplifikation Nukleinsäuren 41–43
Anakinra® 44
Anamnesebogen 55, 67, 74 100–102
Anaphylaxie 72, 79
– Adrenalin-Pen 77
– Einteilung 77
– Häufigkeit nach Impfung 53–54
– Impfung bei positiver Allergieanamnese 76, 79
– Lagerung des Patienten 77
– Merkblatt 77, 103, 105
– Notfallmaßnahmen 76–77
– Notfallplan 103, 105
– Symptome 76
angiotensin-converting enzyme 2 siehe ACE2
Antigen-Schnelltest 42–43
Antikörper, monoklonale
– Casirivimab/Imdevimab (Ronapreve®) 43
– Regdanvimab (Regkirona®) 43
– Sotrovimab (Xevudy®) 43–44
Antikörpernachweis 43
Antiseptikum 70
ApBetrO siehe Apothekenbetriebsordnung
ApoG siehe Apothekengesetz
Apothekenbetriebsordnung 7–10, 110–111
Apothekengesetz 9
Applikation 62
Arbeitsanweisung 10
Arbeitsplatz
– Desinfektion 64
– Vorbereitung 64
Arbeitsschutz 29–31, 68–85
Arbeitsschutzgesetz 82
Arzneimittelgesetz 7–9
Arzneimittelrisiken 86

Aspiration bei Impfung 70–71
AstraZeneca 47
– Impfstoff siehe Vaxzevria
Atemschutz 69
Auffrischungsimpfung 50–51
Aufklärung 25
– fehlende 27
Aufklärungsbogen (RKI) 21
Aufklärungsmerkblatt 55, 67, 100–101
Aufklärungspflicht 21, 55

B

B.1.1.529 siehe Omikron-Variante
B.1.28 (P.1) siehe Gamma-Variante
B.1.351 siehe Beta-Variante
B.1.617 siehe Delta-Variante
B117 siehe Alpha-Variante
BAK Arbeitshilfe 100
– Eignung des Patienten gemäß STIKO-Empfehlung 100
– Datenschutz 100
– Dokumentation der Impfung 100
– Entsorgung 100
– Herstellungsprotokoll zur Vorbereitung der Impfstoffdosen 100
– Hygieneplan 80–81, 100
– Impfbescheinigung 100
– Mustercurriculum 14
– Verabreichung COVID-19-Impfstoff 100
Baricitinib 44
Begleitdokumentation 65
Behandlungsvertrag 10–13
Beratungspflicht 55, 111
Berufsgenossenschaft für Gesundheitsdienst und Wohlfahrtspflege 82, 84–85
Bestellung COVID-19 Impfstoff
– Voraussetzungen 61
Beta-Variante 37
Betriebsanweisung 82–84, 106, 108–109
– Beispiel 100, 108–109
– Muster 106, 108–109
Betriebsarzt 84–85
BfArM siehe Bundesinstitut für Arzneimittel und Medizinprodukte
BGB §630a 11
BioNTech-Impfstoff siehe Comirnaty®
Biostoffverordnung 82
Blutgerinnsel 54
Boosterimpfung 50–51
– Booster nach SARS-CoV-2-Infektion 56
BUND-Pharmazentralnummer siehe BUND-PZN
BUND-PZN 61
– Abrechnung Impfstoff 75
– Bestellung Impfstoff 61, 75
Bundesamt für Verbraucherschutz und Lebensmittelsicherheit 86
Bundesinstitut für Arzneimittel und Medizinprodukte (BfArM) 86

C

Casirivimab *siehe* Antikörper, monoklonale
Comirnaty® 50–52
– Entwicklung 45
– Herzbeutelentzündung 53–54
– Herzmuskelentzündung 53–54
– Impfschema 50–51
– Wirkmechanismus 45
– Wirksamkeit 48
10 μg 51
30 μg 51
Comirnaty® BioNTech 30 μg/Dosis Injektionsdispersion
– Haltbarkeit 58
– Logistik 58
Comirnaty® BioNTech 30 μg/Dosis Konzentrat
– Haltbarkeit 58
– Logistik 58
– UAW 58
– Verbrauchsmaterial 62
Corona-Warn-App 43, 88
CoronaImpfV 2, 10, 13–14
– Anspruchsberechtigte für COVID-19-Impfung 20
– Betriebshaftpflichtversicherung 17
– Delegation der Impfung 26–27
– geeignete Räumlichkeiten 15–18
– Impfsurveillance 74
– Versicherungsschutz 18
Coronavirus
– Antikörper 39
– Familie 35
– Infektion einer menschlichen Zelle 39
– Lebenszyklus 36
– Oberflächenproteine 35
– Ursprung 2
Coronavirus-Impfverordnung *siehe* CoronaImpfV
COVID-19
– Therapie 43–44
– Verlauf, klinischer 40–41
– Verlauf, schwerer 40–41
COVID-19 Vaccine Janssen® 47, 50, 59
– aktuelle STIKO-Empfehlung 54
– Guillain-Barré-Syndrom 54
– Haltbarkeit 59
– Immunthrombozytopenien 54
– Impfreaktionen 53
– Impfschema 50, 51
– Kapillarlecksyndrom 54
– Sinusvenenthrombose 54
– Thromboembolien 54
– UAW 59
– Verbrauchsmaterial 63
– Wirkmechanismus 47
COVID-19-Erkrankung
– Auslöser 35
– Komplikationen 40
– Symptome 36–38, 40
– Übertragung 37
COVID-19-Impfstoff
– Aufziehen der Spritzen 65–66
– Verabreichung 67–72
– Wirksamkeit 48–49
COVID-19-Impfung
– Apotheke 2
– Schwangerschaft und Stillzeit 51–50
– Materialliste 67
– Kinder und Jugendliche 52
– Vorbereitung 67
COVID-19-Impfzertifikat 74, 88
COVID-19-Prophylaxe
– Hygienemaßnahmen 43
– Verhaltensmaßnahmen 43
COVID-19-Schutzimpfung 80
– Aspiration 70–71
– Durchführung 18–27
– Haftung 18
– nach SARS-CoV-2-Infektion 56
– Nachsorge 71–72
– Notfallmaßnahmen 33–34
– SOP 89–95
– Voraussetzungen in der Apotheke 13–18
COVID-19-Therapeutika
– antiviral 43
– immunmodulierend 43
COVID-19-Therapie 43
CovPass-App 88

D

Datenschutz 26, 110
Delegation von Schutzimpfungen 8, 26–27, 112–114
Delta-Variante 2, 48
Deltamuskel 69–70
Deltamuskel *siehe* Musculus deltoideus
Desinfektionsmittel 70
Dexamethason 44
Diagnostik
– Antigen-Schnelltest 41–43
– PCR 41–42
– RT-PCR 41–42
Digitales Impfquoten-Monitoring (DIM) 61, 74
digitales Impfzertifikat 88
DIVI-Intensivregister 40–41
DNA-Impfstoff 4
Dokumentation
– Arbeitshilfen BAK 57–100
– Auseinzelung 66
– empfohlene laut BGB 25
– gesetzlicher Rahmen 8–9
– Impfausweis laut § 22 IfSG 25, 74, 88
– Impfbescheinigung § 22 IfSG 25, 74, 88
– Impfpass 9, 25, 74, 88, 103
– Impfstoffherstellung 66, 100
– Lagerung 57, 65
– vorgeschriebene 9, 12, 25, 74

E

Einmalhandschuhe 68
Einwilligung 25
Einwilligungsbogen (RKI) 21, 100

Einwilligungserklärung 55, 67
EMA *siehe* Europäische Arzneimittelagentur
Entsorgungsbox 72
Erklärungen für Laien 115–117
Erste Hilfe 77, 105
– anaphylaktische Reaktionen 77, 105
– -Kurs 77
– Nadelstichverletzungen 84–85
Europäische Arzneimittelagentur (EMA) 86

F
Fallbeispiel
– Beschäftigung von Ärzten und MFA 110–114
– Datenschutz 110
– Grippeschutzimpfung 114
– Impfanamnese 110–111
– Impfling hat Fieber 110–111
– Impfung in externen Räumlichkeiten 110–112
– Kontrahierungszwang 110
– mehrere Impfungen gleichzeitig 110–111
Folgeschäden nach SARS-CoV2-Infektion 41

G
Gamma-Variante 37
Gefährdungsbeurteilung 30, 82–84, 100, 106–107
– gesetzliche Rahmenbedingungen 8–13
– Muster 106–107
Grippeschutzimpfung 10
– Fallbeispiel 114
Grundimmunisierung 50–51
Guillain-Barré-Syndrom 54

H
Haftung
– Abweichung von STIKO-Empfehlung 27–29, 32
– Aufklärung, fehlende 27
– Behandlungsfehler 27–28
– Impfschäden 27, 31–32
– Off-Label-Use 27, 32–33
– Organisationspflichtverletzung 27–29
Personenschäden 27–31
Risiko 27–33
Händedesinfektion, hygienische 72–73
Herdenimmunität 3
Herstellungsprotokoll 66
Herzbeutelentzündung 53–54
Herzmuskelentzündung 53–54
– Hilfeleistung, unterlassene 33–34
Hygienemaßnahmen
– Händedesinfektion 68, 72–73
– Händewaschen 68
Hygieneplan
– Reinigung Arbeitsplatz 74, 80–81

I
Infektionsschutzgesetz (IfSG) 2, 6, 13, 74, 86
– Dokumentationspflicht 25
– Räumlichkeiten 15–18
Imdevimab *siehe* Antikörper, monoklonale

Immunantwort
– humoral 38
– zellulär 38
Immunmodulatoren 44
Immunoassay, chromatographischer 43
Impfanamnese 56
– rechtlicher Rahmen 19
– Verweis an Arzt 19
Impfausweis 9, 25, 74, 88
– fehlender 19
Impfbefugnis
– beschränkte 8, 15
– vollwertige 8, 14
Impfbescheinigung 9, 25, 74, 88, 103
Impfdokumentation 9, 74, 88, 103
Impfempfehlung lt. STIKO
– Kinder und Jugendliche 52
Impfkomplikationen 87
– COVID-19 Vaccine Janssen® 53–54
– Meldung 86–87
– mRNA-Impfstoff 53–54
– Nuvaxovid® 53–54
Impfmythen 115–117
Impfpass 25
Impfpflicht 2, 30–31
Impfposition nach Brustkrebs 69
Impfquoten-Monitoring, Digitales (DIM) 61, 74
Impfreaktionen
– Comirnaty® 52
– COVID-19 Vaccine Janssen® 52–53
– Spikevax® 52–53
Impfschaden 25, 31–32, 74
Impfschema 50–51
Impfstoff 47
– Haltbarkeit 57–60
– Injektion 70
– Lagerung 57–60
– Lagerung 68
– Lebendimpfstoff 3
– nukleinsäurebasiert 3
– Totimpfstoff 3
– visuelle Überprüfung 66–67
Impfstoff, proteinbasiert
– Nachteile 47–48
– Vorteile 47–48
– Wirkmechanismus 47
Impfsurveillance 25, 74
Impfung
– Allergiker 79
besondere Personengruppen 56
– Hygieneplan 80–81
– Personen mit Überempfindlichkeiten 79
Poster Impfvorgang 103–104
– Therapie mit Antikoagulanzien 50
Impfzertifikat, digitales 88
Impfzubehör *siehe* Verbrauchsmaterial
Indikationsimpfung 3
Infektionsschutzgesetz 2, 25, 86, 88
– Dokumentation 6, 9, 25, 74, 88

– Grundlagen 6–7
– Informationspflicht 21, 111
Injektionskanüle
– Positionierung 71
Injektionsstelle
– Bestimmung 69
– Desinfektion 69

J
Johnson & Johnson
– Impfstoff *siehe* COVID-19 Vaccine Janssen®
Jugendarbeitsschutzgesetz 82

K
Kanülen
– Entsorgung 72
– Vorgehen bei Nadelstichverletzung 72, 82–85
Kapillarlecksyndrom 54
Kineret *siehe* Anakinra®
Kontrahierungszwang 9, 110
Kontraindikationen für Impfung 49–50
Krankheitsphasen bei COVID-19-Infektion 40–41
Kreislaufsynkopen 72

L
Lagevrio® 44
Lanzetten
– Entsorgung 72
– Stichverletzung 72–85
Lebendimpfstoff 50
Lipidnanopartikel 45–46, 57, 76
– Allergien 45, 76
– Haltbarkeit mRNA-Impfstoff 45, 57
Long-COVID 41

M
Masernschutzgesetz 30–31
– Matrix-M-Adjuvans 47, 76
Meldesystem, elektronisches 74
Meldung Arbeitsunfall 82,85
MERS-CoV 35, 37
MFA 112–114
Moderna
– Impfstoff *siehe* Spikevax®
Molnupiravir *siehe* RNA-Polymeraseinhibitoren
mRNA-Impfstoff 4, 57
– Nachteile 45–46
– Vorteile 45–46
– Wirkmechanismus 45–46
Musculus deltoideus 69, 104
Mutationen 36
Mutterschutzgesetz 82, 84
Myokarditis *siehe* Herzmuskelentzündung

N
Nadelstichverletzung 82–85
Nasenabstrich *siehe* Abstrich, nasopharyngeal
Notfallplan Anaphylaxie 100
Nuvaxovid® 50–51, 53, 60

– Haltbarkeit 60
– Impfkomplikationen 54
– Impfschema 50–51
– UAW 60
– Verbrauchsmaterial 63
– Wirksamkeit 49

O
Oberflächenproteine 35
Off-Label-Use 32–33
Olumiant® 44
Omikron-Variante 2, 37
– Wirksamkeit Impfstoff 48

P
P.1 (B.1.28) *siehe* Gamma-Variante
Patientenakte 12, 25, 74
– digitale 21
Paul-Ehrlich-Institut 86
Paxlovid® 44
PCR *siehe* Polymerase-Kettenreaktion
PEG *siehe* Polyethylenglykol
Perikarditis *siehe* Herzbeutelentzündung
Pharmakovigilanz 86
– Definition 86
– EudraVigilance 86
Polyethylenglykol 76
– Auslöser für allergische Reaktionen 76
Polymerase-Kettenreaktion 41
Polysorbat 76
Post-COVID-Syndrom 41
Postexpositionsprophylaxe 84–85
Proteaseinhibitoren, Paxlovid® 44
PSA *siehe* Schutzausrüstung, persönliche

Q
QMS *siehe* Qualitätsmanagementsystem
Qualifizierungsschulungen 14–15
Qualitätsmanagementsystem 10, 25, 96

R
Rachenabstrich *siehe* Abstrich, oropharyngeal
Räumlichkeiten 15–18
– CoronaImpfV 15
– Mindesanforderungen 16
Real-Time-PCR 41
Regdanvimab *siehe* Antikörper, monoklonale
Regkirona® *siehe* Antikörper, monoklonale
Rekonstitution 58, 62
– Comirnaty® Konzentrat 30µg/Dosis 64
Remdesivir *siehe* RNA-Polymeraseinhibitoren
Risikogruppen
– TRBA-Einstufung 82–84
Ritonavir *siehe* Proteaseinhibitoren
RNA-Polymeraseinhibitoren
– Molnupiravir (Lagevrio®) 44
– Veklury® (Remdesivir) 44
RNA-Vakzine *siehe* mRNA-Impfstoff
RoActemra® 44

Ronapreve® 43
RT-PCR *siehe* Real-Time-PCR

S

SARS-CoV-1 37
SARS-CoV-2 37
– Diagnostik 41–43
– Mutationen 35
– Struktur 35
– Varianten 1–2, 35–36
– Virusreplikation 35
SARS-CoV-2-Arzneimittelversorgungsverordnung 10, 17
SARS-CoV-2-Infektion
– Krankheitsphasen 40–41
– nach COVID-19-Impfung 56
SARS-CoV-2-Virus
– Mutationen 36–37
– Virusreplikation 36
Schutzausrüstung, persönliche 64, 68–69, 83
Schutzimpfungen
– für Mitarbeiter 30
Schutzkittel 68
Schutzmaßnahmen 82–84
– Hygieneplan 80–81, 83
Schutzstufen laut TRBA 83
Sinusvenenthrombose 54
Sofortmaßnahmen 84
SOP 10
Sotrovimab *siehe* Antikörper, monoklonale
Spike-Protein 35–36, 39, 43–44, 46–47
– Aufbau Coronavirus 36
– Bindung an ACE2-Rezeptoren 36, 39
– Bindung monoklonaler Antikörper 43–44
– Erklärungen in leichter Sprache 36, 115–116
– Nutzung für Impfung 45
– Virusreplikation 36
– Wirkmechanismus COVID-19-Therapeutika 36, 43–44
Spikevax® 51
– aktuelle STIKO-Empfehlung 54
– Haltbarkeit 59
– Herzbeutelentzündungen 53–54
– Herzmuskelentzündungen 53–54
– Impfreaktionen 53
– Impfschema 50–51
– UAW 59
– Verbrauchsmaterial 63
– Wirksamkeit 48
Spritze aufziehen 65
Standardimpfungen 3
STIKO (Ständige Impfkommission) 3–4
– Empfehlung zur Eignung des Patienten 100
– Empfehlung für Kinder 49, 51–52
– Empfehlungen zur Aufklärung und Information 21–23
– Empfehlungen zur Impfanamnese 19–20
– Indikationen für COVID-19-Impfung 49

T

Tätigkeit mit Biostoffen
– Gefährdungsbeurteilung 106–107
Technischen Regeln für Biologische Arbeitsstoffe 82
– Risikogruppen 82–85
Thromboembolie 54
Tocilizumab *siehe* RoActemra®
Totimpfstoff 50
Transkriptase, reverse 41
Typ-I-Allergie *siehe* Allergie

U

Unfallversicherung, gesetzliche 30

V

Variante 2
– Alpha- 1, 37
– Beta- 37
– Delta- 2, 48
– Gamma- 37
– Omikron- 2, 37
Vaxzevria® 47
– Impfschema 50–51
– Wirkmechanismus 47
– Wirksamkeit 48
Veklury® 44
Vektorimpfstoff 4
– Nachteile 47
– Vorteile 47
– Wirkmechanismus 47
Verabreichung mehrerer Impfstoffe 50
Verbrauchsmaterial 62–64
– Entsorgung 72
Verdachtsfälle
– Meldung 86
Vergütung
– Beschaffung des Impfstoffs 75
– Impfung 75
– Impfzertifikat 75
Verordnung zur arbeitsmedizinischen Vorsorge 82
Versicherungsschutz 18
Virusreplikation 36
Virusvarianten 1, 2, 36–37
Virusvermehrung 36

X

Xevudy® *siehe* Antikörper, monoklonale

Die Autoren

Dr. Helga Blasius
Dr. Helga Blasius ist Fachapothekerin für Arzneimittelinformation, Dipl.-Übersetzerin (Japanisch, Koreanisch) und regelmäßige Autorin der DAZ.

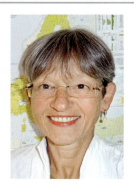

Christine Gitter
Christine Gitter, Apothekerin, sammelte über zwanzig Jahre Erfahrung in der Offizin, davon 16 Jahre als Inhaberin. Die Buchautorin engagiert sich in unterschiedlichen Projekten zur Förderung der AMTS.

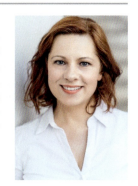

Dr. Dennis A. Effertz
Dr. Dennis A. Effertz, MHBA, LL.M. ist Apotheker, Medizinwissenschaftler und Jurist für Medizinrecht. Nach seinem Pharmaziestudium war er einige Jahre in der öffentlichen Apotheke tätig und wechselte dann zu einem Abrechnungsdienstleister für die gesetzliche Krankenversicherung. In leitender Funktion betreute er bereits die Arzneimittelabrechnung und die Wirtschaftlichkeitsprüfung. Aktuell ist er im Bereich der Krankenhausabrechnung tätig.
Dr. Dennis A. Effertz ist Lehrbeauftragter an der Albert-Ludwigs-Universität Freiburg (Pharmazeutische Wissenschaften) und der Katholischen Hochschule Freiburg (Management im Gesundheitswesen) sowie Dozent für heilberufliche Fort- und Weiterbildung mit Schwerpunkt Arzneimittelrecht. In regelmäßigen Abständen ist er zudem Autor von apothekenrelevanten Rechtsbeiträgen in der Arzneimittel&Recht im AWA (Aktueller Wirtschaftsdienst für Apotheken) und der Deutschen Apotheker Zeitung.

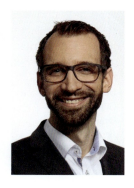

Frederik Jötten
Frederik Jötten ist Biologe und hat im Studium seine Schwerpunkte auf Infektiologie und Molekulargenetik gelegt. Als freier Wissenschaftsjournalist und Reporter schreibt er für eine Vielzahl von Medien, unter anderem spektrum.de und GEO.

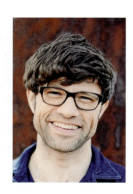

Katharina Krüger
Nach der Ausbildung zur PTA an der PTA-Fachschule in Gelsenkirchen bis 2016 wurde schnell klar, dass es gerne etwas mehr Verantwortung und Aufgaben aus dem Managementbereich sein dürfen. Das anschließende, zur Zeit laufende Studium „Pharmamanagement und -technologie B. o. S." an der Fernhochschule SRH Riedlingen verfestigt diesen Gedanken und bereitet auf zukünftige Projekte vor. Zur Zeit arbeitet Katharina Krüger als PTA in einer öffentlichen Apotheke in Gladbeck und übernimmt sowohl die regulären Aufgabenbereiche einer PTA als auch die Betreuung der Social Media-Seiten, die Leitung des Testzelts und die Koordination und Planung von Impfaktionen. Des Weiteren unterstützt sie die Apothekenleitung bei der Aktualisierung und Optimierung des hauseigenen QMS und im allgemeinen Apothekenmanagement.

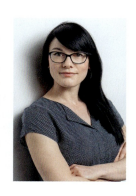

Prof. Dr. Robert Fürst
Prof. Dr. Robert Fürst ist Professor für Pharmazeutische Biologie am Institut für Pharmazeutische Biologie an der Goethe-Universität in Frankfurt am Main.

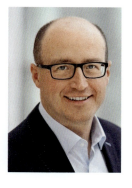

Stefan Oetzel

Stefan Oetzel hat Biologie (Diplom) an der Universität des Saarlandes in Saarbrücken sowie an der Eberhard Karls Universität in Tübingen studiert. Im Anschluss absolvierte er eine Weiterbildung zum Fachzeitschriftenredakteur beim Ernst Klett Verlag in Stuttgart. Seit 1998 arbeitet er als freiberuflicher Medizinjournalist.

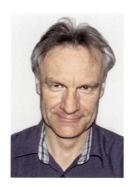

Dr. Verena Stahl

Dr. Verena Stahl ist Apothekerin und wurde an der University of Florida als Semi-Resident im landesweiten Drug Information and Pharmacy Resource Center ausgebildet. Ihre berufsbegleitende Dissertation fertigte sie zu einem Thema der Arzneimitteltherapiesicherheit an.

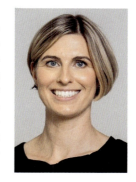

Martina Schiffter-Weinle

Martina Schiffter-Weinle studierte Pharmazie an der Friedrich-Alexander-Universität Erlangen-Nürnberg. Nach der Approbation arbeitete sie von 2006 bis 2012 als Apothekerin in Oxford, Großbritannien. Seitdem ist sie beim Deutschen Apotheker Verlag tätig, unter anderem als Redakteurin bei der Deutschen Apotheker Zeitung und bei der PTA*heute* sowie als Chefredakteurin der Zeitschrift „Eins & Drei – Das Filialapotheken-Magazin".

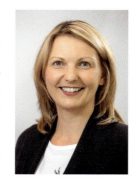

Dr. Ilse Zündorf

Dr. Ilse Zündorf ist am Institut für Pharmazeutische Biologie der Goethe-Universität in Frankfurt am Main als akademische Oberrätin tätig. Ihr Forschungsschwerpunkt sind monoklonale Antikörper. Sie ist Autorin verschiedener Bücher und schreibt regelmäßig für die Deutsche Apotheker Zeitung.

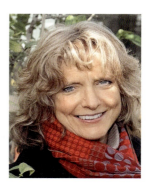

Ralf Schlenger

Ralf Schlenger ist Apotheker und arbeitet als freier Autor und Medizinjournalist in München.

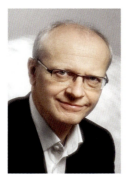

Apotheker impfen!

Von Martina Schiffter-Weinle,
Dr. Dennis A. Effertz und Lars Peter Frohn.
In Zusammenarbeit mit Dr. Pamela Reißner.

XII,132 Seiten. Format 21 x 29,7 cm.
Kartoniert. Mit Downloadmöglichkeit
auf Online-PlusBase.
ISBN 978-3-7692-7616-9
E-Book, PDF. ISBN 978-3-7692-7711-1

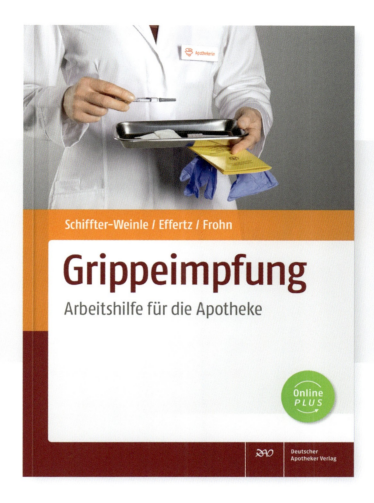

Die Arbeitshilfe fasst alle wichtigen Fakten rund um die Influenza-Infektion, die Impfstoffe sowie deren potenzielle Nebenwirkungen und Kontraindikationen zusammen und gibt praktische Hilfestellung für die Durchführung und Dokumentation der Schutzimpfung in der Apotheke. Dabei orientiert sie sich an der BAK-Leitlinie zur Grippeimpfung in öffentlichen Apotheken. Ein Apotheker und Jurist für Medizinrecht analysiert für Sie umfassend die rechtlichen Rahmenbedingungen. Dabei nimmt er auch Stellung zu Haftungsfragen, Notfallmaßnahmen und Versicherungsthemen.

Das sind Ihre ganz speziellen praktischen Helfer:

- Fotodokumentation zur Durchführung der Injektion, inklusive Poster
- QMS-Musterprozess
- Muster-Infoblätter für Patienten vor und nach der Impfung
- Anleitung zu Hygienemaßnahmen, zum Arbeitsschutz und zu Erste-Hilfe-Maßnahmen bei Nadelstichverletzungen
- Musterformulare für Gefährdungsbeurteilung und Betriebsanweisung
- Muster-Notfallplan
- Fallbeispiele zu Grenzsituationen in der Apotheke

Die Formulare finden Sie zum Download auf *www.Online-PlusBase.de*.

Deutscher Apotheker Verlag

www.deutscher-apotheker-verlag.de

Reisemedizinische Beratung – sicher im Griff

Redaktion: Dr. Christian Schönfeld.
304 Seiten. Format 21 x 29,7 cm. Kartoniert.
ISBN 978-3-7692-7608-4
Bezug zur Fortsetzung möglich.

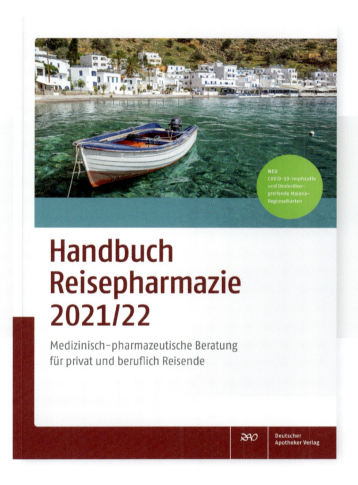

Ob geplante Urlaubs- oder kurzfristige Geschäftsreise – es gibt viele Fälle in denen Patienten die Risiken und Empfehlungen dafür abklären wollen.

Ein Blick in das *Handbuch Reisepharmazie* ist dann Gold wert. Sie finden dort:

- auf DTG-Empfehlungen basierende Informationen zur medizinischen Lage in mehr als 240 Ländern,
- eine Aufstellung der verschiedenen Impfstoffe,
- ein Krankheitslexikon über die klassischen Tropenkrankheiten.

Neu enthalten sind Informationen zu den Corona-Impfstoffen sowie länderübergreifende Malaria-Regionalkarten.

Damit haben Sie alles für Ihre reisemedizinische Beratung auf einen Blick.

Deutscher Apotheker Verlag   www.deutscher-apotheker-verlag.de

Schnell kompetent informiert

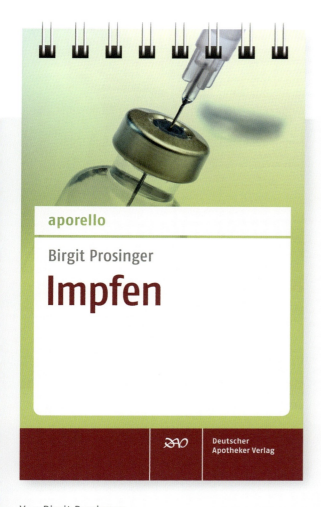
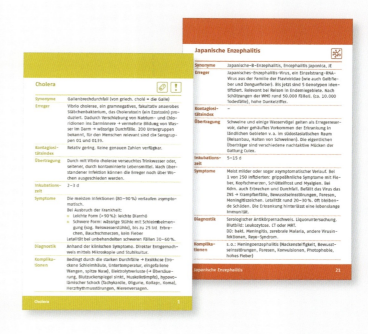

Von Birgit Prosinger.
104 Seiten. Format 10,5 x 17 cm
Spiralbindung.
ISBN 978-3-7692-7245-1

Was ist eigentlich Japanische Enzephalitis und wer sollte sich davor schützen? Wie lange sind Windpocken ansteckend und zu welchen Komplikationen kann es bei Röteln in der Schwangerschaft kommen? Ist eine Impfung gegen Herpes Zoster möglich und welche Impfstoffe und Handelspräparate sind dazu auf dem Markt? Hier finden Sie die Antworten – kurz, knapp, präzise.

Mit dem *aporello Impfen* haben Sie Steckbriefe zu allen von der STIKO empfohlenen Impfungen an der Hand, mit Symptomen, Komplikationen, Therapie und inklusive der sich im Handel befindlichen Arzneimittel.

**Hochkonzentriertes Wissen im Handumdrehen?
Das ist aporello!**

Deutscher Apotheker Verlag

www.deutscher-apotheker-verlag.de